SVALI

DIE CHRONIKEN VON SVALI

SICH VON DER GEDANKENKONTROLLE BEFREIEN
ZEUGNIS EINER EHEMALIGEN ILLUMINATIN

OMNIAVERITAS.

SVALI

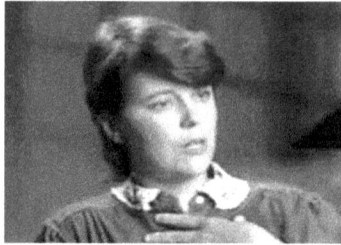

The Svali Chronicles - Breaking free from mind control - Testimony of an ex-illuminati

DIE CHRONIKEN VON SVALI
SICH VON DER GEDANKENKONTROLLE BEFREIEN
ZEUGNIS EINER EHEMALIGEN ILLUMINATIN

Aus dem Amerikanischen übersetzt und herausgegeben von

OMNIA VERITAS LTD.

ⒸMNIA VERITAS.

www.omnia-veritas.com

© Copyright Omnia Veritas Limited - 2023

ÜBER DEN AUTOR

Hallo, mein Name ist Svali. Meine ganze Familie und ich waren Teil einer sektenartigen Gruppe, bis wir uns vor vielen Jahren von ihr befreit haben. Ich war Programmierer in der Sekte und jetzt möchte ich das Wissen, das ich habe, weitergeben, um anderen zu helfen.

Es ist möglich, sich vom Missbrauch durch eine Sekte zu befreien, wenn eine Person daran beteiligt ist. Es ist ein langer und herzzerreißender Prozess, aber er lohnt sich. In den Artikeln, die ich Ihnen anbieten werde, hoffe ich, Überlebenden von Sektenmissbrauch zu helfen, Werkzeuge zu finden, die sie auf ihrem Weg in die Freiheit unterstützen.

Seit anderthalb Jahren bin ich Beraterin einer Online-Gruppe für Überlebende, die Menschen dabei hilft, sich mit den Problemen, die mit Sektenprogrammen verbunden sind, auseinanderzusetzen und sich davon zu befreien. Ich selbst befinde mich seit neun Jahren in Therapie für rituellen Missbrauch und DID[1], wobei die letzten fünf Jahre durch den jüngsten Missbrauch durch eine Sekte geprägt waren.

Ich bin außerdem Schriftstellerin und ausgebildete Krankenschwester. Derzeit arbeite ich als Diabetespädagogin in Texas, 20 Stunden pro Woche.

Ich habe auch ein Buch über die Befreiung von der Sektenprogrammierung selbst veröffentlicht, von dem mehrere Experten auf diesem Gebiet sagten, dass es „unschätzbare Informationen" für Überlebende rituellen Missbrauchs enthalte.

Im letzten Jahr haben sich mein Ex-Mann und meine beiden Kinder vom Missbrauch durch eine Sekte befreit. Meine Kinder leben bei mir,

---

[1] Dissociative Identity Disorder, auf Deutsch Dissoziative Identitätsstörung, Anm. d. Übers.

während mein Mann an seiner Genesung arbeitet. Sie leiden alle an einer dissoziativen Identitätsstörung (früher bekannt als multiple Persönlichkeitsstörung), was das Leben zu Hause interessant macht! Ich bin derzeit mit meinem zweiten Ehemann verheiratet, der ebenfalls eine DID zurückgewonnen hat und vor fünf Jahren aus der Sekte ausgestiegen ist.

DIE VON DEN LEHRERN HÄUFIG VERWENDETE AUSRÜSTUNG

Für Therapeuten kann es hilfreich sein, sich die Ausrüstung anzusehen, die von Trainern verwendet wird. Wenn ihr Klient ihnen diese Gegenstände, die sehr ausgeklügelt erscheinen können, beschreibt, sollten sie ihnen glauben. Die Sekte ist mittlerweile technologisch sehr fortschrittlich.

Lernraum: Der durchschnittliche Lernraum ist ein farblich neutraler Raum, dessen Wände in einem stumpfen Grau, Weiß oder Beige gestrichen sind. Einige können im Rahmen eines Farbcodes in verschiedenen Farben gestrichen sein. Sie befinden sich oft in geheimen unterirdischen Räumen oder in den Kellern großer Privatwohnungen und sind vom Hauptgebäude aus durch eine überdachte Tür zugänglich. Improvisierte Trainingsräume können bei militärischen Übungen im Freien in überdachten Stoffzelten eingerichtet werden.

Ausbilder: Die Illuminaten haben eine Regel: Es müssen immer mindestens zwei Ausbilder mit einer Person arbeiten. So wird verhindert, dass ein Ausbilder zu streng oder zu freizügig ist oder eine zu enge Bindung zu der Person entwickelt; das wachsame Auge des anderen Ausbilders verhindert dies. Jüngere Ausbilder werden mit älteren und erfahreneren Ausbildern kombiniert. Der ältere Ausbilder unterrichtet den jüngeren, der den größten Teil der Arbeit übernimmt. Wenn der Jüngere eine Aufgabe nicht zu Ende führen kann oder den Mut verliert, übernimmt der Ältere.

Haupttrainer: Sie unterrichten, arbeiten aber auch mit den Ratsvorsitzenden und der Hierarchie zusammen. Alle Mitglieder sind verpflichtet, von Zeit zu Zeit für eine „Feinabstimmung" (Verstärkung der Programmierung) zu erscheinen, auch die obersten Führungskräfte.

EEG-Maschine: Sie ist oft mit verkürzten Anschlüssen für eine schnelle Nutzung ausgestattet. Sie wird häufig für die Programmierung von Gehirnwellen verwendet; außerdem kann man mit ihr überprüfen, ob ein bestimmtes Alter herausgekommen ist, wenn es aufgerufen wird.

Kann verwendet werden, um den Zustand der tiefen Trance zu überprüfen, bevor mit der Tiefenprogrammierung begonnen wird. Die Lehrkräfte lernen, diese Daten zu lesen.

Trainingstisch: Ein großer Tisch, oft aus Stahl, der mit Kunststoff oder einem leicht zu reinigenden Material bedeckt ist. An den Seiten befinden sich in regelmäßigen Abständen Arm-, Bein- und Nackenfesseln, die eine Bewegung verhindern sollen.

Stuhl des Lehrers: Großer Sessel mit Armlehnen. In regelmäßigen Abständen werden Haltevorrichtungen wie die oben beschriebenen angebracht, um die Bewegungen einzuschränken, wenn die Person auf dem Stuhl sitzt.

Schockausrüstung: Es gibt viele verschiedene Modelle und Typen, je nach Alter und Unternehmen. Die meisten haben eine Reihe von gummibeschichteten Drähten mit Elektroden, die mit Klettverschluss, Gummi (Stahlstifte, die unter die Finger- und Zehennägel gedrückt werden) oder Gelkissen (größere Körperbereiche wie Brust, Arme, Beine) verbunden werden können. Einige Elektroden sind winzig klein und können neben den Augen aufgeklebt oder in den Genitalien platziert werden. Diese Elektroden sind mit dem „Schockkasten" verbunden, der über Steuerungen verfügt, mit denen die Menge des Stroms und die Frequenz bestimmt werden können, wenn Schocks in größeren Abständen gewünscht werden.

Medikamente: eine große Anzahl an Opiaten, Barbituraten, Hypnotika, Beruhigungsmitteln und Anästhetika. Auch Wiederbelebungsmedikamente und Gegenmittel werden aufbewahrt, klar beschriftet und aufgelistet. Viele Medikamente, insbesondere experimentelle Medikamente, sind nur unter Codenamen bekannt, wie z. B. „alphin 1".

Material für die Herz-Lungen-Wiederbelebung: für den Fall, dass die Person eine unerwünschte Reaktion auf die Medikamente oder die Programmierung zeigt. Es kann vorkommen, dass ein Kind während einer Programmsequenz versehentlich aus dem Alter kommt und eine Überdosis der für erwachsene Alter vorgesehenen Medikamente erhält. Die Kursleiter müssen ihm das Gegenmittel verabreichen und es wiederbeleben, als wäre es ein echtes Kind. Sie sind sich dessen sehr bewusst und bestrafen die Alt-Kinder streng, um ihnen beizubringen, dass sie nur auf Zuruf aus dem Haus gehen dürfen.

Virtual-Reality-Headsets: der Dreh- und Angelpunkt der letzten Jahre. In vielen Programmsequenzen werden holografische Bilder und

DIE CHRONIKEN VON SVALI

Virtual-Reality-Geräte verwendet, darunter auch Mordprogramme, bei denen die Person einen anderen Menschen realistisch „umbringt".
Diese virtuellen Scheiben sind weitaus fortschrittlicher als die in den Videospielhallen.

Bodybuilding-Ausrüstung: Wird beim militärischen Training eingesetzt, um die Kondition und die fettfreie Körpermasse zu verbessern.

Instrumente aus Stahl: werden verwendet, um in Körperöffnungen einzudringen und Schmerzen zu verursachen

Streckmaschine: Wird als Strafe eingesetzt und „streckt" die Person, ohne ihr die Knochen zu brechen. Extrem schmerzhaft.

Gitter und Projektoren des Lehrers: Werden verwendet, um die Gitter an die Wand oder Decke zu projizieren.

Kinoprojektor: zur Vorführung von Filmen, obwohl neue VR-Disks diese ersetzen. Computer: Sammeln und Analysieren von Daten; Aufrechterhaltung eines Computergitters über das System der Person. Die derzeitigen Zugangscodes von Militärcomputern werden zum Herunterladen auf Regierungscomputer verwendet.

Lehrerprotokolle: Sie enthalten indizierte Kopien der Systeme der Testperson, einschließlich Schlüsselmanipulationen, Befehlscodes etc.

Trostobjekte: Werden verwendet, um die Person später zu trösten. Dabei kann es sich um ein Spielzeug oder eine Süßigkeit für die Alt-Kinder handeln oder um ein Öl für die Massage. Es können auch warme Handtücher oder Getränke angeboten werden, da der Trainer sich mit der Person, mit der er gearbeitet hat, verbindet und sie tröstet. Dies ist wahrscheinlich der wichtigste Teil des Lernprozesses, denn der Ausbilder erklärt der Person ruhig und freundlich, dass sie gut gearbeitet hat und er stolz auf sie ist.

ERSTES KAPITEL

Ein Überblick über die Illuminati

U m die Programmierung der Illuminaten-Sekte zu verstehen, muss man zunächst ein wenig über die Struktur und die Philosophie der Organisation wissen. Die Illuminaten sind eine Gruppe von Menschen, die einer Philosophie folgen, die als „Illuminismus" oder „Illumination" bekannt ist. Die Illuminaten wurden vor mehreren hundert Jahren benannt, aber ihre Wurzeln und ihre Geschichte gehen auf die alten Mysterienreligionen Ägyptens, des alten Babylon und sogar Mesopotamiens zurück. Aus diesen alten Religionen, die über Hunderte und Aberhunderte von Jahren im Geheimen praktiziert wurden, entstanden esoterische Gruppen, die die von den ursprünglichen Gruppen mitgebrachten Riten, Traditionen und die Enkulturation weiter praktizierten.

Im Laufe der Jahrhunderte haben diese Gruppen in einigen Ländern offen praktiziert und in Ländern, in denen das Christentum oder andere Religionen gegen ihre Praktiken waren, heimlich praktiziert. Zu den Gruppen, die aus diesen alten Wurzeln hervorgegangen sind, gehören der Templerorden, die Rosenkreuzer, der Baptismus und die Druidenkulte. Diese Gruppen waren die Vorläufer bzw. die Wurzeln des modernen Illuminismus. Die frühen illuministischen Führer entschieden sich dafür, die ihrer Meinung nach besten Praktiken aus jeder Wurzelreligion zu übernehmen, sie zu Prinzipien zu kombinieren und diese Prinzipien dann nach bestimmten Richtlinien zu organisieren.

Der moderne Illuminismus ist eine Philosophie, die von den Reichen finanziert, aber in allen sozialen Schichten praktiziert wird. Es ist eine Philosophie, deren Prinzipien sich über die ganze Welt verbreitet haben. Sie begann mit dem deutschen Zweig der Rosenkreuzer, verbreitete sich in England und gelangte mit den ersten Siedlern in die Vereinigten Staaten.

Die Illuminaten haben drei Hauptzweige: den germanischen Zweig, der die anderen beaufsichtigt, den britischen Zweig, der sich um die Finanzen kümmert, und den französischen/russischen Zweig. Alle drei

Zweige sind in den USA und Kanada sowie in allen Ländern der Welt vertreten.

Wie sich die Illuminaten in den USA organisieren

Die Illuminaten haben Gruppen in jeder größeren Stadt in den USA. Ursprünglich kamen sie über Pittsburgh, Pennsylvania, in die USA und verbreiteten sich von dort aus über das ganze Land. Achtzehn Städte in den USA gelten als wichtige „Machtzentren" für die Macht und/oder den Einfluss der Illuminaten. Dabei handelt es sich um die folgenden Städte: Washington, DC und Umgebung; Albany, New York; Pittsburgh, Pa. Das „Goldene Dreieck" in der Region Winston Salem; Raleigh, NC; Minneapolis, Minn; Ann Arbor, Mich; Wichita, Kan; Phoenix, Az; Portland, Or; Flagstaff, Az; Seattle, Wash; Houston, TX; Los Angeles, CA und Umgebung; Atlanta, Ga; New Orleans, La; Springfield, Miss. Auch andere Städte sind für die Illuminaten wichtig, aber diese Städte versorgen sie mit Geld, führen Forschungen durch und beherbergen oft regionale Räte.

Hierarchie der Illuminaten

Die Illuminaten haben ihre Gesellschaft in extrem hierarchischen oder geschichteten Ebenen organisiert. Tatsächlich sind die höheren Ebenen bekannt als:

Hierarchiestufe: Die Illuminaten haben die Vereinigten Staaten in sieben geografische Regionen aufgeteilt. Jede Region hat ihren eigenen Regionalrat, der aus 13 Mitgliedern besteht, mit einem Beirat aus drei Ältesten für jede Region. Diese Regionen interagieren in den Bereichen Finanzen, Personal, Bildung etc. miteinander. Unter jedem Regionalrat befindet sich ein Lokalrat. Dabei handelt es sich um einen Rat mit 13 Mitgliedern, dessen Leiter im Regionalrat sitzt und ihn über die von ihm geleiteten Ortsgruppen informiert. Der Ortsrat hat außerdem einen Beirat mit drei Mitgliedern.

Ein lokaler Vorstand in einer großen Metropolregion könnte wie folgt aussehen:

➢ Leiter des örtlichen Rates (untersteht dem Regionalrat)

➢ Zwei Mittelsmänner (berichten ihm alle Aktivitäten unter der Verantwortung des Anführers)

> Vier Direktoren (beaufsichtigen die Finanzen, verwalten, organisieren die Aktivitäten der Gruppe)

> Sechs leitende Ausbilder (beaufsichtigen die Ausbilder in den Ortsgruppen, bilden andere Ausbilder aus)

Unter dem oben genannten Vorstand befinden sich sechs Personen, die als Informanten oder Vermittler bezeichnet werden. Sie nehmen an den Treffen der Ortsgruppen teil, interagieren mit den Ortsgruppenleitern und erstatten dem Vorstand Bericht.

Anarchische Ebene: Die Ebenen unterhalb des Vorstandes werden als anarchische Ebenen bezeichnet. Unterhalb der mittleren Ebene befindet sich die Ebene der lokalen Gruppe. Sie besteht aus lokalen „Schwestergruppen" (deren Anzahl je nach Größe der Stadt oder der Städte in der Region variiert). Eine große Metropolregion kann zwischen zehn und siebenundzwanzig Gruppen umfassen.

Jede Zwillingsgruppe wird geleitet von: Einem Hohepriester und einer Priesterin: Diese Funktion wird alle drei Jahre abwechselnd wahrgenommen, damit verschiedene Personen innerhalb der Gruppe Führungsrollen übernehmen können. Jede Gruppe wird auch unterschiedliche Mitglieder mit spezifischen Rollen/Arbeiten innerhalb der Gruppe haben. Diese Rollen werden in Kapitel 2 besprochen.

Eine Sache, die ich hervorheben möchte, ist die Tatsache, dass die heutigen Illuminaten generationsbedingt sind. Ihre Mitglieder werden in die Gruppe hineingeboren, die, wie oben beschrieben, sehr gut organisiert ist. Die oben beschriebene Organisation ist mit geringen Abweichungen repräsentativ für die meisten großen Metropolregionen der Vereinigten Staaten. Kleinere Bevölkerungszentren werden nach ähnlichen Richtlinien organisiert, werden aber mit mehreren Städten in der Region zusammengefasst, um den lokalen Vorstand zu bilden.

Wie die Illuminaten Geld verdienen

Die Illuminaten sind in viele Bereiche involviert, um Geld zu verdienen, denn sie brauchen eine kontinuierliche Finanzierung, um zu überleben. Sie sind an vielen illegalen, aber auch legalen Geschäften beteiligt.

> **Drogenhandel:** Die Illuminaten haben sich vor Jahren mit der Mafia und den Kolumbianern zusammengetan, um sich gegenseitig dabei zu helfen, Drogen in die USA zu schmuggeln. Sie stellen auch Kuriere zur Verfügung, um

Drogen und Geld aus den USA zu schmuggeln. Aufklärer sind in der Regel reiche Geschäftsleute, die vier Schichten von Menschen unter sich haben. Die vierte Schicht hat Kontakt zu den Leuten aus der Drogenindustrie. Sie treten nie als Illuministen auf, sondern nur als an Investitionen interessierte Personen mit garantiertem Gewinn und sind sehr diskret. Im Gegenzug liefern die lokalen Gruppen Personen, die bereit sind, als Geld- oder Drogenkuriere zu fungieren, oder Personen, die bereit sind, bei der Berichterstattung über lokale Operationen zu helfen.

➢ **Pornografie:** In vielen Städten sind die Illuminaten mit Pornografie, Prostitution, Kinderprostitution und dem Verkauf von weißen Sklaven verbunden. Auch hier gibt es mehrere Schichten, die wie ein Puffer zwischen der eigentlichen „Führung" und denjenigen stehen, die an den Aktivitäten teilnehmen oder sie finanzieren und letztendlich für diese Aktivitäten bezahlt werden.

➢ **Kinder:** werden oft von lokalen sektenartigen Gruppen bereitgestellt und lernen, Kinderprostituierte (und später erwachsene Prostituierte) zu werden; sie werden fotografiert und in allen verfügbaren Arten von Pornografie gefilmt, einschließlich „Snuff-Filmen" und Gewaltfilmen.

➢ **Waffenhandel:** Die Illuminaten und andere Gruppen sind auch am internationalen Verkauf und Versand von Waffen beteiligt. Die Illuminaten verfügen über gut ausgebildete Kuriere, die internationale und nationale Grenzen überqueren. Diese Kuriere sind sehr diskret und geben ihre Quellen nicht preis, da sie sonst mit Selbstmord oder Mord rechnen müssen. Diese Personen müssen anderen Personen über ihnen Rechenschaft ablegen, mit zwei weiteren „Stempelschichten" von Personen über ihnen, bevor die Person der Illuminaten gefunden wird, die Geld hat und hilft, all das zu finanzieren.

➢ **Zugangscodes für Militärcomputer kaufen:** Die Illuminaten werden Personen aus allen Schichten der Zivilgesellschaft ausbilden, damit sie in der Nähe von Militärbasen oder auf diesen selbst auf Partnersuche gehen. Die verwendete typische Person kann die unschuldig aussehende Ehefrau eines Militärs, ein örtlicher Geschäftsmann oder sogar ein Student sein. Ein Kontaktmann innerhalb der Basis, ebenfalls ein dissoziativer Illuminist, leitet die Informationen an den Kontaktmann außerhalb weiter. Gelegentlich wird der Kontakt mit Geld, Informationen oder Gütern bezahlt. Militärische Computercodes werden nach einem zufälligen Zeitplan geändert; die Illuminaten haben in jeder größeren Basis mindestens fünf oder sechs Kontakte, die sie alarmieren, wenn die Codes unter Androhung der Todesstrafe geändert werden sollen. Die Illuminaten haben gerne Zugang zu Militärcomputern, da sie so weltweit auf vertrauliche Akten zugreifen können.

➢ **Anwerbung und Verkauf von Attentätern:** Diese Praxis gibt es auf der ganzen Welt, in Europa mehr als in den USA. Diese Personen werden sehr gut bezahlt, um ein privates oder politisches Attentat durchzuführen. Das Geld wird entweder an den Attentäter oder an den Trainer gezahlt; in der Regel teilen sich beide das Honorar. Der Attentäter erhält für eine gewisse Zeit Schutz in einem anderen Land, bis die Spur verworfen wurde. Wenn der Mord in Europa stattfindet, kann er in den Fernen Osten oder in die USA geschickt werden, und umgekehrt, wenn der Mord in den USA stattfindet. Die Illuminaten verfügen über eine große Auswahl an Orten und falschen Identitäten, um diese Personen zu verstecken, es sei denn, sie wollen den Attentäter aus irgendeinem Grund zusammen mit ihm loswerden. In diesem Fall wird der Attentäter gefangen genommen und sofort hingerichtet.

➢ **Söldner/Militärausbilder:** Raten Sie, wer dafür bezahlt wird, dass er kommt und paramilitärische Gruppen ausbildet? Wer besitzt Trainingslager in allen Bundesstaaten Montana, Nevada und North Dakota? Wer bietet gelegentlich sein Fachwissen gegen eine hohe finanzielle Belohnung an? Sie geben sich nie als Illuminaten zu erkennen, es sei denn, die Gruppe ist dafür bekannt, dass sie ihnen wohlgesonnen ist. Vielmehr handelt es sich um harte, kalte und brutale Militärtrainer, die anbieten, diese Gruppen gegen Geld oder, noch besser, gegen das Versprechen der Mitgliedschaft in ihrer Gruppe (Loyalität gegen Wissen) zu unterrichten. Immer mehr paramilitärische Gruppen wurden auf diese Weise in die Illuminaten integriert, ohne dass sie wirklich wissen, wer oder was die Gruppe ist. Dadurch können die Illuminaten diese Gruppen überwachen (ihre Ausbilder berichten über sie und ihre Aktivitäten), und es kann nützlich sein, ausgebildete militärische Gruppen zu haben, auf die sie eines Tages zurückgreifen können.

➢ **Bankwesen:** Die frühen Illuministen waren Bankiers, und sie haben hochqualifizierte Finanziers, die ihr Geld organisieren und die oben genannten illegalen Gelder in „respektablere" Gruppen/Fassadenorganisationen leiten. Sie gründen auch Wohltätigkeitsorganisationen, Gemeindeorganisationen usw., die als Fassade dienen und Geld von einer großen Anzahl von Menschen erhalten. Die Illuminaten sind besonders stolz auf ihre Fähigkeiten im Umgang mit Geld und Manipulation sowie auf ihre Fähigkeit, ihre schriftlichen Spuren fachmännisch Schicht für Schicht zu verbergen.

Alle Spuren der Bankgeschäfte führen schließlich nach Belgien, dem Finanzzentrum der Illuminaten für die Welt. Dies sind nur einige der wichtigsten lukrativen Geschäfte, an denen die Illuminaten beteiligt sind. Sie verfügen über beträchtliche finanzielle Ressourcen, um ihre Unternehmen zu unterstützen, was bedeutet, dass sie in Wirklichkeit die besten Anwälte, Buchhalter usw. einstellen können. Um ihnen zu helfen, ihre Spuren zu verwischen.

KAPITEL ZWEI

Jobs bei den Illuminaten (oder warum sie ihre ganze Zeit damit verbringen, Leute auszubilden)

U m die Generationenprogrammierung zu verstehen, muss man verstehen, WARUM die Sekte so viel Aufwand betreibt, um die Programmierung in die Menschen zu bringen. Ausbildung bedeutet Zeit und Mühe, und niemand - insbesondere kein Sektenmitglied - wird diese Menge an Energie aufwenden, wenn sich die Investition nicht auszahlt. Dies ist ein einfacher Überblick über einige der häufigsten Jobs in der Sekte. Es handelt sich weder um eine erschöpfende noch um eine vollständige Liste.

Die Sekte verfügt über eine straff organisierte Stellenhierarchie. Wie jede große Organisation braucht sie, um reibungslos zu funktionieren, Menschen, die für ihre Arbeit gut ausgebildet sind - so gut ausgebildet, dass sie ihre Aufgaben erfüllen können, ohne auch nur daran zu denken. Um die Geheimhaltung zu wahren, muss diese Gruppe außerdem auf Personen zählen können, die sich vollständig dafür einsetzen, ihre Rolle in der Sekte nicht zu enthüllen, selbst wenn ihnen der Tod oder eine Bestrafung droht. Die Sekte will Mitglieder, die der Gruppe und ihren Prinzipien gegenüber vollkommen loyal sind und die die ihnen erteilten Befehle niemals in Frage stellen. Diese Eigenschaften bei den Gruppenmitgliedern garantieren den Fortbestand der Sekte und sorgen dafür, dass ihre Geheimnisse niemals der Außenwelt offenbart werden.

Hier eine Auswahl einiger Jobs in der Anbetung (nicht nach Priorität geordnet)

> ➢ **Informanten:** Diese Personen sind darauf trainiert, Details und Gespräche mit einem fotografischen Gedächtnis zu beobachten. Sie sind darauf trainiert, dem Anführer oder der Hierarchie ihrer lokalen Sekte oder ihrem Ausbilder Bericht zu erstatten, und laden in hypnotischer Trance große Mengen an Informationen

herunter. Detailliertes Wissen aus Gesprächen oder sogar Dokumenten kann oft auf diese Weise abgerufen werden. Sie werden oft als „Pflanzen" eingesetzt, um Informationen in Regierungskreisen und bei Sektentreffen zu sammeln.

➤ **Züchter:** Diese Personen werden oft schon in der Kindheit ausgewählt, um Kinder zu bekommen und aufzuziehen. Sie können aufgrund ihrer Abstammung ausgewählt oder im Rahmen arrangierter Ehen oder kultischer Bündnisse gegeben werden, um die Kinder zu „züchten". Ein Elternteil verkauft häufig die Dienste eines Kindes als Zuchttier an den örtlichen Kultführer im Austausch für Gefälligkeiten oder Status. Diese Kinder werden selten als Opfer verwendet; sie werden in der Regel anderen Kultmitgliedern zur Adoption oder Aufzucht gegeben, aber der Aufzüchterin wird gesagt, dass jedes Kind, das ihr geboren wurde, „geopfert" wurde, um sie davon abzuhalten, nach dem Kind zu suchen. In anarchischen Kulten kommt es manchmal vor, dass ein örtlicher Häuptling oder ein Verwandter aufgrund einer inzestuösen Verbindung ein Kind bekommt. Dieses Kind wird weggegeben oder getötet, aber der Mutter wird gesagt, dass das Kind einem entfernten Zweig gegeben wurde und ausgesetzt werden muss.

➤ **Prostituierte:** Prostituierte können Männer oder Frauen jeden Alters sein. Sie werden von klein auf dazu ausgebildet, einem oder mehreren Erwachsenen sexuelle Gefälligkeiten zu erweisen und dafür eine Vergütung an die Eltern des Kindes oder die lokale Gruppe der Sekte zu zahlen. Manchmal wird die Prostituierte vorübergehend einem Mitglied der Sekte als „Belohnung" für gut geleistete Arbeit anvertraut. Kinderprostitution ist eine wichtige Aktivität der Sekte und die Ausbildung von sehr jungen Kindern für diese Rolle wird sehr ernst genommen. Kinderprostituierte werden auch zur Erpressung von Politikern oder Führungskräften außerhalb der Sekte eingesetzt.

➤ **Kinderpornografie:** Das in der Pornografie (die auch Bestialität beinhalten kann) verwendete Kind kann ebenfalls jedes Alter oder Geschlecht haben. Kinderpornografie ist auch ein wichtiger Geschäftszweig in Sekten und umfasst auch Snuff-Filme. Kinder werden bereits im Kindergarten zu dieser Rolle ausgebildet, oft mit Hilfe oder Billigung ihrer Eltern. Die Eltern werden für den Verkauf ihres Kindes oder für die Erlaubnis, ihr

Kind in diesem Bereich auszubilden, bezahlt oder erhalten von der Sekte Gefälligkeiten.

➢ **Medienmitarbeiter**: Wenn es sich um sehr brillante und wortgewandte Personen handelt. Sie werden auf eine Journalistenschule geschickt und arbeiten nach ihrem Abschluss für lokale oder regionale Medien. Diese Personen haben viele Kontakte innerhalb der Organisation und auch in der Außenwelt. Sie schreiben Bücher und Artikel, die den illuministischen Standpunkt befürworten, ohne jemals ihre wahre Zugehörigkeit zu offenbaren. Sie neigen dazu, in ihren Artikeln voreingenommen zu recherchieren und nur einen Standpunkt zu bevorzugen, indem sie z. B. die Existenz des DID oder rituellen Missbrauchs leugnen. Sie befragen z. B. nur Psychiater/Psychologen, die diese Sichtweise befürworten, und verfälschen die Daten, um der breiten Öffentlichkeit ein überzeugendes Bild zu präsentieren. Wenn nötig, lügen sie regelrecht oder erfinden Daten, um ihren Standpunkt zu stützen. Einige Gruppenmitglieder wurden absichtlich gebildet, um zu versuchen, bei der Meinungsbildung über die Nichtexistenz der Sekte zu helfen (d. h. Sekten gibt es nicht, kein rationaler Mensch würde diese „Massenhysterie" glauben). Illuministen glauben, dass die Kontrolle der Medien bedeutet, das Denken der Massen zu kontrollieren. Deshalb nehmen sie die Ausbildung des Medienpersonals sehr ernst. Die Reinigungskräfte säubern das Gelände nach den Ritualen akribisch. Sie gehen nach der Zeremonie über das Gelände, harken den Bereich usw. Diese Arbeit wird ihnen bereits im Vorschulalter beigebracht.

➢ **Vorbereitende:** Stellen Tische, Tischdecken, Kerzen und andere Utensilien schnell und effizient auf. Dieser Beruf wird bereits in der Kindheit erlernt.

➢ **Lektoren:** Sie lesen aus dem Buch der Erleuchtung oder aus den Archiven der Ortsgruppen; außerdem bewahren sie Kopien der heiligen Literatur in einem Tresor auf und werden in alten Sprachen ausgebildet. Lektoren werden wegen ihrer klaren Stimme und ihrer Fähigkeit geschätzt, wichtige Passagen zu dramatisieren und ihnen Leben einzuhauchen.

➢ **Die Zerleger:** Ihnen wird beigebracht, Tier- oder Menschenopfer zu sezieren (sie werden auch die „Aufschlitzer und Zerleger" der Sekte genannt). Sie können schnell, emotionslos und effizient töten. Sie werden bereits in jungen Jahren ausgebildet.

> **Sänger:** Singen, schwingen oder leiten Chöre mit geistlichen Liedern bei wichtigen heiligen Anlässen.

> **Hohepriester/Priesterin:** Die Person, die dieses Amt bekleidet, wechselt in den meisten Gruppen alle zwei Jahre, obwohl sie in kleineren und ländlicheren Gruppen auch länger im Amt bleiben kann. Diese Personen verwalten und leiten die örtliche Sektengruppe, koordinieren die Aufgaben innerhalb der Sekte, erteilen Aufträge und übermitteln die Termine der Treffen, die von der örtlichen Hierarchie oder dem Vorstand festgelegt werden. Sie aktivieren auch den Telefonbaum der Ortsgruppe, bewerten die Leistungen der Mitglieder der Ortsgruppe und leiten alle spirituellen Aktivitäten. Sie berichten dem lokalen oder regionalen Vorstand ihrer Gruppe.

> **Ausbilder:** Diese Personen unterrichten die Mitglieder der Ortsgruppe in den ihnen zugewiesenen Aufgaben und kontrollieren die Ausführung dieser Aufgaben bei den Ortsgruppentreffen oder nach einer zugewiesenen Aufgabe. Diese Personen berichten dem Hohepriester/Priesterin ihrer Gruppe sowie dem örtlichen Hauptausbilder des Leitungsgremiums.

> **Die Bestrafer:** Das sind die Personen, die Mitglieder, die dabei erwischt werden, wie sie die Regeln brechen oder außerhalb oder über ihrer Autorität handeln, brutal bestrafen oder disziplinieren. Sie werden von den anderen Sektenmitgliedern allgemein verachtet, auch wenn der örtliche Hohepriester oder die Priesterin sie für ihre gute Arbeit loben wird. Da sie in der Regel körperlich stark sind, werden sie alle als notwendig erachteten Methoden anwenden, um zu verhindern, dass sich das unerwünschte Verhalten wiederholt. Die Bestrafung kann je nach Schwere des Vergehens öffentlich oder privat sein. In jeder Ortsgruppe gibt es mehrere Bestrafer.

> **Verfolger:** Diese Personen verfolgen und überwachen Mitglieder, die versuchen, ihre Ortsgruppe zu verlassen. Ihnen wird der Umgang mit Hunden, Schusswaffen, Elektroschockpistolen und allen notwendigen Verfolgungstechniken beigebracht. Sie wissen auch, wie man das Internet nutzt, um die Aktivitäten einer Person zu überwachen. Sie verfolgen die Verwendung von Kreditkarten,

ausgestellte Schecks und wenden andere Methoden an, um eine vermisste Person zu finden.

➢ **Lehrerinnen und Lehrer:** Diese Personen geben den Kindern Gruppenunterricht, um ihnen Philosophie, Sprachen und Spezialgebiete der Sekte beizubringen.

➢ **Kinderbetreuung:** Diese Personen betreuen sehr kleine Kinder, wenn die Erwachsenen auf dem Ortsgruppentreffen sind. In der Regel werden nur Kleinkinder betreut. Nach dem zweiten Lebensjahr nehmen die Kinder regelmäßig an einer Gruppenaktivität teil, die von den Ausbildern der jüngeren Kinder geleitet wird. Die Kinderbetreuerinnen sind in der Regel ruhig und kühl effizient.

➢ **Schlepper:** Diese Mitglieder schmuggeln Waffen, Geld, Drogen oder illegale Gegenstände von einem Staat in einen anderen oder von einem Land in ein anderes. In der Regel handelt es sich um junge, alleinstehende Personen, die nach außen hin keine Rechenschaft ablegen müssen. Sie werden im Gebrauch von Schusswaffen ausgebildet, um sich aus schwierigen Situationen zu befreien. Sie müssen zuverlässig und in der Lage sein, alle geplanten Hindernisse zu überwinden.

➢ **Kommandanten:** Diese Personen beaufsichtigen das militärische Training in den Ortsgruppen und tragen zum reibungslosen Ablauf der Übungen bei. Sie delegieren Aufgaben an ihre Untergebenen und sind dem örtlichen Führungsrat gegenüber rechenschaftspflichtig. Dem Rat gehört mindestens ein Mitglied an, das den militärischen Zweig der Illuminaten repräsentiert. Darüber hinaus gibt es zahlreiche militärbezogene Posten, die den Kommandanten unterstellt sind.

➢ **Verhaltensforscher:** Diese Personen beaufsichtigen häufig die Ausbildung in den lokalen und regionalen Gruppen. Diese Studenten für menschliches Verhalten sind im Namen des wissenschaftlichen Strebens nach Erkenntnissen über menschliches Verhalten intensiv an der Datensammlung und an Menschenversuchen beteiligt. Es handelt sich fast immer um kühle, methodische und unpersönliche Menschen, die jede Methode anwenden werden, um Traumata und ihre Auswirkungen auf die menschliche Persönlichkeit zu erforschen. Ihr Hauptinteresse besteht darin, die Programmierung und Kontrolle von Kulten so effektiv und nachhaltig wie möglich umzusetzen.

Es gibt noch viele andere Jobs innerhalb der Sekte. Die Sekte verbringt einen Großteil ihrer Zeit damit, die Menschen dazu zu bringen, diese Arbeiten für sie KOSTENLOS zu erledigen. Deshalb PROGRAMMIERT sie die Menschen so, dass sie glauben, sie würden ihrer „Familie" und der Welt einen Dienst erweisen. Die Realität ist natürlich, dass die Person von der Sekte missbraucht und ausgebeutet wird.

KAPITEL DREI

Zweite Verschwörungstheorie oder der Plan der Illuminaten, die Welt zu beherrschen (bekannt als „Novus Ordem Seclorum")

B evor wir uns mit den eigentlichen Programmiertechniken befassen, ist es wichtig, die Philosophie zu verstehen, die den Gründen zugrunde liegt, warum Illuministen Menschen programmieren. Alle Gruppen haben Ziele, und die Illuministen sind da keine Ausnahme. Geld ist nicht ihr Endziel, sondern ein Mittel zum Zweck. Dieser Zweck oder das Ziel ist nichts Geringeres als die Weltherrschaft. Die Illuminaten haben einen festen Plan, ähnlich den „Fünfjahres-" und „Zehnjahresplänen" der Sowjetunion. Das ist es, was die Illuminaten selbst glauben und ihren Anhängern als evangelische Wahrheit lehren.

Ob ihnen das gelingt, ist eine ganz andere Frage. Hier ist die Agenda der Illuminaten auf ALLEN Ebenen. Wie bei jedem Ziel haben die Illuminaten bestimmte Schritte, die sie planen, um ihre Ziele zu erreichen. Kurz gesagt: Jede Region der Vereinigten Staaten hat „Nervenzentren" oder Machtbasen für regionale Aktivitäten. Die USA wurden in sieben große geografische Regionen unterteilt. Jede Region umfasst Ortschaften, in denen sich Militärkomplexe und -stützpunkte befinden, die in abgelegenen und isolierten Gebieten oder auf großen Privatgrundstücken versteckt sind.

Diese Basen werden zeitweise genutzt, um Generationen von Illuminaten in militärischen Techniken, im Kampf mit bloßen Händen, in der Kontrolle von Menschenmengen, im Umgang mit Waffen und in allen Aspekten der militärischen Kriegsführung zu unterrichten und zu schulen. Warum ist das so? Weil die Illuminaten glauben, dass unsere Regierung, wie wir sie kennen, sowie die Regierungen der meisten Nationen der Welt zusammenbrechen werden. Dabei wird es sich um geplante Zusammenbrüche handeln, die wie folgt ablaufen werden:

Die Illuminaten haben zunächst einen Finanzkollaps geplant, der die große Depression wie ein Picknick aussehen lässt. Dies wird durch die

Manöver der großen Banken und Finanzinstitute der Welt, die Manipulation von Aktien und die Änderung von Zinssätzen geschehen. Die meisten Menschen werden durch Bankschulden, Kreditkarten usw. bei der Bundesregierung verschuldet sein. Die Regierungen werden alle Schulden sofort einmahnen, aber die meisten Menschen werden nicht in der Lage sein, zu zahlen und werden ruiniert sein. Dies wird eine allgemeine Finanzpanik auslösen, die gleichzeitig auf der ganzen Welt stattfindet, da die Aufklärer fest an die Kontrolle der Menschen durch die Finanzen glauben.

Dann wird es eine militärische Übernahme geben, Region für Region, wenn die Regierung den Ausnahmezustand und das Kriegsrecht ausruft. Die Menschen werden in Panik geraten sein, in den meisten Orten wird es einen anarchischen Zustand geben, und die Regierung wird ihr Vorgehen damit rechtfertigen, dass es notwendig sei, um die panischen Bürger zu kontrollieren. Die von der Sekte ausgebildeten Militärführer und die Menschen unter ihrer Führung werden Waffen sowie Techniken zur Kontrolle von Menschenmengen einsetzen, um diesen neuen Zustand durchzusetzen. Dies ist der Grund, warum so viele Überlebende unter 36 Jahren angeben, ein militärisches Programm absolviert zu haben. Menschen, die keine Illuminaten sind oder ihre Sache nicht befürworten, werden Widerstand leisten. Die Illuministen rechnen damit und werden (und sind) für diesen Fall ausgebildet. Sie bilden ihre Mitarbeiter im Nahkampf und in der Kontrolle von Menschenmengen aus und werden, wenn nötig, töten, um die Menschenmengen zu kontrollieren. Die Illuminaten trainieren ihre Mitglieder, um sich auf alle möglichen Reaktionen auf eine Machtübernahme vorzubereiten. Viele Opfer der Bewusstseinskontrolle werden auch dazu aufgefordert, mit vorgefertigten Befehlscodes zu arbeiten. Diese Codes sollen ein neues Präsentationssystem aufrufen, das dem Kult vollkommen treu ist. Durch Trauma programmierte Zerstörungscodes werden verwendet, um Aliens, die dem Kult nicht treu sind, zu zerstören oder zu begraben.

In jeder Ortschaft werden Militärbasen errichtet (eigentlich existieren sie bereits, sind aber geheim). In den nächsten Jahren werden sie aus dem Boden gestampft und enthüllt. Jeder Ort wird regionale Stützpunkte und Anführer haben, denen sie Rechenschaft ablegen müssen. Die Hierarchie wird die derzeitige Geheimhierarchie eng widerspiegeln.

Vor etwa fünf Jahren, als ich die Illuminaten verließ, gehörte etwa 1% der amerikanischen Bevölkerung zu den Illuminaten, war ihnen wohlgesonnen oder war Opfer der Mind Control (und galt daher als verwendbar).

Das mag nicht viel erscheinen, aber stellen Sie sich vor, dass 1% der Bevölkerung, die in Waffengebrauch, Massenkontrolle, Psycho- und Verhaltenstechniken hochgradig geschult ist, mit Waffen bewaffnet ist und mit paramilitärischen Gruppen in Verbindung steht.

Diese Menschen werden sich ebenfalls vollständig ihrer Sache widmen. Die Illuminaten sind der festen Überzeugung, dass sie die restlichen 99% der Bevölkerung, von denen die meisten nicht oder nur schlecht ausgebildet sind, wie die „Wochenendjäger", leicht besiegen können. Selbst die lokale Armee wird besiegt werden, da die Illuminaten über regionale Zellen mit hochqualifizierten Anführern verfügen werden. Sie setzen auch auf den Überraschungseffekt, um die Macht zu übernehmen. Viele der höchsten Anführer des Milizzweiges der Illuminaten sind oder waren Offiziere in der Armee und kennen daher bereits die effektivsten Techniken, um die Verteidigung einer Region oder eines Ortes zu überwinden.

Nach der militärischen Übernahme hat die Bevölkerung die Möglichkeit, sich der Sache der Illuminaten anzuschließen oder sie abzulehnen (Haft, Leid oder sogar der Tod sind mögliche Strafen). Diese Menschen glauben fest daran, dass die Intelligenten, die „Erleuchteten" oder die Erleuchteten zum Regieren geboren sind. Sie sind arrogant und betrachten die Bevölkerung im Allgemeinen als „dumme Schafe", die sich leicht führen lassen, wenn man ihnen eine starke Führung, finanzielle Hilfe in einer instabilen Weltwirtschaft und katastrophale Konsequenzen anbietet, wenn die Person rebelliert. Man sollte ihren rücksichtslosen Charakter und ihre Fähigkeit, ihre Agenda umzusetzen, nicht herunterspielen.

Die Bankführer der Illuminaten, wie zum Beispiel die Rothschilds, die Vanderbilts, die Rockefellers, die Carnegies und die Mellons, werden sich selbst enthüllen und vorschlagen, die kränkelnde Weltwirtschaft zu „retten". Ein neues System für den Geldaustausch, das auf einem internationalen Währungssystem basiert und zwischen Kairo in Ägypten und Brüssel in Belgien angesiedelt ist, wird eingeführt werden. Eine echte „Eine-Welt-Wirtschaft", die die lang ersehnte „Eine-Welt-Ordnung" schafft, wird Wirklichkeit werden.

Die Tagesordnung der Illuminaten geht noch weiter, aber das ist das Wesentliche. Diese Agenda ist das, woran die Illuminaten wirklich und wahrhaftig glauben, lehren und trainieren. Sie sind bereit, ihr Leben für diese Sache zu opfern, um die nächste Generation zu lehren, denn sie glauben, dass ihre Kinder ihr Erbe sind. Mir wurde gesagt, dass die

Generation meiner Kinder diese Übernahme im 21. Jahrhundert erleben wird. Gegenwärtig haben die Illuminaten ihren Plan der Übernahme durch ihre Infiltrationsziele diskret und heimlich gefördert:

1. Medien

2. Das Bankensystem

3. Das Bildungssystem

4. Die Regierung, sowohl auf lokaler als auch auf Bundesebene

5. Die Welt der Wissenschaft

6. Die Kirchen

Sie arbeiten derzeit und seit mehreren hundert Jahren daran, die Kontrolle über diese sechs Bereiche zu übernehmen. Sie gehen NICHT zu einer Institution und sagen: „Hallo, ich bin ein örtlicher Illuminist und würde gerne Ihre Bank übernehmen"). Stattdessen bitten sie zunächst mehrere Personen, über mehrere Jahre hinweg unauffällig Geld zu investieren, indem sie nach und nach immer mehr Aktien der Bank (oder einer anderen Institution, die sie kontrollieren möchten) kaufen, bis sie die finanzielle Kontrolle über die Bank haben. Sie legen nie offen ihre Agenda oder ihre kultischen Aktivitäten offen, da sie häufig unter Amnesie leiden. Es handelt sich um sehr angesehene Unternehmer mit „christlichem" Erscheinungsbild innerhalb der Gemeinde. Das Image in der Gemeinde ist für einen Illuministen sehr wichtig; sie werden alles tun, um eine normale, respektierte Fassade aufrechtzuerhalten, die DRINGEND darauf bedacht ist, bloßgestellt zu werden. In der Führungsebene einer großen Metropole, der ich angehörte, saßen: ein Leiter der örtlichen Verwaltung für Kleinunternehmen; ein Geschäftsführer eines staatlichen Rüstungsunternehmens; ein Direktor einer christlichen Schule; ein stellvertretender Bürgermeister der Stadt; ein Journalist; eine Krankenschwester; ein Arzt; ein Verhaltenspsychologe; ein Oberst der Armee; und ein Kommandant der Marine. Bis auf eine Ausnahme besuchten alle jede Woche die Kirche; alle waren in der Gemeinde hoch angesehen.

KEINER von ihnen erschien „böse" oder „gemein".

Wenn Sie ihnen persönlich begegnen würden, würden Sie wahrscheinlich sofort die eine oder andere dieser intelligenten, kommunikativen, sympathischen oder sogar charismatischen Personen mögen. Das ist ihre größte Tarnung, denn wir erwarten oft, dass das große Böse als solches „erscheint", wie es in den Medien dargestellt wird, die das Böse so darstellen, dass es Veränderungen in den Gesichtern und im Verhalten der Menschen bewirkt oder sie wie den biblischen Kain markiert. Keiner der Illuministen, die ich kannte, war böse oder sah in seinem Alltag böse aus, auch wenn einige dysfunktional waren, wie Alkoholiker. Die Dissoziation, die Illuministen antreibt, ist ihre beste Tarnung, um derzeit nicht entdeckt zu werden. Viele, wenn nicht sogar die meisten dieser Menschen sind sich des großen Bösen, in das sie nachts verwickelt sind, völlig unbewusst.

Es gibt noch andere Gruppen, die nicht zu den Illuminaten gehören, aber die Illuminaten kennen sie. Die Illuminaten sind nicht die einzige Gruppe, die esoterische Praktiken anwendet oder alte Gottheiten oder Dämonen verehrt. Sie fördern die Spaltung zwischen den verschiedenen Gruppen (Teilen und Herrschen ist eines ihrer Leitprinzipien) und kümmern sich nicht um andere Gruppen. Im Gegenteil, sie heißen sie oft unter ihrem Schirm willkommen, wenn es möglich ist. Dies geschieht seit einigen Jahren immer häufiger, da die Illuminaten ihre Ausbildungsprinzipien, die von den meisten Geheimgruppen als die besten angesehen werden, im Austausch für ihre Loyalität gegenüber den Illuminaten lehren. Sie schicken ihre Ausbilder in diese Gruppen, und diese Ausbilder erstatten dem örtlichen Regionalrat Bericht.

In der politischen Arena werden die Illuministen beide Seiten eines Rennens finanzieren, denn ihre größte Maxime lautet: „Aus Chaos entsteht Ordnung", oder die Disziplin der Anarchie. Aus diesem Grund haben sie Waffen geschickt und beide Seiten der beiden großen Weltkriege dieses Jahrhunderts finanziert. Sie glauben, dass die Geschichte ein Spiel ist, wie Schach, und dass nur durch Strategie, Kampf, Konflikt und Prüfungen die Stärksten hervorgehen können. Ich stimme dieser Philosophie nicht mehr zu, aber es gab eine Zeit, in der ich sie von ganzem Herzen unterstützte. Es bleibt zu hoffen, dass sich der Mann auf der Straße in dem Maße, in dem diese Leute und ihre Agenda enthüllt werden, gegen diese gewollte Regel erheben wird, die einer ahnungslosen Menschheit aufgezwungen werden soll.

KAPITEL VIER

Wie die Illuminaten die Menschen programmieren: Ein Überblick über einige grundlegende Arten der Programmierung

In den ersten Kapiteln habe ich den Illuminismus, seine Reichweite sowie einige der Philosophien, lukrativen Unternehmen und Programme definiert, anhand derer man erklären kann, WARUM sie die Menschen programmieren. Ich halte es für wichtig, diese Elemente als Vorwort zu den folgenden Kapiteln zu verstehen. Warum ist das so? Die Programmiertechniken, die ich beschreiben werde, erfordern eine unglaubliche Menge an Anstrengung, Zeit, Hingabe und Planung seitens der Sekte, um auf den Einzelnen angewendet zu werden. Nur eine Gruppe von hoch motivierten Personen würde die Zeit aufwenden, die für diese Aufgabe notwendig ist. Diese Kapitel sind für mich als Einzelperson sehr schwer zu schreiben, da meine Rolle in der Sekte die eines Programmierers war. Daher waren die Techniken, die Sie gleich kennenlernen werden, oftmals die Techniken, die ich verwendete, um die Personen, mit denen ich arbeitete, zu programmieren. Der Grund, warum ich dieses Buch schreibe, ist, dass ich glaube, dass Therapeuten, die mit dem DID arbeiten, sowie Überlebende es verdienen, zu erfahren, WAS den Menschen angetan wird, WIE es getan wird, und einige Ideen zu erhalten, wie man die Programmierung, die die Sekte in die Menschen legt, rückgängig machen kann.

Zunächst möchte ich auf die Frage der unbeabsichtigten Programmierung im Vergleich zur beabsichtigten Programmierung eingehen. Es geht um das sogenannte Umweltmilieu, in dem ein Kind aufwächst. Die Programmierung eines Illuminaten-Generationskindes beginnt oft schon vor seiner Geburt (dazu später mehr), aber sobald es geboren ist, wird selbst das Umfeld, in dem es aufwächst, zu einer Form der Programmierung. Häufig wächst der Säugling in einem familiären Umfeld auf, das tagsüber Vernachlässigung und dysfunktionale Elternfiguren miteinander verbindet. Der Säugling lernt schnell, dass die Nacht und die kultischen Aktivitäten am wichtigsten sind. Tagsüber kann er der Aufmerksamkeit beraubt oder sogar misshandelt werden und wird nur im Rahmen der Sekte als besonderes Wesen behandelt oder von seinen Eltern „gesehen". Dies kann dazu führen, dass sehr junge Aliens um den Kern herum oder Abspaltungen vom Kern entstehen, die sich „unsichtbar", verlassen, zurückgewiesen, der Liebe oder Aufmerksamkeit unwürdig fühlen oder glauben, dass sie gar nicht existieren, es sei denn, sie leisten Arbeit für ihre „Familie".

Ein weiteres Milieu und ein weiterer Konditionierungsprozess, mit dem der Säugling konfrontiert wird, ist die Tatsache, dass die Erwachsenen um ihn herum INKONSISTENT sind, da die Erwachsenen in einer generationsübergreifenden Sektenfamilie fast immer auch mehrere oder DIDs sind. Für den Säugling bedeutet dies, dass sich die Eltern zu Hause auf eine bestimmte Weise verhalten, bei Sektentreffen auf eine völlig andere Weise und in der normalen Gesellschaft auf eine noch andere Weise.

Da dies die ersten Erfahrungen des Säuglings mit Erwachsenen und deren Verhalten sind, hat er keine andere Wahl, als die Realität zu akzeptieren, dass Menschen in unterschiedlichen Kontexten erstaunlich unterschiedlich handeln. Dieses Verhalten ist zwar unfreiwillig, bereitet den Säugling aber auf eine spätere Dissoziation durch Nachahmung der ihn umgebenden Erwachsenen vor.

Absichtliche Programmierung

Die absichtliche Programmierung eines Kindes durch die Illuminaten beginnt oft schon vor der Geburt. Die vorgeburtliche Fraktionierung ist der Sekte wohlbekannt, da der Fötus durchaus in der Lage ist, sich nach einem Trauma im Mutterleib zu fragmentieren. Diese Operation findet in der Regel zwischen dem siebten und neunten Schwangerschaftsmonat statt. Dabei werden Techniken angewandt, bei denen Kopfhörer auf den Bauch der Mutter gesetzt werden und laute, disharmonische Musik (wie einige moderne klassische Stücke oder sogar Wagner-Opern) abgespielt wird. Auch schwere und laute Rockmusik wurde schon verwendet. Andere Methoden bestehen darin, der Mutter Mengen an Bitterstoffen zuzuführen, um das Fruchtwasser bitter zu machen, oder den Fötus in der Gebärmutter anzuschreien. Auch der Unterleib der Mutter kann geschlagen werden. Leichte Schläge auf den Unterleib können vor allem dann angewendet werden, wenn der Geburtstermin kurz bevorsteht. Sie können eingesetzt werden, um vorzeitige Wehen auszulösen oder um sicherzustellen, dass das Kind bei einem zeremoniellen Fest geboren wird. Einige wehenauslösende Medikamente können auch verabreicht werden, wenn ein bestimmter Geburtstermin gewünscht wird.

Sobald ein Kind geboren ist, beginnen die Tests sehr früh, meist in den ersten Lebenswochen. Die Trainer, denen beigebracht wurde, bei einem Säugling auf bestimmte Eigenschaften zu achten, legen ihn auf einem Tisch auf ein Samttuch und prüfen seine Reflexe auf verschiedene Reize. Die Kraft des Säuglings, seine Reaktion auf Hitze, Kälte und Schmerz werden getestet. Jedes Kind reagiert anders und die Ausbilder achten auf die Fähigkeit zur Dissoziation, schnelle Reflexe und Reaktionszeiten. Außerdem fördern sie mithilfe dieser Tests die frühe Dissoziation bei Säuglingen.

Auch der Säugling wird missbraucht, um Fragmente zu erzeugen. Missbrauchsmethoden können sein: Rektalsonden, digitale anale Vergewaltigung, schwache Elektroschocks an Fingern, Zehen und Genitalien, Abtrennen der Genitalien als Teil eines Rituals (bei älteren Säuglingen). Ziel ist es, mit der Fragmentierung zu beginnen, bevor sich ein echter Ich-Zustand entwickelt, und den Säugling an den Schmerz und die reflexartige Dissoziation von Schmerz zu gewöhnen (ja, selbst ganz kleine Säuglinge dissoziieren; ich habe es immer wieder gesehen; sie leuchten angesichts eines anhaltenden Traumas in einem weichen, weißen oder glasigen Licht auf).

Manchmal werden rudimentäre Programme zur Isolierung und Aussetzung durchgeführt. Das Kind wird absichtlich tagsüber ausgesetzt oder nicht von Erwachsenen betreut, dann wird es eingesammelt, beruhigt, gereinigt und im Rahmen der Vorbereitung eines Rituals oder einer Gruppenzusammenkunft betreut. Dies soll dem Säugling helfen, die nächtlichen Versammlungen mit „Liebe" und Zuwendung zu verbinden und den Prozess der Bindung an die Sekte oder „Familie" zu fördern. Der Säugling lernt, die mütterliche Zuwendung mit der Teilnahme an Ritualen zu verbinden, und wird schließlich die kultischen Versammlungen mit einem Gefühl der Sicherheit assoziieren.

Wenn das Kind älter wird, d. h. zwischen 15 und 18 Monaten, wird es weiter fragmentiert, indem die Eltern und Sektenmitglieder aufgefordert werden, das Kind methodischer zu missbrauchen. Dies geschieht, indem man den Säugling zwischendurch beschwichtigt, eine Beziehung zu ihm aufbaut und ihm dann Schläge auf die Finger versetzt; man kann den Säugling aus einer Höhe auf einen Teppich oder eine Matratze fallen lassen und sich über ihn lustig machen, während er verängstigt und erschrocken weinend daliegt. Er kann für eine gewisse

Zeit in Käfige gesteckt oder kurzen Perioden der Isolation ausgesetzt werden. Der Entzug von Nahrung, Wasser und Grundbedürfnissen kann später in dieser Phase beginnen. Alle diese Methoden zielen darauf ab, bei dem Säugling eine absichtliche Dissoziation zu erzeugen. Der Säugling in diesem Alter kann zu den Gruppentreffen mitgenommen werden, aber abgesehen von besonderen Anlässen oder Autogrammstunden wird er noch keine aktive Rolle im Rahmen der Sekte spielen. Kleinkinder werden in der Regel einem Sektenmitglied oder Wächter anvertraut, der sie während der Gruppenaktivitäten beaufsichtigt; diese Wächterrolle wird in der Regel abwechselnd von Mitgliedern niedrigerer Stufen oder von Jugendlichen übernommen.

Im Alter von 20 bis 24 Monaten kann das Kleinkind mit den „Schritten der Disziplin" beginnen, die die Illuminaten verwenden, um ihre Kinder zu unterrichten. Das Alter, in dem das Kind mit ihnen beginnt, variiert je nach Gruppe, Elternteil, Ausbilder und Kind. Diese „Stufen der Disziplin" sollten eher als „Stufen der Qual und des Missbrauchs" bezeichnet werden, denn ihr Ziel ist es, ein sehr dissoziiertes, von seinen Gefühlen abgekoppeltes Kind zu schaffen, das der Sekte gegenüber vollständig und unbewusst loyal ist. Die Reihenfolge der Schritte kann auch leicht verändert werden, je nach den Launen des Ausbilders oder der Eltern.

Ich werde zunächst auf die ersten fünf Schritte der Disziplin eingehen: (Anmerkung: Diese Schritte können von Region zu Region etwas variieren, aber die meisten folgen zumindest grob diesem Schema, wenn auch nicht in der gleichen Reihenfolge).

Erster Schritt: Nicht brauchen

Das Kleinkind wird in einen Raum ohne Sinnesreize gebracht, in der Regel ein Trainingsraum mit grauen, weißen oder beigen Wänden. Der Erwachsene geht und das Kind wird für Zeiträume allein gelassen, die von einigen Stunden bis zu einem ganzen Tag reichen können, je nachdem, wie das Kind älter wird. Wenn das Kind den Erwachsenen anfleht, zu bleiben und nicht zu gehen, oder wenn es schreit, wird es geschlagen und ihm wird gesagt, dass die Zeiten der Isolation zunehmen werden, bis es lernt, nicht mehr schwach zu sein. Das offensichtliche Ziel dieser Disziplin ist es, dem Kind beizubringen, sich auf seine eigenen inneren Ressourcen zu verlassen und nicht auf Außenstehende („es zu stärken"). Was sie in Wirklichkeit bewirkt, ist, im Kind eine enorme Angst vor dem Verlassenwerden zu erzeugen. Wenn der Erwachsene oder der Trainer wieder in den Raum kommt, wiegt sich das Kind in den Schlaf oder kuschelt sich in eine Ecke, manchmal fast katatonisch vor Angst. Der Trainer wird das Kind dann „retten", es füttern, ihm zu trinken geben und sich als „Retter" an das Kind binden. Der Trainer wird ihnen sagen, dass die „Familie" den Trainer gebeten hat, das Kind zu retten, weil die Familie es „liebt".

Der Ausbilder wird dem hilflosen, ängstlichen und fast wahnsinnig dankbaren Kind, das gerade aus der Isolation „gerettet" wurde, in diesem Stadium die Lehren der Sekte eintrichtern. Der Ausbilder wird dem Kind immer wieder sagen, wie sehr es seine Familie braucht, die es gerade vor dem Hungertod oder der Vernachlässigung gerettet hat. Das sehr junge Kind lernt auf diese Weise, Komfort und Sicherheit mit der Bindung an seinen Ausbilder, der ein Elternteil sein kann, und der Anwesenheit von Mitgliedern der „Familie" zu verbinden. Die Sekte kennt die Prinzipien der kindlichen Entwicklung sehr gut und hat Übungen wie die oben beschriebenen nach hunderten von Jahren Unterricht mit sehr kleinen Kindern entwickelt.

Zweiter Schritt: Nicht wollen

Dieser Schritt ist dem ersten Schritt sehr ähnlich und verstärkt ihn sogar. Sie wird in den nächsten Lebensjahren des Kindes mit Unterbrechungen zusammen mit der ersten Stufe durchgeführt. Wieder wird das Kind in einem Trainingsraum oder einem abgelegenen Raum über einen längeren Zeitraum ohne Nahrung und Wasser allein gelassen. Ein Erwachsener betritt den Raum mit einem großen Krug mit Eiswasser oder Essen. Wenn das Kind um das eine oder andere bittet, während der Erwachsene vor ihm isst oder trinkt, wird es streng dafür bestraft, dass es schwach und bedürftig war. Diese Stufe wird so lange verstärkt, bis das Kind lernt, nicht nach Essen oder Wasser zu fragen, wenn es ihm nicht zuerst angeboten wird. Der vordergründige Grund, den die Sekte für diese Stufe anführt, ist, dass sie ein starkes Kind schafft, das immer längere Zeit ohne Nahrung und Wasser auskommen kann. Der wahre Grund ist, dass sie ein Kind schafft, das sich völlig von seinen eigenen Bedürfnissen nach Nahrung, Wasser oder anderen Annehmlichkeiten distanziert und Angst davor hat, externe Erwachsene um Hilfe zu bitten. Dadurch entsteht bei dem Kind eine Übervorsichtigkeit, denn es lernt, externe Erwachsene zu suchen, um zu erfahren, wann es seine Bedürfnisse befriedigen kann, und sich nicht auf die Signale seines eigenen Körpers zu verlassen. Das Kind lernt bereits, sich an andere zu wenden, um zu erfahren, wie es denken oder fühlen soll, anstatt sich auf seine eigenen Gefühle zu verlassen. Der

Kult wird so zum Ort der Kontrolle über das Kind.

Dritter Schritt: Nicht wünschen

Das Kind wird mit seinen Lieblingsspielzeugen oder -gegenständen in einen Raum gebracht. Ein wohlwollender Erwachsener betritt den Raum und lässt das Kind spielen. Dieser Erwachsene kann ein Freund, eine Tante, ein Elternteil oder ein Ausbilder sein. Das Kind und der Erwachsene können sich in fantastischen Spielen über die Wünsche, Träume oder geheimen Sehnsüchte des Kindes auslassen. Dies geschieht mehrmals, und das Vertrauen des Kindes wird langsam gewonnen. Später wird das Kind für jeden Aspekt seiner Wünsche oder Fantasien, die es mit dem Erwachsenen teilt, hart bestraft, einschließlich der Zerstörung seiner Lieblingsspielzeuge, des Auspackens oder Zerstörens geheimer Orte der Sicherheit, die das Kind vielleicht geschaffen hat, oder sogar der Zerstörung nicht kultischer Beschützer. Dieser Schritt wird in den folgenden Jahren mit Varianten viele Male wiederholt. Manchmal werden die Geschwister, Eltern oder Freunde des Kindes dazu benutzt, die inneren Fantasien zu enthüllen, die das Kind ihnen tagsüber oder in unbeaufsichtigten Momenten offenbart hat. Der vordergründige Grund, den die Sekte für diesen Schritt anführt, ist, ein Kind zu schaffen, das nicht fantasiert, das mehr nach außen und weniger nach innen gerichtet ist. Mit anderen Worten: Das Kind soll sich an die Erwachsenen wenden, um deren Erlaubnis in allen Aspekten seines Lebens, auch im Inneren, zu erhalten. In Wirklichkeit zerstört dieser Schritt alle sicheren Orte, die das Kind innerlich geschaffen hat, um sich von den Schrecken, die es erlebt, zurückzuziehen. Dieser Schritt schafft im Kind das Gefühl, dass es keine wirkliche Sicherheit gibt, dass die Sekte alles aufdecken wird, was es denkt. Übungen dieser Art werden auch eingesetzt, um junge Alters im Kind zu schaffen, die den Sektenausbildern selbst geheime Sicherheitsorte oder verborgene Wünsche gegen die Sekte melden, die andere Alters haben. Dies beginnt dann, Feindseligkeit und Spaltung zwischen den Systemen zu schaffen, die die Sekte während des gesamten Lebens der Person manipulieren wird, um sie zu kontrollieren.

Vierter Schritt: Das Überleben des Stärksten

In dieser Phase wird mit der Schaffung von Alteraggressoren im Kleinkindalter begonnen. ALLE MITGLIEDER DER SEKTE

SOLLEN ZU AGGRESSOREN WERDEN; DIES BEGINNT BEREITS IM KLEINKINDALTER.

Das Kind wird in einen Raum gebracht, in dem sich ein Trainer und ein anderes Kind befinden, das gleich alt oder etwas jünger ist als das Kind, das unterrichtet wird. Das Kind wird vom Trainer lange Zeit schwer geschlagen, dann wird es aufgefordert, das andere Kind im Raum zu schlagen, andernfalls wird es erneut geschlagen. Wenn das Kind sich weigert, wird es streng bestraft, das andere Kind wird ebenfalls bestraft und dann wird das Kind aufgefordert, das andere Kind zu bestrafen. Wenn das Kind sich weiterhin weigert, weint oder versucht, stattdessen den Trainer zu schlagen, wird es weiterhin hart geschlagen und ihm wird gesagt, es solle das andere Kind schlagen, um seine Wut auf das andere Kind zu lenken. Dieser Schritt wird so lange wiederholt, bis das Kind ihn ausführt. Dieser Schritt beginnt etwa im Alter von zwei oder zweieinhalb Jahren und wird verwendet, um bei Kleinkindern aggressive Veränderungen zu erzeugen. Wenn das Kind älter wird, werden die Bestrafungen immer brutaler. Von Kindern wird erwartet, dass sie schon in sehr jungen Jahren zu Aggressoren anderer werden und sich an Kindern üben, die jünger sind als sie selbst, wobei sie von den Erwachsenen um sie herum ermutigt und belohnt werden. Sie ahmen auch diese Erwachsenen nach, die die Vergewaltigung ständig als normal betrachten. Das Kind lernt, dass dies ein akzeptables Ventil für seine aggressiven Impulse und seine Wut ist, die durch die Brutalität entsteht, der es ständig ausgesetzt ist.

Fünfter Schritt: Der Schweigekodex

Es werden sehr viele Tricks angewandt, um dies umzusetzen, etwa ab dem Alter von zwei Jahren, wenn das Kind beginnt, verbaler zu werden. Normalerweise wird das Kind nach einem Ritual oder einer Gruppensitzung befragt, was es während der Sitzung gesehen oder gehört hat. Wie die meisten gehorsamen Kleinkinder tut es dies. Sie werden sofort schwer geschlagen oder gefoltert, und es wird ein neues Alter geschaffen, von dem verlangt wird, dass es die Erinnerungen an das Gesehene bewahrt, da es sonst sein Leben verlieren könnte. Der neue Teil stimmt immer zu. Das Kind und dieser neue Teil werden einer Zeremonie unterzogen, bei der sie schwören, niemals etwas zu sagen, und es werden Doppelgänger geschaffen, deren Aufgabe es ist, den Körper zu töten, wenn die anderen Teile sich daran erinnern.

Das Kind wird auch schweren psychologischen Folterungen unterzogen, um sicherzustellen, dass es nie in Versuchung gerät, zu sprechen. Dazu gehören: lebendig begraben werden; fast ertränkt werden; Zeuge von „heimtückischen Todesfällen" werden, die langsame, schmerzhafte Folterungen beinhalten, wie z. B. verbrannt oder lebendig gehäutet werden; mit einer teilweise verfaulten Leiche begraben werden und gesagt bekommen, dass er zu einer Leiche wie er wird, wenn er jemals spricht usw. Ein Szenario reiht sich an das andere, erfunden von Menschen mit einer unendlich grausamen Fantasie, um das Geheimnis des kleinen Kindes zu wahren. Diese Methoden wurden in Hunderten von Jahren, in denen die Sekte mit ihren Kindern praktiziert hat, perfektioniert. Der Grund, warum diese Dinge getan werden, liegt auf der Hand: Die Sekte ist in kriminelle Aktivitäten verwickelt, wie in den ersten Kapiteln dieses Buches erläutert wird, und sie will sich das fortwährende Schweigen ihrer Kinder sichern. Dies ist einer der Gründe, warum die Sekte so lange überlebt hat und, zusammen mit ihrem Schleier der Geheimhaltung, warum immer mehr Überlebende Angst haben oder den Missbrauch, den sie erlitten haben, nicht offenbaren wollen. Um die Geheimnisse der Sekte zu enthüllen, muss ein Kind psychische Traumata und einige der schrecklichsten Misshandlungen, die man sich vorstellen kann, über sich ergehen lassen; selbst als Erwachsener fällt es dem Überlebenden schwer, diese Dinge beiseite zu schieben, wenn er über den Missbrauch spricht, den er erlitten hat. Kindern wie Erwachsenen wird gesagt, dass sie aufgespürt und erschossen werden, wenn sie reden (die Ausbildung zum Mörder lässt das Kind wissen, dass es sich nicht um eine leere Drohung handelt), dass sie langsam gefoltert werden. Während der gesamten Kindheit ist das Kind Inszenierungen und Rollenspielen ausgesetzt, die diesen Ansatz verstärken.

Vorschläge, die helfen können

Ich glaube, dass man auch Ideen vorschlagen sollte, wie man einige der oben genannten Programme rückgängig machen kann, denn ich glaube nicht an Wissen, nur um des Wissens willen. Der Überlebende braucht oft Werkzeuge, um zu versuchen, einige der schrecklichen Misshandlungen, die ihm die Sekte angetan hat, loszuwerden, vor allem, wenn Erinnerungen an diese Dinge wiederkehren. HANDELT ES SICH LEDIGLICH UM NÜTZLICHE RATSCHLÄGE, DIE DEN RAT EINES GUTEN THERAPEUTEN NICHT ERSETZEN.

1. Programmierung in der frühen Umgebung:

Es ist schwierig, sie zu beheben, da sie für den Überlebenden grundlegende Fragen der Verlassenheit und Ablehnung berühren. Oft handelt es sich dabei um die allerersten Erfahrungen, die der Überlebende als Kind in der Beziehung zu seinen Eltern und den wichtigsten Familienmitgliedern gemacht hat. Daran zu arbeiten erfordert die herzhafte Anstrengung aller Alterssysteme im Inneren, sich der Erziehung des Teilungskerns anzuschließen, der eine schwere elterliche Ablehnung erlebt hat, und die kognitive Erkenntnis, dass der TAG ebenfalls wichtig war; dass die Erwachsenen um das Kind herum diejenigen waren, die ungesund waren. Säuglinge fühlen sich oft lieblos, zu bedürftig, deprimiert; aber innere Aliens können sie trösten und sie an der Realität teilhaben lassen, dass der Säugling wirklich liebenswert war, unabhängig davon, wie sich die äußeren Erwachsenen um ihn herum verhielten. Auch hier können ein unterstützender Therapeut von außen und ein starkes, nährendes Glaubenssystem dem Heilungsprozess enorm helfen, da neue Botschaften an die verlassenen und verletzten Teile herangetragen werden. Es wird Zeit brauchen, um das Geschehene zu sortieren, die wahren Probleme des Verlassenwerdens zu betrauern und die Realität zu den sehr jungen und tief verletzten Teilen zu bringen.

2. Frühe absichtliche Fragmentierung: (von 0 bis 24 Monaten)

In der Regel gibt es kognitive Teile des Überlebenden im Inneren, die den Missbrauch nie vergessen haben und die dabei helfen können, die kognitive Realität des Missbrauchs mit den amnestischen Aliens zu teilen. Dies muss sehr langsam geschehen, da der erste Missbrauch sehr früh im Leben stattgefunden hat. Die Einrichtung eines internen Kinderzimmers mit sicheren Spielsachen und Gegenständen kann helfen. Die älteren Erwachsenen, die sich dort aufhalten, können dabei helfen, die verletzten Kinder im Zimmer zu halten und zu versorgen, während sie den stattgefundenen Missbrauch anerkennen und betrauern. Es ist wichtig, den jungen Parteien zu glauben und sie zu bestätigen, wenn sie sich zum Teilen melden. Es kann hilfreich sein, ihnen zu ermöglichen, sich nonverbal auszudrücken, da es sich um sehr junge Kinder handelt, die oft noch nicht sprechen können. Es kann ihnen auch helfen, wenn ältere Kinder, die den Säuglingen nahe stehen, ihre Wünsche, Bedürfnisse und Ängste verbalisieren, denn oft vertrauen die Jüngsten KEINEM Erwachsenen, auch nicht denen im Inneren. Ein starker und fürsorglicher externer Therapeut ist ebenfalls wichtig für die Heilung, indem er einem System, das vielleicht keine Ahnung davon hat, eine gesunde Erziehung vorlebt und dabei das Bedürfnis des Kindes, von außen genährt zu werden, und das Bedürfnis des/der inneren Systems/e, ihre eigenen Techniken der Selbsterziehung zu erlernen, ausgleicht. Innere Helfer können die Säuglinge erreichen, sie verankern, die gegenwärtige Realität teilen (der Körper ist älter, die Säuglinge sind in Sicherheit etc. Diese Helfer können, wie bereits erwähnt, ältere innere Kinder sein). Der Überlebende möchte vielleicht auch unterstützende Erwachsene finden, sofern dies möglich ist, die ihm helfen können, ein Beispiel für eine gesunde Pflege mit guten Grenzen zu geben.

EIN THERAPEUT ODER EIN FREUND KANN DEN ÜBERLEBENDEN NICHT WIEDER AUFZIEHEN. Der Überlebende wird sich das wünschen, aber in Wirklichkeit hat er nur eine Gruppe von Eltern gehabt, gute oder schlechte oder sogar traurig-schreckliche. Keine außenstehende Person kann kommen und die komplette Elternschaft einer anderen Person wiederholen. Was der Therapeut und die Vertrauensperson anbieten können, ist Wohlwollen, Einfühlungsvermögen und Zuhören, während der Überlebende den Verlust einer angemessenen Erziehung betrauert. Sie können Freundschaft oder Einfühlungsvermögen mit guten Grenzen anbieten. Sie können nicht die Eltern des Überlebenden werden, da die Therapie sonst nicht voranschreitet. Im Gegenteil, die Verstrickung wird beginnen.

3. Die ersten fünf Schritte der Disziplin (insgesamt gibt es zwölf; weitere werden in späteren Kapiteln behandelt)

Versuchen Sie, die Teile zu finden, die missbraucht wurden. Dazu kann es gehören, das System zu kartografieren (Bilder davon zu zeichnen, wie die Dinge im Inneren aussehen) und sich an die Kognitiven (Intellektuellen) oder die Kontrolleure (Unternehmer im Inneren) zu wenden, um Informationen zu erhalten. Auch ein innerer Helfer bzw. ein Schreiber kann sich zu diesem Zweck als äußerst nützlich erweisen.

Erlauben Sie diesen Teilen, langsam die Qualen zu erkennen, die sie während der Entbehrung erlebt haben: Hitze (über ein Feuer oder einen Ofen gehalten werden), Kälte (z. B. in eine Gefriertruhe oder Eis gelegt werden), Nahrungsmangel etc. Ermutigen Sie zunächst dazu, den kognitiven Teil der Erinnerungen zu teilen, während Sie den amnestischen Alzheimern die Möglichkeit geben, zu trauern, indem sie von diesen Dingen „hören". Geben Sie ihnen Zeit, diese Traumata zu verarbeiten, da sie sich über mehrere Jahre in der frühen Kindheit ereignet haben und sie Zeit brauchen, um sie zu verarbeiten.

Heilung kann nicht überstürzt werden. Erlauben Sie den Alters später nach vorne zu kommen und ihre Gefühle mitzuteilen, während die eher kognitiven oder helfenden Anteile im Inneren sind und ihnen die Hand halten und sie während des gesamten Erinnerungsprozesses im Hier und Jetzt verankern. Seien Sie darauf gefasst, dass es zeitweise zu Gefühlsüberflutungen und auch zu Körpererinnerungen kommen kann, wenn der Missbrauch erinnert wird. Eine Gruppe von Personen im Inneren kann als „Erdungsteam" bestimmt werden, das dabei hilft, diese Teile zu erden, wenn sie nach vorne treten und ihre Erinnerungen mitteilen.

Sicheres Erinnern setzt voraus, dass die Person einen qualifizierten Therapeuten hat und die Grundlage für eine gute Zusammenarbeit innerhalb des Systems geschaffen hat, wie wir oben gesehen haben. Die Erinnerungsarbeit sollte nicht durchgeführt werden, solange es keine gute Kommunikation und Kooperation innerhalb des Systems gibt, da die Person sonst von den Erinnerungen überrollt wird, wenn sie nach und nach hervorkommen. Sie wird überwältigt und retraumatisiert, anstatt Hilfe zu erhalten, und läuft Gefahr, zu dekompensieren.

Durch gute Kommunikation können Erinnerungen nach und nach in überschaubaren Stücken heraufbeschworen werden, während kognitive Alternativen dem Überlebenden kontinuierlich dabei helfen, nicht völlig in der Erinnerung zu versinken, und sie können auch dabei helfen, die am meisten verletzten Teile zu verwurzeln.

Die Sekte unterzieht Menschen bestimmten Arten von Programmen, um ein bestimmtes Ziel zu erreichen: den Intellekt bzw. die Kognition von den Gefühlen einer Person zu trennen. In diesen Systemen werden die kognitiven Alters immer als „höher" als die sensitiven Alters angesehen; den kognitiven Alters wird beigebracht, ihre Gefühle an die „niedrigeren" sensitiven Alters „weiterzugeben". Obwohl diese Etiketten falsch sind, werden die kognitiven Alters davor zurückschrecken, die intensiven und überwältigenden Gefühle zu empfinden, die sie dazu veranlasst haben, sich innerhalb des Systems immer mehr von den limbischen Alters bzw. den sensitiven Alters zu trennen. Dies hat zur Folge, dass die Spaltung des Systems beim Überlebenden aufrechterhalten wird. Es ist wichtig, dass die kognitiven Alter erkennen, dass die sensitiven Alter ein Teil von ihnen sind; dass sie üben können, ihre Gefühle in KLEINEN Schritten zu teilen, ohne überflutet oder überschwemmt werden zu müssen.

Eine Erinnerung: ÄUSSERE SICHERHEIT IST VORRANGIG, UM INTERNE PROGRAMMIERUNG AUFZUHEBEN.

Sie MÜSSEN diesen Teilen äußere Sicherheit versprechen und dieses Versprechen auch halten können, sonst werden sie verständlicherweise zögern, innerlich zu arbeiten, um die

Programmierung rückgängig zu machen. Warum sollten sie versuchen, sich zu ändern, nur um dann wieder umzukehren und erneut bestraft zu werden? Kein System wird seine eigene schützende Dissoziation aufheben, wenn der Missbrauch dauerhaft ist, sonst wird es sich weiter destabilisieren und wieder und wieder dissoziieren. Denn die Dissoziation abzubauen, würde bedeuten, das eigene Überleben und den eigenen Schutz abzubauen. Die Beendigung des Kontakts mit den Tätern und die Anwesenheit eines sicheren Therapeuten sind die allerersten Maßnahmen, die man ergreifen sollte, bevor man versucht, die innere Programmierung zu lösen. Ein System kann immer noch daran arbeiten, den Kontakt zu Sekten zu beenden und mit der Heilung zu beginnen, während es zugänglich ist, aber das wird die Therapie erheblich verlangsamen, da die innere Energie umgeleitet wird, um sicher zu bleiben, anstatt das Trauma zu reparieren. Eine Person kann heilen, und die meisten Überlebenden haben noch Kontakt zu einer Sekte, wenn sie eine Therapie beginnen. ABER die Fortschritte werden viel schneller sein, sobald der Kontakt mit der Sekte abgebrochen ist (siehe Kapitel über die Verhinderung des Zugangs zu Überlebenden).

KAPITEL FÜNF

Farben, Metalle und Schmuckprogrammierung

Eine bei den Illuminaten recht verbreitete Form der Programmierung ist die Farbprogrammierung. Warum wird das gemacht? Die Antwort ist, dass Trainer auch nur Menschen und ziemlich faul sind. Die Farbprogrammierung ist eine einfache Möglichkeit, Systeme zu organisieren, und ermöglicht es dem Trainer, die Alter innerhalb eines Systems leicht aufzurufen. Bei den Tausenden von Fragmenten, die viele Vielfache in der Sekte besitzen, sind Farben eine Möglichkeit, sie in einer leicht zugänglichen Gruppe zu organisieren.

Außerdem erkennen Kleinkinder Farben, bevor sie lesen können, so dass diese Ausbildung schon recht früh stattfinden kann. Bei den meisten Kindern beginnt er im Alter von etwa zwei Jahren.

Wie läuft das Gespräch ab? Das Kind wird in einen Raum mit weißen, beigen oder farbigen Wänden geführt. Wenn der Raum eine neutrale Farbe hat, werden die Lichter im Raum ausgetauscht, sodass der Raum mit der Farbe des Lichts gefärbt ist. Wenn Blau die Farbe ist, die gedruckt wird, wird der Lehrer ein kleines Kind Alter nennen, entweder einen Controller oder den Kern eines Systems. Er wird dem Kind sagen, dass es lernen wird, blau zu werden, und was Blau bedeutet. Der Raum ist wie beschrieben in blaues Licht getaucht oder wurde blau gestrichen, um für diese Art von Programmierung verwendet zu werden. Der Lehrer ist blau gekleidet und kann sogar eine blaue Maske tragen. Blaue Gegenstände sind im Raum verteilt. Das Alter im Inneren des Kindes wird aufgerufen, betäubt, hypnotisiert und auf dem Tisch traumatisiert. Als das Kind aus dem Trauma erwacht, immer noch in Trance, wird ihm gesagt, dass blau gut ist und dass es blau ist. Dass das Blau wichtig ist. Dass Blau sie vor dem Bösen schützt. Dass blaue Menschen nicht verletzt werden. Dies dauert eine Weile.

Dann fragen sie das Kind, ob es „blau" sein möchte, wie die Ausbilder. Wenn das Kind ja sagt, fahren sie fort. Wenn das Kind

„Nein" sagt, wird es erneut traumatisiert, bis es „Ja" sagt. Das Kind ist oft nackt und es wird ihm gesagt, dass es keine Kleidung tragen darf, bis es sich das Recht, schöne blaue Kleidung zu tragen, „verdient" hat. Es wird immer wieder betont, wie „sicher es ist, blau zu sein" (d. h. keine Gefahr) und wie gefährlich es ist, keine Farbe zu haben. Nach einiger Zeit haben die Kinder wirklich Lust, blau zu sein. Man kann ihnen blaue Bonbons geben, um sie dafür zu belohnen, dass sie diese Farbe gewählt haben. Man kann ihnen eine blaue Sonnenbrille oder getönte Gläser geben.

Sie dürfen blaue Roben tragen, sobald sie sich mit der für sie gewählten Farbe identifizieren.

Sobald sich das Kind vollständig mit der Farbe identifiziert (bzw. das wichtigste Alter oder Modell des Systems diese Farbe akzeptiert), wird ihm in vielen Trainingseinheiten in kleinen Schritten beigebracht, was die Farbe Blau bedeutet. Sie nehmen an Inszenierungen oder Dramen mit anderen blauen Kindern teil, in denen sie die Rolle eines „Blauen" spielen. Sie werden unter Drogen gesetzt, hypnotisiert und traumatisiert, während ihnen die Bedeutung von Blau wieder und wieder eingetrichtert wird. Sie werden gezwungen, „blau" zu handeln. Je nach Ausbilder und Region variiert die Bedeutung der verschiedenen Farben. Viele militärische Systeme sind blau oder schützend codiert. Alle Militäralters werden in regelmäßigen Abständen einberufen, um die blaue Formation zu verstärken. Wenn der Ausbilder zu einem späteren Zeitpunkt auf ein blaues System zugreifen möchte, kann er sie nach Farben aufrufen oder ein Kleidungsstück oder ein Tuch in der Farbe tragen, die er erreichen möchte.

Dies wird zu einem unbewussten Auslöser für das Auftreten dieser Farbe. Die Farbcodierung ist eine der ersten Methoden, die in Systemen verwendet wurden. Ein ganzes System kann mit einer einzigen Farbe oder mit zwei oder mehr Farben codiert werden, wobei jeder Systemcontroller (die meisten Systeme haben drei) eine andere Farbe für seinen Teil des Systems erhält.

Programmierung von Metallen

Die Metallprogrammierung ist eine Art der Programmierung, die viele Kinder von den Illuminaten erhalten. Da sie der Schmuckprogrammierung sehr ähnlich ist, werde ich auf die Art und Weise eingehen, wie sie im Rahmen von Schmuck abläuft. Metalle können von Bronze (am niedrigsten) bis Platin (am höchsten) reichen.

Schmuck programmieren

Viele Kinder der Illuminaten werden entweder auf Metalle oder auf Schmuck programmiert, manchmal auch auf beides. Schmuck gilt als höherwertig als Metall und ist schwerer zu bekommen. Die Wahl des Programms und der Zeitpunkt seiner Anwendung hängen vom Status des Kindes, dem Status seiner Eltern, der Region, in der es geboren wurde, der Gruppe, in die es hineingeboren wurde, und den Ausbildern, die mit ihm arbeiten, ab.

Grundsätzlich sind Metalle oder Schmuck eine Form der Programmierung, die auf Belohnung basiert. Das funktioniert folgendermaßen:

Man zeigt dem Kind ein Schmuckstück wie einen Ring oder ein großes Beispiel des Schmuckstücks (oder des Metalls), das angelegt wird. Man fragt es: „Ist das nicht schön, dieser Amethyst, dieser Rubin, dieser Smaragd, dieser Diamant?". Das Kind wird es kaum erwarten können, ihn anzusehen und zu berühren, und wird von einem Trainer mit sanfter, freundlicher Stimme dazu ermutigt. Der Ausbilder wird das Kind fragen: „Würdest du nicht gerne so schön sein wie dieses Juwel (oder Metallschmuckstück)". Das Kind ist in der Regel begeistert. Hier ist ein funkelnder Edelstein in seinen kleinen Händen (die Dressur beginnt oft im Alter von zwei bis drei Jahren). Natürlich möchte es schön, funkelnd und wertvoll sein. Der Trainer wird die Schönheit des Edelsteins (oder des Metalls) preisen, dem Kind erzählen, wie besonders, wertvoll und begehrt Edelsteine sind, und im Wesentlichen die Idee entwickeln, wie ein Schmuckstück zu werden.

Ihm wird dann gesagt, dass er, um ein Schmuckstück zu werden, „das Recht verdienen" muss. Das bedeutet

A.) Das Durchlaufen der Stufen der Disziplin (siehe Kapitel 3)

B.) Das Bestehen von „speziellen Tests"

C.) Für eine besondere Leistung ausgezeichnet werden

Das Erlangen eines Schmuckstücks (oder eines Edelmetalls) wird dem kleinen Kind wie eine Karotte als Belohnung für gute Leistungen bei den Trainingseinheiten präsentiert. Das Erlangen eines Schmuckstücks ist mit dem Erreichen der Sprossen des langen und mühsamen Ausbildungsprozesses verbunden, der von den Kindern der Illuminaten erwartet wird; ein Schmuckstück oder ein Metall zu haben bedeutet, in der Rangordnung aufzusteigen und gelobt zu werden. Der Preis dafür ist jedoch, stundenlangen Missbrauch zu ertragen, der als

„Ausbildung" bezeichnet wird, in Wirklichkeit aber organisierter und systemischer Missbrauch ist, der darauf abzielt, das Kind zu dem zu machen, was der Ausbilder will, dass es wird.

Im Laufe der Zeit, mit Hilfe von Drogen, Hypnose, Schocks und anderen Traumata, während das Kind seinen Bildungsprozess durchläuft, wird es beginnen, seine Schmuckstücke und/oder Metalle zu gewinnen, eines nach dem anderen. Diese werden innerlich zu vollwertigen Altem werden.

Amethyst wird normalerweise als erstes gewonnen und ist damit verbunden, Geheimnisse zu bewahren, nie darüber zu sprechen und die erste Stufe der Disziplin zu bestehen. Jede Stufe ist mit dem Erhalt eines Schmuckstücks oder eines Edelmetalls verbunden.

Der Rubin wird oft der nächste sein und steht in Verbindung mit sexuellem Missbrauch und innerem sexuellen Altern. Wenn ein Kind wiederholt sexuell traumatisiert wird und überlebt oder sexuelle Alterationen schafft, um den Erwachsenen zu gefallen, wird es „belohnt", indem es zu einem Rubin werden darf.

Der Smaragd kommt oft später (zwischen 12 und 15 Jahren). Er gilt als sehr wertvoll und wird mit Familienloyalität, Hexerei und spiritueller Erfüllung in Verbindung gebracht. Smaragde werden oft mit einer schwarzen Katze oder einem „Vertrauten" in Verbindung gebracht.

Der Diamant ist der höchste Edelstein und wird nicht von allen Kindern erlangt. Er gilt als große Leistung und kann nur im Erwachsenenalter erworben werden, nachdem er strenge Prüfungen bestanden hat. Er ist der Kontrollstein in einem Edelsteinsystem. Ein Diamant hat die zwölf Stufen der Disziplin durchlaufen, ungewöhnliche Tests bestanden und seiner Familie gegenüber die größte Loyalität gezeigt.

Die „Familienjuwelen" werden oft intern weitergegeben, während der Trainingseinheiten mit den Ausbildern und Familienmitgliedern. Alle großen Illuminatenfamilien besitzen in Geheimschränken verborgene Juwelen (echte Juwelen), die von Generation zu Generation weitergegeben werden.

Kinder erhalten oft ein Schmuckstück, das sie im Laufe des Tages tragen sollen, als Erinnerung oder Belohnung, wenn sie ihre Programmierung erfolgreich abgeschlossen haben. Ein Kind kann einen Rubinring oder eine Granatnadel zum Tragen erhalten; in der Tat kann ein Großelternteil oder ein Elternteil darauf bestehen, dass das Kind sie trägt. Bei rituellen Anlässen wird dem Kind erlaubt, Schmuck aus dem Familientresor zu tragen, sobald es einen bestimmten Status erreicht hat. Bei wichtigen Ritualen kann ihm erlaubt werden, einen Rubinanhänger oder ein Smaragdarmband zu tragen, und es wird sehr stolz darauf sein, denn die Sekte ist in erster Linie und immer eine äußerst statusbewusste Gruppe. Die Kinder merken das und die Erwachsenen machen ein großes Aufhebens um die Kinder, die sich das Recht, Schmuck zu tragen, verdient haben. Dies ist ein starker Anreiz für sie, sich diese zu verdienen.

Vorschläge, die bei der Umsetzung dieser Formen der Programmgestaltung helfen können:

Farbprogrammierung: Es ist wichtig, während der Arbeit mit der Farbprogrammierung eine gute interne Kommunikation mit den inneren Altern und einem externen Therapeuten zu haben. Wenn eine Person feststellt, dass bestimmte Körperteile glauben, sie hätten eine bestimmte Farbe, oder wenn dies in der Therapie zur Sprache kommt, wird sie möglichst herausfinden wollen, wie es zu diesem Glaubenssystem gekommen ist. Es kann hilfreich sein, langsam herauszufinden, wie die Farben eingeführt wurden. Trauer für die große Menge an Täuschungen, die Menge an Missbrauch, die dem Kind zugefügt wurde, und die sehr jungen Alternativen, die die ursprünglichen Vorbilder waren, kann auftreten. Diese Teile sind vielleicht kaum verbal und wollen ihre Erfahrungen zeichnen oder Farben in Collagen verwenden (mit Hilfe der älteren Teile im Inneren), um einer sicheren außenstehenden Person zu beschreiben, wie ihre Realität aussah. Es kann hilfreich sein, dem Betroffenen klarzumachen, dass er NICHT nur eine Farbe ist, sondern Teil einer ganzen Person. Eine Zeit lang kann die überlebende Person farbige Überlagerungen sehen, weil sie dabei ist, diese Programmierung rückgängig zu machen, und die inneren Anteile teilen ihre Erinnerungen mit. Das ist normal, auch wenn es unangenehm sein kann, Gegenstände z. B. in Gelb oder Grün zu sehen. Erdung, kognitive Ausrichtung auf die Realität und Geduld helfen dem Überlebenden, diese Zeit zu überstehen.

Die Programmierung von Schmuck und Metallen kann komplexer sein, da der Sinn für Besonderheit, Stolz und Status des Kindes mit diesen Altern verknüpft sein kann. Rubine, Smaragde und Diamanten gelten innerlich als „hohe Alters" und werden sowohl innerlich als auch äußerlich für Führungsrollen eingesetzt. Es kann helfen, ihre Bedeutung für das System anzuerkennen, ihnen zuzuhören, wie sie um ihren Austritt aus der Sekte trauern, was bedeutet, dass sie ihren Status nach außen aufgeben, und ihnen neue Positionen im Inneren zu geben, die wichtig sind. Sie können zu Systemführern werden, indem sie der Person helfen, sicher zu bleiben, sobald sie die Entscheidung getroffen hat, die Sekte zu verlassen, und zu starken Verbündeten werden. Sie werden jedoch oft zu den widerstandsfähigsten oder sogar feindseligsten Personen gehören, wenn es darum geht, die Sekte anfangs zu verlassen, da sie nur erlebt haben und sich nur daran erinnern, dass sie für gut gemachte Arbeit belohnt wurden, und gelernt haben, Traumata an die „unteren Teile" innerhalb der Sekte „weiterzugeben". Oft glauben sie nicht aufrichtig, dass sie missbraucht wurden, und erinnern sich nur daran, dass sie gestreichelt wurden oder dass sie führen durften oder dass ihnen gesagt wurde, dass sie etwas Besonderes sind, dass sie wertvoll sind.

Es ist hilfreich, auf ihre Gefühle zu hören, anzuerkennen, dass ihr Austritt bedeutet, Dinge aufzugeben, die ihnen wichtig waren, herauszufinden, welche Bedürfnisse sie haben, und zu versuchen, gesunde Wege zu finden, um ihre Bedürfnisse außerhalb der Sektentreffen zu befriedigen. Einem Juwel zu erlauben, eine Führung im Inneren zu haben oder interne Treffen zu leiten, kann den Verlust einer externen Führung ausgleichen, wenn der Überlebende die Sekte verlässt.

Es ist auch wichtig, ihre Bedeutung für den Überlebenden zu erkennen. Erkennen Sie, dass diese Teile EXTREM von ihrem eigenen Missbrauch/Trauma abgetrennt sind und es nicht eilig haben, sich zu erinnern. Aber der Überlebende und ein guter Therapeut können sie sanft in die Realität zurückholen, indem sie ihnen klarmachen, dass sie missbraucht wurden, dass sie tatsächlich Teil der „niedrigeren emotionalen Teile" sind, die missbraucht wurden, und dass sie dies schließlich zugeben müssen. Diese Aufgabe erfordert Zeit und eine gute Unterstützung von außen. Erlauben Sie ihnen, ihre Gefühle auszudrücken. Sie werden anfangs oft sehr kognitiv sein, aber die Gefühle werden kommen, insbesondere die Trauer, dann der Schmerz, von der Sekte betrogen worden zu sein, und dann die Angst, zu erkennen, dass der Missbrauch, den sie innerlich an andere weitergegeben haben, in Wirklichkeit ihnen selbst passiert ist. Sie können in diesem Stadium sehr depressiv werden, aber sie werden dem System auch erhebliche Stabilität und Stärke verleihen, indem sie sicher und sektenfrei bleiben, sobald sie dieses Stadium erreicht haben.

Im Folgenden werden einige Überlegungen zur Programmierung von Farben, Metallen und Schmuck angestellt. Andere Arten der Programmierung werden im nächsten Kapitel behandelt.

KAPITEL SECHS

Programmierung von Gehirnwellen

In diesem Kapitel werde ich mich mit der Programmierung von Gehirnwellen befassen. Die Programmierung der Gehirnwellen hängt, wie jede andere Programmierung auch, von mehreren Faktoren ab.

Dazu gehören die Fähigkeit des Kindes, sich zu dissoziieren, die Region des Landes oder der Region, in der das Kind aufwächst, das Kompetenzniveau der Trainer, mit denen das Kind in Kontakt kommt, sowie die verfügbaren physischen Ressourcen und die Ausstattung. Es gibt kein einziges „Rezept", das für jede Person geeignet ist, und es wäre lächerlich zu behaupten, dass alle Personen, die sich einer Gehirnwellenprogrammierung unterziehen, dies auf die gleiche Weise tun. Immer mehr Programmierer sprechen miteinander, tauschen ihr Wissen im Netz aus, sowohl auf nationaler als auch auf internationaler Ebene, und tauschen Erfolge und Misserfolge aus. Es gibt jedoch keine standardisierte Methodik für die Programmierung von Gehirnwellen. Sie wird oft vom Kind selbst sowie von den Launen des Trainers beeinflusst. Verschiedene Gruppen können die Systeme unterschiedlich organisieren oder versuchen, unterschiedliche Effekte zu erzielen.

Abgesehen davon: Was ist Gehirnwellenprogrammierung? Vereinfacht ausgedrückt bedeutet Gehirnwellenprogrammierung, dass ein Kleinkind in einen tiefen Trancezustand versetzt wird, in dem es dann lernt, in einem bestimmten Gehirnwellenmuster zu dissoziieren. Dabei handelt es sich um eine komplexe Fähigkeit, die nicht alle Kinder erlernen können. Das Ziel ist, dass das Kind z. B. einen kohärenten Delta-Zustand erreicht, bei dem die Delta-Gehirnwellen auf dem Eeg erscheinen, das mit Elektroden in der Kopfhaut am Kopf des Kindes befestigt wird. In der Regel arbeiten in den Anfangsphasen zwei oder sogar drei Trainer mit einem Kind. Einer von ihnen „bereitet" das Kind vor, indem er eine hypnotische Droge verwendet, um einen Trancezustand herbeizuführen. Sie werden auch die Elektroden am Kopf angebracht haben, wobei sie eine verkürzte Version der Methode anwenden, die in traditionellen Krankenhäusern verwendet wird. Wird beispielsweise der Delta-Zustand induziert, werden nur die Elektroden angebracht, die zum Auffangen der Deltawellen benötigt werden. Dies spart Zeit.

Das vorbereitete Kind wird auf einen „Übungstisch" gesetzt und ist sehr entspannt. Das durchschnittliche Kind ist etwa acht Jahre alt, wenn man mit dieser Praxis beginnt, da die Großhirnrinde und die neurologische Entwicklung in einem früheren Alter noch nicht weit genug fortgeschritten sind (diese Praxis wurde in der Vergangenheit mit wenig Erfolg in einem früheren Alter versucht; sie wurde aufgrund der neurologischen Schäden und der „Unfähigkeit, das Tempo aufzunehmen", die die Ausbilder feststellten, wieder aufgegeben). Der Ausbilder, der das Kind nicht vorbereitet, macht ihm dann genau klar, was er von ihm erwartet: dass es einen besonderen Zustand erreicht, den sogenannten „Delta-Zustand". Der Ausbilder sagt dem Kind, während es sich im Trancezustand befindet, dass es anhand der Elektrodenablesungen wissen wird, wann es diesen Zustand erreichen wird.

Der Ausbilder wird dem Alter-Kind, das als „Modell" oder Baustein für das neue System herangezogen wurde, sagen, dass das Delta eine gute Sache ist. Er wird diesen Punkt immer wieder betonen. Das Kind wird dann schockiert, um seine Empfänglichkeit für das Lernen zu erhöhen. Dies weckt das Kind auch aus seinem Drogenzustand auf und es wird wacher sein. Es wird dem Ausbilder gefallen wollen. Der Ausbilder wird dem Kind sagen, dass er möchte, dass es bestimmte geistige Übungen macht. Dann wird er ihm Übungen zum Rückwärtszählen geben, die verwendet werden, um dem Kind zu helfen, tiefere Trancezustände zu erreichen. Auch andere verbale Hinweise können gegeben werden, um das Kind in Trance zu versetzen. Wenn der Vorbereiter oder der technische Trainer Deltawellenformen sieht, signalisiert er dies dem verbalen Trainer durch eine Handbewegung. Dieser belohnt das Kind sofort mit den Worten: „Das ist gut, du bist jetzt in Delta". Der Trainer streichelt das Kind und sagt ihm, dass es gute Arbeit leistet. Wenn das Kind aus dem Deltazustand herausfällt, wird der verbale Trainer sofort streng und schockiert das Kind zur Strafe. Dem Kind wird gesagt, dass es den Deltazustand (der „gut" ist) verlassen hat und wieder dorthin zurückkehren muss.

Die Induktion, das Zählen, wird so lange wiederholt, bis der Delta-Zustand erneut beobachtet wird, wenn das Kind wiederholt dafür belohnt wird, dass es in diesen Zustand eingetreten ist und dann über immer längere Zeiträume darin verweilt. Die Trainer nutzen die Prinzipien des Biofeedbacks, um dem Kind beizubringen, sich systematisch an einem Gehirnwellenmuster zu orientieren. Wenn das Muster konstant im Delta-Muster bleiben kann, wird es belohnt. Dieser Prozess erstreckt sich über mehrere Monate.

Die Trainer haben dann ein Modell, das immer im Deltazustand bleibt, und können damit beginnen, es zu teilen und als Grundlage für die Bildung eines neuen Systems im Inneren zu verwenden. Dazu werden sie die Werkzeuge Drogen, Hypnose und Trauma verwenden. Das neu geschaffene System wird Deltawellen auf einem EEG aufzeichnen, wenn es richtig gemacht wird. Das neue System lernt, was Delta bedeutet. Die Ausbilder lassen oft ein Deltasignal oder -symbol (Dreieck) auf einem Overheadprojektor aufblitzen und „gießen" den Delta-Abdruck. Sie tragen Kleider mit Delta-Zeichen und kleiden die Testperson in Kleidung oder Kleider mit dem Delta-Zeichen. Sie lehren die Alts unter Hypnose, was die Deltas tun und wie sie sich verhalten. Sie belohnen sie, wenn sie sich anpassen, und schockieren oder traumatisieren sie, wenn sie sich nicht wie „Deltas" verhalten. Sie werden ihnen Jobs als „Deltas" geben. Sie werden sich Hochfrequenzfilme ansehen, die Deltafunktionen zeigen. Sie können eine Computerstruktur aufbauen, um das System zu enthalten, indem sie Bilder von seiner Organisation zeigen, während die Person in tiefer Trance ist, nachdem sie durch ein Trauma mit der Vergangenheit aufgeräumt hat.

Hier sind einige Beispiele dafür, wie Delta-Programmierung induziert werden kann.

Andere Gehirnwellenzustände werden auf ähnliche Weise induziert werden. Sie werden häufig anhand von Modellen trainiert, bei denen es sich um extrem junge innere Kinder handelt, die als Grundlage für die Programmierung Abspaltungen von Grundspaltungen sein können. Häufig verwendete Gehirnwellenzustände sind die folgenden

Alpha: Dies ist der am leichtesten zu erreichende Gehirnwellenzustand und umfasst auch die jüngsten und am leichtesten zugänglichen Altersstufen des gesamten Systems. Kleine Kinder haben lange Phasen der Alpha-Aktivität und müssen darauf trainiert werden, über längere Zeiträume in andere Gehirnwellenzustände zu gelangen. Programmierung des Systemzugangs: Zugangscodes und Sexualalters werden häufig in Alpha gesetzt, das in manchen Systemen auch rot codiert sein kann.

Beta: Dies ist der nächste Zustand, der am leichtesten zu erreichen ist und oft mit aggressiven Impulsen verbunden ist. Der Beta-Zustand enthält oft Kultbeschützer, innere Krieger und militärische Systeme. Sie können blau kodiert werden.

Gamma: Hierbei handelt es sich oft um extrem kulttreue Alters und sie sind emotionaler als die anderen Zustände, mit Ausnahme von Alpha. Das Selbstmordprogramm ist oft in dieses System integriert, da diese Alters lieber sterben würden, als ihre „Familie" zu verlassen. Dieses System kann Gelehrsamkeitsprogramme enthalten, da sie leicht auswendig lernen. Mehrere Sprachen können von verschiedenen Alts in diesem System gesprochen werden, da die Illuminaten gerne in pluraler Lingualität programmieren, wobei bis zu acht Sprachen, sowohl moderne als auch alte, gesprochen werden.

Delta: Hierbei handelt es sich um einen der kognitivsten Gehirnwellenzustände, der oftmals stark dissoziiert ist. Es kann sich auch um den „dominanten" oder die anderen Gehirnwellensysteme kontrollierenden Zustand handeln. Häufig kann der Delta-Zustand im Inneren wie ein Computer konfiguriert werden, und Delta-Alter haben flache, emotionslose Alter mit fotografischen Erinnerungen. Sie können die meisten kognitiven Erinnerungen anderer Systeme besitzen, vor allem wenn eine starke amnestische Programmierung vorgenommen wurde. Der <u>Deltastaat kann bis zu drei Ausbildungsstufen umfassen: Delta 1, Delta 2 und Delta 3. Dies entspricht auch dem innerhalb der Sekte erlaubten Sicherheitszugang, d. h. dem Zugang zu hochvertraulichen Informationen.</u> Dieses System kann verhaltenswissenschaftliche Programme enthalten. Interne Programmierer, Selbstzerstörungs-, Psycho- und Vernichtungsprogramme sowie andere Sequenzen von Strafprogrammen, die den Zugang von außen oder innen zu den Systemen verhindern sollen, können von Deltasystemen gehalten werden. Es kann in den Farben orange/blau/violett codiert sein und wird oft der Weg zu höheren Systemen wie Juwelen oder internen Räten sein.

Epsilon: Hierbei handelt es sich oft um ein „verstecktes System", das CIA-Programme und hochrangige Regierungsprogramme enthalten kann. Das Programm der Attentäter kann sich je nach Ausbilder in diesem System oder im Beta-System befinden. Verdeckte Operationen, Kurierdienste, das Lernen, wie man eine Person beschattet, Verkleidungen und das Herauskommen aus schwierigen Situationen können in diesem System, das sich selbst als Chamäleon betrachtet, verwaltet werden. Es kann einen braunen Farbcode haben.

Phi/Theta/Omega-Programmierung: Hierbei handelt es sich um eine negative spirituelle Programmierung. Dies sind die „dunklen"

Ritualalternativen, die an Blutritualen, Opfern und Zeremonien teilnehmen. In dieses System werden innere Hexen, Zauberer, Hellseher, Medien, Lektoren und okkulte Praktiker eingeordnet, die über ein hochentwickeltes rechtes Gehirn und die Fähigkeit zur tiefen Trance verfügen. Sie sind oft schwarz codiert.

Dies ist ein Überblick über die gängigsten Gehirnwellensysteme. Es wird oft über einen Zeitraum von mehreren Jahren angelegt, bei den ersten von 8 bis 21 Jahren, wobei die Programmierung gelegentlich verstärkt wird.

Vorschläge

Die Programmierung der Gehirnwellen ist eine sehr komplexe Form der Programmierung, die eine automatische Amnesie und Kommunikationsbarrieren zwischen den verschiedenen Zuständen der Gehirnwellen erzeugt. Diese Programmierung wird auch durch Schocks und Bestrafungen verstärkt, um ihren „Abbau" oder ihre Aufhebung zu verhindern. Die Kontrolleure und Programmierer des internen Systems werden sich ebenfalls bemühen, die Programmierung zu verstärken, insbesondere nachts, wenn die Person (körperlich) schläft.

Alle Gehirnwellensysteme werden Systemcontroller haben, die in der Regel in Dreiergruppen organisiert sind (die Illuminaten lieben Triaden, weil sie die „mystische" und stabilste Zahl sind. Mit Hilfe eines guten Therapeuten muss der Überlebende die Controller und Kommunikatoren des inneren Systems kennen lernen. Sie sind da, sie müssen da sein, weil die Ausbilder sie dort hingestellt haben, um mit ihnen zu kommunizieren und ihnen nach außen Rechenschaft abzulegen, und sie haben oft ein umfassendes Wissen über ihr eigenes System. Sie werden auch ziemlich flach und distanziert vom Wissen über ihren eigenen Schmerz oder den Missbrauch, der sie geschaffen hat, sein. Dies ist ein Distanzierungsmechanismus, und das Überleben der Person hing davon ab, ob ihr Kontrolleur zu einem bestimmten Zeitpunkt dazu in der Lage war. Sie wird oft sehr feindselig und sehr unwillig sein, ihren eigenen Missbrauch anzusehen; sie wird sich bei dem Gedanken daran empören und behaupten, dass sie kognitiv und „über" dem Missbrauch steht (eine weitere Lüge, die ihr ihre Missbraucher erzählt haben).

Zeit, Geduld, das Entdecken ihrer Bedürfnisse, das Zuhören, wie sie ihre Frustration ausdrücken, das Zeigen der Realität (d. h. dass die Kontrolleure und alle Parteien miteinander verbunden sind, Teil derselben Person sind und ALLE missbraucht wurden, auch wenn sie sich von ihrem Schmerz distanzieren konnten) und der Versuch, ihnen zu helfen, ihre Bedürfnisse nach Anerkennung, Akzeptanz und Bestätigung zu befriedigen, werden anfangen, ihnen zu erlauben, ihre bisherige Loyalität in Frage zu stellen. Diese Systeme sind oft von Angst getrieben: Angst vor Strafe, Angst vor Erinnerung (sie waren oft die am meisten gequälten Systeme des Überlebenden und ihnen wurde Amnesie im Austausch für fortgesetzte Kooperation versprochen). Ihre Ängste sind real und man sollte ihnen zuhören und sie respektieren, da Burst- und Flutprogramme echte Bedrohungen für den Überlebenden darstellen und zu einem Verlust der Funktionalität führen können.

Die Flutprogrammierung ist eine Sequenz, die eingeführt wird, um ein System zu bestrafen, wenn seine interne Programmierung verschlechtert werden darf oder wenn einer nicht autorisierten Person der Zugriff auf das System gestattet wird, sei es intern oder extern. Sie beinhaltet, dass Fragmente mit sehr traumatischen Erinnerungen, sowohl emotional als auch physisch, nach vorne gedrückt werden und die Person mit aufeinanderfolgenden Wellen von Erinnerungen „überflutet" wird. Wenn dies geschieht - und das ist häufig der Fall, wenn der Überlebende eine Therapie macht -, sollte die erste Priorität darin bestehen, die Erinnerungen zu verlangsamen. Das kann bedeuten, dass man versuchen muss, die internen Controller oder Deltas, die die Überflutung ermöglichen, zur Vernunft zu bringen; sie müssen wissen, dass alle Systeme geschwächt werden, wenn die Front oder die zuvor amnestischen Alters zusammenbrechen oder aufgrund des Traumas erneut zerschlagen werden.

Verhandeln Sie mit ihnen. Das Gebet ist in dieser Situation hilfreich. Physische Sicherheit, einschließlich einer stationären Therapie, kann erforderlich sein, wenn die Überflutungs- oder Berstungsprogramme aktiviert werden. Äußere physische Sicherheit ist für den Überlebenden von größter Bedeutung, da er nach außen hin Rechenschaft ablegen muss, während er diese intensiven Programmsequenzen abschüttelt. Häufige Orientierung an der Realität und die Erklärung neuer, interessanterer Jobs können hilfreich sein. Das Löschen der Gehirnwellenprogrammierung sollte idealerweise nur mit starker und sicherer externer Unterstützung erfolgen, die zusätzliche Therapiesitzungen, einen Krankenhausaufenthalt, wenn Programmierungen ausgelöst werden, die zu Funktionsverlust oder Selbstmord führen könnten, umfassen kann, und sollte sich auf die Verbesserung der internen Kommunikation und Kooperation konzentrieren. Die Aufgaben der Alter können verändert werden: Interne Programmierer können zu internen Deprogrammierern werden;

interne Zerstörer oder Bestrafer können zu internen Beschützern werden; interne Berichterstatter, die der Sekte Bericht erstatten, können aufgefordert werden, intern über

Hier sind einige Beispiele für mögliche Veränderungen. Sich mit den Systemsteuerern anfreunden, da sie wertvolle Helfer sein können und mit dem Therapeuten zusammenarbeiten werden, um die Sicherheit des Überlebenden zu gewährleisten.

KAPITEL SIEBEN

Militärische Programmierung

Ich möchte der Militärprogrammierung und der Art und Weise, wie sie durchgeführt wird, ein ganzes Kapitel widmen. Was ist der Grund dafür? Wie wir in Kapitel 3 gesehen haben, betonen die Illuminaten als Teil ihres Plans zur Machtübernahme zunehmend die Bedeutung der militärischen Ausbildung. Alle Kinder der heutigen Generation werden im Rahmen dieses Plans in irgendeiner Form militärisch ausgebildet.

Das militärische Training beginnt sehr früh. Sie beginnt oft schon im Alter von drei Jahren mit einfachen Übungen. Die Kinder werden von ihren Eltern zu einem Übungsgebiet gebracht, das entweder ein großes Auditorium im Inneren oder ein abgelegenes Gebiet im Freien sein kann, in dem Übungsmanöver durchgeführt werden. Es werden Zelte mit Kommandozentralen für die verschiedenen Kommandanten und Militärausbilder aufgestellt.

Die Kinder lernen, im Rhythmus zu gehen und dabei eine gerade Linie einzuhalten. Sie werden mit Tritten, Stößen mit einem Viehtreiber oder Schlägen mit dem Schlagstock bestraft, wenn sie von ihrer Position abweichen. Sie werden mit kleinen Uniformen bekleidet, um die Erwachsenen zu imitieren.

Erwachsene haben Dienstgrade, Abzeichen und Anstecknadeln, die ihre Erfolgsstufe in der Sekten- und Militärhierarchie anzeigen. Abzeichen und Medaillen werden verteilt, um anzuzeigen, wie gut eine Person ausgebildet ist und welche Tests sie bestanden hat. Die Kommandanten sind oft brutal und unterrichten selbst die jüngsten Kinder mit harten Maßnahmen.

Die Kinder werden gezwungen, lange Strecken, die mit zunehmendem Alter immer länger werden, bei jedem Wetter zu gehen. Sie müssen lernen, Hindernisse zu überwinden. Sie werden „unechte" Waffen mit Platzpatronen erhalten, wenn sie jung sind. Diese Waffen sind perfekte Nachbildungen von echten Waffen, schießen aber mit Platzpatronen. Kinder lernen unter der strengen Aufsicht eines

Erwachsenen, alle Arten von echten und unechten Schusswaffen zu laden und zu schießen. Sie verbringen Stunden damit, das Zielen und Schießen auf Ziele zu lernen. Am Anfang sind die Ziele Ochsenaugen, aber je älter die Kinder werden, desto mehr ähneln die Ziele von der Polizei ausgeschnittenen menschlichen Silhouetten. Die Kinder lernen, auf den Kopf oder das Herz zu zielen. Später wechseln sie zu lebensechten Schaufensterpuppen. Auf diese Weise werden sie darauf konditioniert, einen Menschen zu töten.

Ihnen werden gewalttätige Kriegsfilme gezeigt, die viel expliziter und grafischer sind als die üblichen Filme aus dem Gruppenunterricht. Die Tötungstechniken werden in Zeitlupe gezeigt. Das Motiv „Töten oder getötet werden" wird immer und immer wieder wiederholt. Der Lehrer wird die Kinder fragen, welche Fehler die getöteten Personen begangen haben. Getötet zu werden wird als Schwäche angesehen; ein Mörder zu sein wird als Stärke angesehen.

Im Alter von sieben oder acht Jahren werden die Kinder gezwungen, auf dem Bauch zu kriechen, wobei simulierte Platzpatronen über ihren Köpfen abgefeuert werden. Es wird ihnen nicht gesagt, dass es sich um Platzpatronen handelt, und sie sind äußerst schmerzhaft, wenn das Kind in den Rücken oder das Gesäß getroffen wird. Sie lernen schnell, sich unter Beschuss zu ducken. Die Kampfbedingungen werden simuliert, wenn die Kinder die jahrelange Ausbildung im „Trainingslager" durchlaufen.

Sie werden mit Leistungsabzeichen belohnt, wenn sie gute Leistungen erbringen, z. B. einen Hindernislauf absolvieren oder unter feindlichem Beschuss die Nerven behalten. Mit anderen Worten: Die Sekte schafft für ihre Kinder und Jugendlichen einen Mikrokosmos aus realem Militärtraining. Es werden Konzentrationslager der Nazis simuliert, mit Wachen und Gefangenen. Die „Wächter" sind in der Regel ältere Kinder oder Jugendliche, die sich gut benommen haben. Die „Gefangenen" sind jüngere Kinder oder solche, die bestraft werden, weil sie die Manöver schlecht ausgeführt haben. Es gibt einen starken Druck, die Rolle des Wächters übernehmen zu wollen und nicht gefangen zu sein, da die Gefangenen eingesperrt, geschlagen und getreten werden und man sich über sie lustig macht.

Häufig werden Jagd- und Fährtenlesespiele durchgeführt, für die die Gefangenen eine halbe Stunde Freiheit haben. Bei diesen Spielen können auch speziell ausgebildete Hunde eingesetzt werden, die die Beute betäuben, aber nicht töten sollen. Ältere Kinder lernen, mit den Hunden umzugehen und sie einzusetzen. Jugendliche lernen, den

Erwachsenen bei der Ausbildung der Hunde zu helfen.

Die Teenager können belohnt werden, indem sie zu „Jugendführern" werden, die die Aktivitäten der Woche planen dürfen. Die militärische Ausbildung wird sich eng an die Prinzipien der militärischen Ausbildung der Nazis und der SS halten. Die Ausbilder wenden sich oft auf Deutsch an die Kinder, die diese Sprache lernen sollen. Die Ausbilder wenden sich oft auf Deutsch an die Kinder, die die Sprache lernen sollen. Alle Kommandanten und hochrangigen Erwachsenen sprechen während dieser Übungen Deutsch. Sie können sich auch auf Französisch ausdrücken, da Sprachkenntnisse bei den Illuminaten gefördert werden.

Übungen für ältere Jugendliche umfassen Spiele, bei denen Gruppen gegeneinander antreten und der ältere Jugendliche mit Hilfe eines erwachsenen Beraters die Leitung übernimmt. Gruppen, die gewinnen, werden belohnt, Gruppen, die verlieren, werden bestraft. Die Jugendlichen lernen, schwache oder langsame Mitglieder fallen zu lassen. Ungeeignete Mitglieder werden erschossen oder getötet, und der junge Anführer lernt, wie er diese Aufgaben erfüllen kann. Sie werden gelehrt, ihre Einheit in simulierten Schlachten mit anderen Einheiten zu führen, und kühle, kognitive Logik unter diesen Bedingungen wird belohnt. Ziel ist es, innerhalb der militärischen Systeme kognitive Anführer zu schaffen, die unter dem Stress der Kampfbedingungen von Emotionen abgekoppelt sind.

Die Jugendlichen und ihre Anhänger werden in allen Methoden der Massenkontrolle geschult. Sie sehen sich spezielle Filme an, die alle möglichen Reaktionen auf eine Machtübernahme durch das Militär und die Reaktion der Menge behandeln. Diese Situationen werden dann in Übungen durchgespielt, und die älteren jungen Anführer und ihre Einheiten sollen mit den verschiedenen Reaktionen umgehen. Der „Mob" wird von seinen Ausbildern darauf trainiert, auf unterschiedliche Weise zu handeln.

Das ultimative Ziel all dessen ist es, eine organisierte Armee von Kindern, Jugendlichen und Erwachsenen zu schaffen, die genau wissen, was sie bei der nächsten Weltübernahme zu tun haben. Die von mir beschriebene Ausbildung findet nicht nur in den USA, sondern in allen Ländern der Welt statt. Die besten Ausbildungszentren befinden sich in Deutschland, Belgien, Frankreich und Russland. Militärausbilder werden oft in diese Länder geschickt, um dort neue Techniken zu erlernen, bevor sie wieder in ihre Heimatländer zurückgeschickt werden.

Was Sie tun müssen:

Es ist wichtig zu verstehen, dass die militärischen Alters im Inneren extrem hierarchisch aufgebaut sind. Sie sind häufig nach innen gereiht, wobei die niedrigeren „Fußsoldaten" den internen Alteraten mit steigendem Rang Rechenschaft ablegen müssen. Generell gilt: Je höher der militärische Rang, desto höher steht der Alter im System. Ein Soldat ohne Dienstgrad hat möglicherweise nicht viel Wissen oder Einfluss auf das System. Seine einzige Aufgabe besteht darin, nach jahrelanger Konditionierung den anderen blind zu gehorchen.

Offiziere mit internem Rang lassen sich oft von externen Autoren, Offizieren oder Ausbildern inspirieren. Ein Offizier

Generäle haben oft viel mehr Wissen als rangniedrigere Soldaten, und man sollte sich mit ihnen anfreunden, da sie bei der Therapie helfen können.

Der Überlebende und der Therapeut brauchen Zeit, Mühe und Geduld, um diese Militäroffiziere kennen zu lernen. Sie sind oft schroff, arrogant und äußerst feindselig gegenüber der Therapie. Sie sind der Sekte gegenüber oft sehr loyal und stolz auf ihre Abzeichen, Auszeichnungen und Errungenschaften, die sie sich nach Jahren des Traumas und harter Arbeit erarbeitet haben. Aufgrund des „Verlustes", den sie beim Verlassen der Sekte wahrnehmen, geben sie diese oft nur ungern auf.

Sie werden auch von einer starken Programmierung umgeben sein, einschließlich der suizidalen „Ehre/Ehren"-Programmierung (der mutige und ehrenhafte Soldat wird eher sterben, als seine Gruppe zu verraten usw.). Es ist wichtig, die suizidale Programmierung und die intensive limbische Konditionierung, der viele dieser Aliens ausgesetzt waren, zu behandeln, während man mit den ranghöchsten Mitgliedern argumentiert.

Sie werden ein fotografisches Gedächtnis haben und sich an alle Aspekte der Militärgeschichte erinnern. Indem man ihnen tagsüber sichere und angemessene körperliche Aktivitäten anbietet, kann man ihnen die Möglichkeit geben, sich auszutoben. Sie sind körperlich sehr gut vorbereitete Aliens, die gerne rennen, wandern und Schießübungen mit Schusswaffen und Messern machen. Es kann hilfreich sein, sie wandern zu lassen (mit einer Vertrauensperson) und ihnen zu erlauben, sich in Outdoor-Aktivitäten zu üben.

Ihre Bedeutung für den Überlebenden und das Trauma, das sie erlitten haben, anzuerkennen, ihre Loyalität und Tapferkeit zu respektieren und an ihr Ehrgefühl zu appellieren, um dem System zu helfen, sicher zu bleiben (diese Aliens haben oft ein sehr ausgeprägtes, wenn auch falsches Ehrgefühl), kann hilfreich sein. Interne Glückwünsche für Tapferkeit oder sogar eine interne Preisverleihung (sie sind daran gewöhnt) für die Parteien, die sich entschieden haben, die Sekte zu verlassen und den Körper zu schützen, können organisiert werden. Sie sind Lob und Anerkennung für gute Arbeit gewohnt und brauchen diese Motivation. Sie waren es gewohnt, dies von der Sekte zu erhalten, aber der Überlebende kann den Locus of Control nach innen statt nach außen drehen, um die Verbindung zur Sekte zu lösen.

Militärische Beschützer können ihre Arbeit verändern, um den Körper vor Angreifern sicher zu halten. Sie können der größte Trumpf eines Systems sein, da sie sehr gut „in den Hintern treten" können und nicht leicht zu erschrecken sind. Sie sind möglicherweise in der Lage, externen Angreifern zu sagen, dass sie den Überlebenden in Ruhe lassen sollen, und den Überlebenden vor dem Zugriff von außen zu schützen.

Es ist auch hilfreich, ihnen die Möglichkeit zu geben, ihre Gefühle im Rahmen einer Therapie, eines Tagebuchs, von Fotos und Collagen auszudrücken. Obwohl hochrangige Offiziere oft sehr dissoziiert von ihren Gefühlen sind, können sie anfangen, Empathie für die Menschen unter ihnen zu empfinden, die ihr Leid und die Last brutaler und strafender Erfahrungen erlitten haben. Sie müssen bereit sein, zuzugeben, dass sie irgendwann missbraucht, getäuscht und benutzt wurden. Die Suche nach den jüngeren Aliens, von denen sie getrennt wurden, wird ihnen in diesem Prozess helfen. Mit Zeit und guter interner Kommunikation sowie Geduld seitens des Therapeuten und des Überlebenden können militärische Aliens zu einem der besten Aktivposten und Verbündeten werden, um von Sekten verschont zu bleiben.

KAPITEL ACHT

Programme der CIA, der Regierungen und Stipendien

E inige Systeme verfügen über eine interne Programmierung der CIA. Einige der in den vorherigen Kapiteln erwähnten Methoden, wie die Gehirnwellenprogrammierung und die Farbcodierung, wurden in den 1950er und 1960er Jahren zum Teil mit finanzieller Unterstützung der CIA entwickelt. Offiziere des militärischen Nachrichtendienstes, die in Langley, Virginia, arbeiteten, nutzten diese Regierungsgelder, um an menschlichen Probanden zu forschen. Was sie dabei lernten, gaben sie an Ausbilder in den USA und Europa weiter.

Die CIA-Programmierung kann Aliens in einem System umfassen, die in verschiedenen Techniken geschult sind, um ein Ziel zu finden und es unerkannt zu untersuchen. Das Endergebnis der Markierung des Opfers kann eine sexuelle Beziehung mit dem Ziel sein oder Personen innerhalb des Systems, die darauf trainiert wurden, ein Ziel zu ermorden.

Dabei handelt es sich um komplexe Programmiersequenzen, die nach jahrelangem Training mit periodischen Verstärkungen eingeführt werden. Aliens können darauf trainiert werden, ihre Umgebung hyperbewusst wahrzunehmen und in der Lage zu sein, geflüsterte Gespräche zu hören. Interne Aufnahmegeräte werden darauf trainiert, diese Gespräche sowie andere Informationen herunterzuladen. Der Schwerpunkt liegt auf dem fotografischen Abruf, da die Person hypnotisiert oder in einen Deltazustand versetzt wird, um Informationen an den Ausbilder oder den CIA-Agenten „herunterzuladen".

Der von der CIA programmierte Überlebende hat eine gründliche Ausbildung darin erhalten, wie man einen „Sender loslässt" (jede Person, die ihm folgt, aufspürt und verlässt). Diese Ausbildung beginnt bereits in der frühen Kindheit und wird fortgesetzt, wenn das Kind älter wird. Die Kinder werden oft in einen Trainingsraum mit neutraler Farbe gebracht. Sie können unter Drogen gesetzt oder hypnotisiert werden, meist eine Kombination aus beidem.

Man wird ihnen Trainingsfilme über die Arbeitsweise eines CIA-Agenten zeigen. Man wird ihnen sagen, dass sie „besonders" sind, „auserwählt", „einer von tausend", der als einziger diese besondere Arbeit machen kann. Es wird ihnen gesagt, dass sie ein Geheimagent der CIA werden. Das kleine Kind, das keine Ahnung hat, was die CIA ist, konzentriert sich darauf, dass es ausgewählt wurde, weil es etwas Besonderes ist, weil es gebraucht wird und weil es bestrebt sein wird, zu gefallen. Das Kind wird zu einem Abendessen oder zu einer Theateraufführung mitgenommen, die der Ausbilder organisiert. Auf der „Party" wird eine Gruppe von zehn bis sechzehn Personen anwesend sein. Anschließend wird das Kind vom Ausbilder ausführlich befragt. Wer saß wo? Welche Kleidung wurde getragen? Welche Augenfarbe hatten die Personen? Welche Farbe hatten ihre Augen? Wie sahen ihre Haare aus? Wer hat die Rede gehalten? Was haben sie gesagt? Das Kind wird gelobt, wenn es richtig antwortet, aber bestraft und schockiert, wenn es sich nicht an Details erinnern kann. Dadurch soll das natürliche fotografische Gedächtnis gestärkt und dem Kind geholfen werden, Details zu registrieren. Bei den nächsten Malen werden sich die Fähigkeiten des Kindes verbessern, da es die Bestrafung vermeiden will.

In der nächsten Stufe des Unterrichts wird das Kind gebeten, zu beobachten und zu verstehen: Wer ist die wichtigste Person im Raum? Was ist der Grund dafür? Man bringt ihm Körperbewegungen und Manieren bei, die nonverbale Hinweise geben. Das Kind kann lernen, sich wichtigen Erwachsenen oder einem bestimmten Ziel zu nähern - zunächst in einem Rollenspiel und später im wirklichen Leben - und mit ihnen ein harmloses Gespräch zu führen, während es nach Informationen sucht, die zu beschaffen ihm aufgetragen wurde. Man kann ihnen beibringen, auf harmlose Weise attraktiv zu sein, und sie werden entsprechend gekleidet. Oft wird ihnen beigebracht, wie sie die Zielperson dazu bringen können, mit ihnen Sex zu haben.

Ein älterer Jugendlicher oder ein Erwachsener wird nicht nur lernen, ein Ziel ins Bett zu locken, sondern auch, es zu töten, wenn es sich um ein Mordziel handelt, während es schläft oder sich nach dem Sex entspannt. Ihnen wird beigebracht, die Sachen des Opfers nach allen Informationen zu durchsuchen, die der Ausbilder oder Sektenführer benötigt. Häufig wird das Sektenmitglied, bevor es mit einem Mord beauftragt wird, darüber indoktriniert, warum das Töten des Opfers ein Dienst an der Menschheit ist. Er wird belogen, indem man ihm sagt, dass er ein pornografisches Netzwerk leitet, pädophil ist oder ein brutaler Bösewicht ist. Dies wird den natürlichen Zorn des Mörders auf die Person wecken und ihn motivieren, während es ihm hilft, seine natürliche moralische Abneigung und seine Schuldgefühle, einen Menschen zu töten, zu überwinden.

Sie werden lernen, sich zu verkleiden, indem sie ihre Kleidung, ihr Geschlecht (indem sie sich als das andere Geschlecht ausgeben), ihr Make-up und ihre Kontaktlinsen wechseln und sich so sicher aus der Situation befreien können. Sie werden lernen, die Verhörtechniken durch intensives Training und Hypnose zu überwinden, falls sie doch erwischt werden. Sie werden lernen, sich in den meisten Fällen mit einer Pille oder einem Dolch selbst zu töten, falls sie festgenommen werden.

Vorschläge

Die Programmierung der CIA beinhaltet den Einsatz ausgeklügelter Technologie, um ihre Effizienz zu steigern, und kann schwer zu durchbrechen sein. Sie kann beinhalten, dass die Person in Isolationstanks traumatisiert wird (was auch mit der Gehirnwellenprogrammierung gemacht wird). Dabei kann es sich um sensorische Deprivation, sensorische Überlastung, Isolation und Schlafentzug handeln. Es kann sich um das stundenlange Anhören von sich wiederholenden Kassetten über Kopfhörer handeln. Der Betroffene wird schockiert oder hart bestraft, wenn er versucht, die Kopfhörer abzunehmen. Er wird hypnotisiert, gefoltert, verschiedenen Drogenkombinationen ausgesetzt und harmonischen Tönen ausgesetzt, die oft in ein Ohr oder in das andere Ohr gelangen. Sie werden blinkenden Stroboskoplichtern ausgesetzt, die epileptische Anfälle auslösen können, und die Alternativen werden so programmiert, dass sie epileptische Anfälle auslösen, wenn die Person versucht, die Programmierung zu durchbrechen. Man wird ihnen Hochgeschwindigkeitsfilme mit unterschiedlichen Spuren zeigen, eine für das linke und eine für das rechte Auge, um die Spaltung des Gehirns oder das dichotome Denken zu verstärken.

Der Überlebende und der Therapeut müssen langsam daran arbeiten, die Auswirkungen des Traumas rückgängig zu machen. Die Person muss langsam und vorsichtig die Art und Weise akzeptieren, wie die Programmierung durchgeführt wurde. Sie muss vielleicht ihre eigenen Zugangscodes lernen (das Gleiche gilt für Gehirnwellen und andere ausgeklügelte Programmiertechniken). Sie werden mit den

Alters und den traumatisierten Fragmenten im Inneren kommunizieren und sie wissen lassen müssen, dass sie benutzt wurden. Sie werden den jungen Alters helfen müssen, die zur Schaffung des Systems geteilt wurden und oftmals die schlimmsten Traumata erlitten haben. Die Trauer um den Missbrauch, die Traumata, die methodischen Berechnungen und die wissenschaftlichen Methoden, die zur Umsetzung dieser Programmierung verwendet wurden, wird Zeit brauchen. Es wird wichtig sein, die Gefühle, einschließlich der Wut, auf sichere Weise zu entladen. Der Überlebende kann Angst vor starken Gefühlen haben und wird sich besonders vor Wut und Zorn fürchten, da er diese Gefühle mit der Notwendigkeit in Verbindung bringen wird, andere Menschen zu töten, zu verletzen oder zu ermorden. Es ist wichtig, die Gefühle langsam und vorsichtig zum Ausdruck kommen zu lassen, wobei man sich bewusst sein muss, dass wahrscheinlich Gefühle für Mord und Selbstmord aufkommen werden.

Wenn die Fähigkeit, die Tat zu kontrollieren, ein Problem darstellt, muss der Klient möglicherweise in eine sichere Einrichtung eingewiesen werden, die Programme zur Gedankenkontrolle und zur Anbetung beinhaltet. Er wird befürchten, als „psychotisch" abgestempelt zu werden, weil die Programmierer ihm gesagt haben, dass er so genannt und für immer eingesperrt wird. Das SCHLECHTESTE, was ein Therapeut oder ein Krankenhaus in einer solchen Situation tun kann, ist, mit diesen Ängsten zu spielen oder die Person als psychotisch abzustempeln. Es ist wichtig, die Person mithilfe von Ankerübungen ständig in der Realität zu verankern, Gefühle der Wut und des Verrats langsam und vorsichtig abzubauen, die Vorstellung, dass die Person sich erinnern und nicht psychotisch werden oder sterben kann, immer wieder zu verstärken, an sie zu glauben und sie wertzuschätzen. Der Überlebende kann sich zeitweise instabil verhalten, aber das ist keine Psychose, sondern eine natürliche Reaktion auf ein extremes Trauma. Der Überlebende muss sich dessen bewusst sein und wissen, dass er die Auswirkungen mit der Zeit und einer guten Therapie überwinden kann. Er wird Hoffnung und ein gutes Unterstützungssystem brauchen.

Regierungsprogrammierung

Regierungsprogramme setzen voraus, dass die Person für Führungs- oder Verwaltungspositionen in der Regierung ausgebildet wird. Sie kann darauf trainiert werden, in Netzwerken mit anderen Mitgliedern lokaler, nationaler und internationaler Regierungen zu arbeiten. Das erklärte Ziel der Illuminaten ist es, alle wichtigen Regierungen der Welt zu infiltrieren und letztlich ihren Sturz herbeizuführen. Regierungsagenten lernen, wie sie dies tun können, indem sie lokale politische Parteien infiltrieren, bei lokalen und nationalen Wahlen kandidieren, für die wichtigsten Führungspersönlichkeiten arbeiten, als Verwalter, Finanzberater, Regierungsrennen finanzieren und die Person unterstützen, die den Illuminaten sympathisch ist, oder ihre Person platzieren, damit sie gewinnt, und durch Agenten, die in Zwietracht geschult sind, politisches Chaos und Unruhen verursachen. Personen, die für Regierungsprogramme ausgewählt werden, sind in der Regel sehr intelligent und verfügen über einen natürlichen Charme oder Charisma. Sie sind außerdem geschickte Manipulatoren. Diese Fähigkeiten können durch Programmierung verstärkt werden, indem die Person ermutigt wird, einen „Charakter" zu projizieren, der die Menschen zu ihr hinzieht.

Auch das Finanzwesen wird ihnen extensiv vermittelt. Diese Programmierung erfolgt, indem die Person, ob Kind, Jugendlicher oder Erwachsener, hypnotisiert wird (sie wird bei geeigneten Kandidaten in der Regel im späten Kindesalter eingeleitet) und mithilfe von Drogen eine tiefe Trance herbeigeführt wird. Die Person wird schockiert und dann über das Programm des Ausbilders und der Sekte in Bezug auf sie informiert. Ihr wird gesagt, dass sie für die Illuminaten etwas ganz Besonderes ist und dass sie zu den Menschen gehören wird, die dazu beitragen werden, die Weltgeschichte zu verändern. Man sagt ihr, dass sie mit Reichtum, Beliebtheit und Macht belohnt wird, weil sie die Agenda der Sekte verwirklicht hat. Man sagt und zeigt ihnen, welche Strafe ihnen bei Ungehorsam droht. Man zeigt ihnen Schulungsfilme über die Regierung, ihre Funktionsweise, nationale und internationale Angelegenheiten. Sie treffen spezielle Lehrer, die sie in der internen politischen Funktionsweise der Gruppe, die sie infiltrieren wollen, ausbilden, einschließlich der Machtstruktur und der Stärken und Schwächen der Schlüsselakteure.

Sie werden alle Sprachen lernen, die für die Stelle erforderlich sind. Sie werden an die Universität gehen oder die Ausbildung und Bildung erhalten, die sie benötigen, um glaubwürdig zu sein. Sie werden ggf. spezielle Stipendien erhalten, um diese Ausbildung zu finanzieren.

Sie haben die Möglichkeit, ihre Fähigkeiten in Bezug auf Infiltration, Informationsbeschaffung, Manipulation von Personen und Politik in einer Inszenierung und später in realen Situationen anzuwenden. Wenn sie lernen müssen, die Medien zu kontrollieren, lernen sie die Methoden, um dies zu erreichen. Während ihrer gesamten

Laufbahn erhalten sie wichtige Unterstützung und Anleitung.

Vorschläge

Die Regierungsprogrammierung ist recht komplex, da sie mit den natürlichen Fähigkeiten der Person zusammenhängt. Den Betroffenen kann es schwer fallen, sich von der Rolle, die sie spielen, zu lösen, und sie fühlen sich oft nur dann akzeptabel, wenn sie ihre Arbeit tun. Es kann ihnen schwer fallen zu glauben, dass ihre Karriere, ihre Freundschaften, ihre Ehe und ihre Kontakte fast ihr ganzes Leben lang heimlich von der Sekte gesteuert wurden. Diese Personen können sich beleidigt, verraten oder wütend fühlen, wenn sie dies bemerken. Es wird ihnen auch schwer fallen, die manipulativen Techniken, die ihnen so natürlich einfallen, nicht sowohl an ihrem Therapeuten als auch an sich selbst anzuwenden, um den Schmerz zu lindern, den die Wahrheit verursachen kann. Die Person und die Aliens, die diese Art von Programmierung durchlaufen haben, haben viel zu verlieren, wenn sie ihre Rolle und ihren Charakter aufgeben, und müssen die Kosten des Ausstiegs einkalkulieren und erkennen, wie schwierig dies ist. Sie werden um die Tatsache trauern müssen, dass sie benutzt wurden und um die falsche Interpretation der Realität, an die sie ihr ganzes Leben lang geglaubt haben. Anderen Teilen der Person zuzuhören und die Realität des Sektenmissbrauchs anzuerkennen, werden wichtige Schritte auf dem Weg zur Befreiung sein. Der Erfolg einer neuen Karriere im täglichen Leben der Person wird ebenfalls dazu beitragen, das zerbrochene Selbstbild wiederherzustellen.

Stipendium Ausbildung

Die Illuminaten verehren die Gelehrsamkeit, insbesondere die mündliche Überlieferung. Kinder mit einem guten Gedächtnis und einer nativen Intelligenz können eine spezielle Ausbildung im Bereich der Gelehrsamkeit absolvieren. Dazu wird auch das Lernen unter traumatischen Erlebnissen gehören, wobei man bei Erfolg gelobt wird. Es wird auch um Bestrafung oder Schocks bei schlechten Ergebnissen gehen. Die wichtigsten Bereiche der Gelehrsamkeit sind unter anderem folgende:

Mündliche Überlieferung: Geschichte der Illuminaten, insbesondere der besondere Zweig des Kindes, Auswendiglernen von Genealogien. Erlernen und Beherrschen mehrerer moderner und alter Sprachen, einschließlich, aber nicht beschränkt auf: Englisch,

Französisch, Deutsch, Russisch, Spanisch, Arabisch, Latein, Griechisch, Hebräisch, ägyptische Hieroglyphen, Altbabylonisch, Altchaldäisch und Keilschrift. Einige der verehrten alten Texte sind in sehr alten Sprachen verfasst, und einige Zeremonien können Rituale enthalten, in denen sie verwendet werden. Lernen Sie über alte und neue Geschichte und werden Sie geschickt darin, Rollenspiele und Inszenierungen zu planen. Lernen, anderen die oben genannten Fähigkeiten beizubringen. Von einem Kind, das zum Gelehrten wird, wird auch erwartet, dass es zu einem fähigen Lehrer wird und sein Wissen an andere weitergibt. Es wird das Unterrichten im Klassenzimmer und in Einzelsitzungen üben.

Vorschläge

An den Stipendienprogrammen sind Aliens beteiligt, die dem Kult intensiv treu ergeben sind, da sie glauben, mit einer langen, ununterbrochenen Linie von Menschen seit den Anfängen der Geschichte verbunden zu sein. Sie sind oft in die Philosophie des Kults eingetaucht, da sie viele esoterische Bände, die damit in Zusammenhang stehen, gelesen und auswendig gelernt haben. An ihre Logik, ihren Intellekt und ihre Offenheit zu appellieren und mit ihnen die Vor- und Nachteile eines Austritts aus der Sekte zu diskutieren, wird oft gut ankommen. Sie verachten offene Konflikte und ziehen es vor, Probleme auf intellektuelle Weise anzugehen. Sie sind geschickt im Debattieren und sehr gesprächig. Sie zu bitten, Bücher zu lesen, die sich mit der Befreiung aus der Sekte befassen, und sie zu bitten, den Berichten traumatisierter Anderer beizuwohnen und zuzuhören, egal ob sie sich in ihrem System oder innerhalb befinden, wird ihnen oft helfen, die Entscheidung zu treffen, ihre Loyalität zu ändern. Obwohl sie in falsche Ideologien und Doktrinen eingetaucht sind, sind sie oft bereit, intellektuelle Ehrlichkeit an den Tag zu legen. Sie lesen und debattieren beide Seiten einer Frage und gehören möglicherweise zu den ersten, die die Entscheidung treffen, die Sekte zu verlassen, sobald sie davon überzeugt sind, dass sie missbraucht wird.

KAPITEL NEUN

Programmieren im Zusammenhang mit Geschichten, Filmen, Cartoons oder Rollenspielen

In diesem Kapitel möchte ich auf eine besondere Art der Programmierung eingehen, die bei den Illuminaten universell verbreitet ist. Es handelt sich um eine Programmierung, die mit einer Geschichte, einem Film, einem Zeichentrickfilm oder einem Rollenspiel verbunden ist.

Seit unzähligen Jahrhunderten haben die Ausbilder und Führer der Illuminaten Rollenspiele eingesetzt, um Kinder zu stärken und zu programmieren, und auch heute noch ist dies eine der bevorzugten Unterrichtsmethoden. Ein typisches Rollenspiel beinhaltet einen „Besuch in der Zeit". Dem Kind wird, während es unter Drogen steht oder hypnotisiert ist, gesagt, dass es und die anderen Kinder, die es begleiten (in der Regel absolviert eine kleine Gruppe dieses Programm gemeinsam), durch die Zeit reisen werden. Der Trainer oder Lehrer wird von den Kindern als immens mächtig wahrgenommen, da er oder sie sie auf magische Weise in die Zeit zurückversetzt. Sie betreten einen anderen Raum, in dem Menschen in zeitgenössischen Kostümen aus der historischen Periode gekleidet sind, die der Lehrer den Kindern näher bringen möchte. Alles ist historisch korrekt und gut dokumentiert. Wenn die Kinder beispielsweise das antike Rom besuchen sollen, werden sie in einen Senatssaal geführt, in dem die Personen in Togas gekleidet sind. Sie sprechen in altem Latein miteinander und debattieren über Fragen. Caesar oder ein anderer König wird den Senat betreten. Die römischen Bräuche für ein Szenario wie dieses werden während des gesamten Rollenspiels eingehalten.

Eines der Ziele dieses Rollenspiels ist es, den Kindern einen Blick hinter die Kulissen der Geschichte zu ermöglichen. Das Programm der Illuminaten wird in den Vordergrund gerückt und die Kinder „sehen", dass berühmte Personen der Geschichte in Wirklichkeit Illuminaten waren. Dies wird ihre „Besonderheit" und die Historizität der Gruppe stärken. Es wird auch das Erlernen der Sprache stärken, da die Szenen im mittelalterlichen England oder am französischen Hof Ludwigs XIV. spielen können. Die Szenen werden auch eine Moral enthalten, die auf dem Programm aufbaut, das die Kinder absolviert haben. Vielleicht werden sie sehen, wie ein „Verräter" am französischen Hof „guillotiniert" wird. Oder ein unwürdiger Senator, der versucht, seinen König zu verraten, wird erstochen. Dem Kind kann eine Rolle im Stück zugewiesen werden, z. B. eine geheime Botschaft an den König oder die Königin zu überbringen, um die Programmierung der Kuriere zu verstärken. Das Kind glaubt wirklich, dass es in die Geschichte eingetreten ist und dass es Teil des Prozesses ist, in dem die Geschichte erschaffen wird.

Mit der Neuzeit wurde das Programmieren dank der aufkommenden Technologie immer ausgefeilter. Bevor es Fernsehen oder Filme gab, wurden Programme oft um berühmte Märchen oder Geschichten herum „gescriptet", die von einem Trainer vorgelesen wurden, während der zweite Trainer mit dem Kind arbeitete. Ein „Vorleser" muss eine gute Singstimme haben. Dem Kind wird die Geschichte vorgelesen, und unter Hypnose und Trauma wird ihm gesagt, dass es eine der Figuren in der Geschichte ist. Man erklärt ihm die „wahre" Bedeutung der Geschichte, ihren „verborgenen Sinn", und sagt ihm, dass es sich jedes Mal, wenn es die Geschichte hört, daran erinnern soll, was sie wirklich bedeutet.

Heutzutage werden Filme und Videos häufig in der Programmierung eingesetzt. Zu den bevorzugten Drehbüchern gehören folgende: Die Filme von Walt Disney (Disney war ein Illuminist), insbesondere Fantasia, Dornröschen, Die kleine Meerjungfrau, Cinderella, Die Schöne und das Biest. Der Zauberer von Oz, sowohl die Bücher als auch der Film wurde verwendet. Jeder Film, der illuministische Themen einbindet, kann verwendet werden. E.T. und Star Wars wurden in den letzten Jahren verwendet.

Wie die Programmierung von Skripten abläuft

Der Lehrer lässt das Kind den Film abspielen. Das Kind wird darüber informiert, dass es über den Film „befragt" wird, was es dazu anregt, die fotografische Erinnerung an das, was es sieht, zu nutzen. Der Lehrer kann dem Kind eine gekürzte Version des Films zeigen, in der nur Teile des Ganzen zu sehen sind, oder er kann dem Kind eine kurze Szene aus dem Film zeigen.

Nachdem das Kind den Film oder die Szene angeschaut hat, wird es zur Entspannung betäubt und dann gefragt, woran es sich erinnert. Das Kind wird schockiert sein, wenn es sich nicht an die Elemente erinnert, die der Trainer für wichtig hält, und es wird gezwungen, sich die Szenen wiederholt anzusehen.

Wenn sich das Kind genau an die Segmente erinnert, sagt ihm der Trainer, dass es sich um eine der Figuren handelt. Das Kind kann zunächst stark traumatisiert sein, und im Inneren wird eine jungfräuliche Persönlichkeit geschaffen, die zu der gewünschten Figur wird. Das erste, was die leere Schiefertafel sieht, ist eine Aufnahme des Films oder der Szene. Dies ist seine „erste Erinnerung". Der Lehrer verbindet die Szene dann mit der Ideologie der Illuminaten. Er wird dem Kind die „verborgene Bedeutung" des Films beibringen und es dafür loben, dass es einer der wenigen „Erleuchteten" ist, die verstehen, was der Film wirklich bedeutet. Die Programmierung des Drehbuchs ist oft mit anderen Programmierungen verbunden, die das Kind erfährt. Die militärische Programmierung kann mit Star Wars verbunden sein. Die Programmierung des totalen Rückrufs kann mit Data aus Star Trek verbunden sein. Die Computerprogrammierung kann mit Hal in 2001 Odysse im Weltraum in Verbindung gebracht werden; die Programmierung des inneren Labyrinths kann mit dem Film „Labyrinth" in Verbindung gebracht werden. Die Möglichkeiten sind sehr vielfältig und hängen sowohl vom Kind als auch vom Lehrer ab, in welche Richtung die Programmierung des Drehbuchs gehen soll. Die Musik der Sendung oder der Szene wird als Auslöser verwendet, um auf die innere Programmierung zuzugreifen oder diese Persönlichkeiten zum Vorschein zu bringen.

Vorschläge

Drehbuchprogrammierung beinhaltet oft eine große Menge an Traumata, um die gewünschten „leeren Schiefer"-Veränderungen zu erzeugen. Die Programmierung wird durch Wiederholungen, Elektroschocks, Folter, Drogen und Hypnose verankert. Aliens, die diese Programmierung durchlaufen haben, sind oft stark von der äußeren Realität entkoppelt und können glauben, dass sie Teil eines „Skripts" sind. Sie können Dorothy sein, die nach der Smaragdstadt sucht (oder nach der Vollendung der Herrschaft der Illuminaten auf der Erde). Sie können ein Computer oder die Figur Data sein. Die Orientierung an der Realität wird sehr wichtig sein. Erlauben Sie diesen Teilen, eine sichere äußere Realität zu erfahren und selbst zu prüfen, ob sie wirklich Teil eines Mannes oder einer Frau sind. In den Spiegel zu schauen kann hilfreich sein, wenn sie den Wunsch danach äußern. Die Anwesenheit von kognitiven Assistenten, die mit ihnen Erinnerungen aus dem Alltag teilen können, kann ihnen helfen, sich in der Realität zu verankern. Anfangs werden sie sehr überrascht oder sogar empört oder feindselig reagieren, wenn ihnen suggeriert wird, dass sie nicht die Figur sind. Sie werden denken, dass der Therapeut ein Ausbilder oder Teil des Drehbuchs ist, da dies die einzige Realität ist, die sie kennengelernt haben. Es wird notwendig sein, sie geduldig immer und immer wieder in die gegenwärtige Realität zurückzuführen, die Kommunikation mit anderen im Inneren zu verstärken und schließlich die intensive Menge an Täuschungen und Enttäuschungen, die sie erlebt haben, zu betrauern. Mit der Zeit und Geduld werden diese Teile bereit sein, ihre alten „Drehbuch"-Rollen aufzugeben und Teil der gegenwärtigen Realität der Person zu werden.

KAPITEL ZEHN

Die sechste Stufe der Disziplin: Verrat; Zwillinge, innere Mauern, Strukturen, Geometrie

In diesem Kapitel wird die sechste Stufe der Disziplin bei den Illuminaten behandelt:

Programmierung von Verrat

Die Programmierung auf Verrat wird in der frühen Kindheit beginnen, sich aber im Alter von sechs oder sieben Jahren formalisieren und sich im Erwachsenenalter fortsetzen. Der sechste Schritt kann wie folgt zusammengefasst werden: „ Verrat ist das höchste Gut „. Illuministen lehren dies ihren Kindern als ein sehr wichtiges spirituelles Prinzip. Sie idealisieren den Verrat als den wahren Zustand des Menschen. Der scharfsinnige Geist, der Anhänger, lernt dies schnell und lernt, ihn zu manipulieren.

Das Kind lernt dieses Prinzip durch aufeinanderfolgende Setzungen. Das Kind wird in Situationen gebracht, in denen ein Erwachsener, der nett ist und das Kind in einer Reihe von Inszenierungen „rettet", sein Vertrauen gewinnt. Das Kind betrachtet den Erwachsenen als „Retter", nachdem der Erwachsene mehrmals eingegriffen und das Kind beschützt hat. Nach Monaten oder sogar einem Jahr des Bindungsaufbaus wendet sich das Kind eines Tages an den Erwachsenen und bittet ihn um Hilfe. Der Erwachsene weicht zurück, verspottet das Kind und beginnt, es zu misshandeln. Dadurch wird die folgende Programmierung in Gang gesetzt: Erwachsene werden immer ein Kind und andere Erwachsene betrügen.

Eine andere Konfiguration wird Zwillinge beinhalten, die hier eine besondere Erwähnung verdienen. Die Illuminaten schaffen bei ihren Kindern oft Zwillingsbindungen. Am besten wären eineiige Zwillinge, aber das ist nicht immer möglich. Das Kind darf daher mit einem anderen Kind der Sekte spielen und sich ihm von klein auf annähern.

Irgendwann erfährt das Kind, dass das andere Kind in Wirklichkeit sein „Zwilling" ist und bei der Geburt getrennt wurde. Dem Kind wird gesagt, dass dies ein großes Geheimnis ist und dass es niemandem davon erzählen darf, da es sonst bestraft wird. Das Kind, das oft allein und isoliert ist, ist außer sich vor Freude. Es hat einen Zwilling, jemanden, der aufgrund seiner Geburt eine besondere Verbindung zu ihm hat.

Die Kinder machen alles zusammen. Sie gehen gemeinsam zur Schule und absolvieren gemeinsam die Militärausbildung. Sie erzählen sich Geheimnisse. Auch tagsüber sind sie oft Freunde. Sie werden dazu erzogen, aneinander vorbeizugehen, wie es echte Geschwister tun würden.

Irgendwann werden sie jedoch gezwungen sein, sich gegenseitig zu verletzen. Wenn einer der „Zwillinge" als entbehrlich angesehen wird, wird das ultimative Szenario darin bestehen, dass einer der Zwillinge gezwungen wird, vor den Augen des anderen zu sterben. Einer der Zwillinge kann Geheimnisse des anderen Zwillings sammeln, gezwungen werden, sie einem Trainer oder Sektenführer zu verraten, und dann gezwungen werden, den anderen Zwilling zu töten. Ein Zwilling kann gezwungen werden, den anderen Zwilling zu schlagen oder zu verletzen. Wenn er sich weigert, wird der andere Zwilling vom Trainer brutal misshandelt und dem Zwilling, der sich geweigert hat, wird mitgeteilt, dass das Kind wegen seiner Weigerung verletzt wurde. In vielen Fällen wird einer der Zwillinge gezwungen, den anderen zu verraten und sich nach intensiver Programmierung gegen ihn zu wenden. Dieser Verrat wird beide Kinder verwüsten und sie werden die wahre Lektion lernen: Traue niemandem. Verraten oder verraten werden.

Die Kinder werden auch erwachsene Vorbilder in jeder Hand haben, denn die Sekte ist eine sehr politische Gesellschaft, die hierarchisch aufgebaut ist und sich gegenseitig in den Rücken fällt. Die Erwachsenen betrügen sich ständig gegenseitig und steigen übereinander hinweg, um in der Rangordnung aufzusteigen. Die Kinder erleben, wie ein Erwachsener gelobt und befördert wird, weil er die anderen unter ihm verraten oder zum Scheitern gebracht hat. Kinder lernen schnell, die Erwachsenen um sie herum nachzuahmen, und sowohl Erwachsene als auch Kinder können ziemlich zynisch werden, was die menschliche Natur angeht. Sie werden sie von ihrer schlimmsten Seite gesehen haben, sei es bei den Trainingseinheiten, der Brutalität eines Kommandanten in der Armee oder dem Klatsch und den Dolchstößen in den Rücken, die vor und nach den Ritualen stattfinden. Sie verinnerlichen die Botschaft auch intern: mitspielen oder überrollt werden. Selbst kleine Kinder lernen schon früh, andere zu manipulieren, während Erwachsene darüber lachen, wie schnell sie die Manieren der Erwachsenen erlernen. Die Manipulation von Menschen wird in der Sekte als Kunst angesehen, und diejenigen, die sie am besten beherrschen, setzen sich wie in jeder anderen Gruppe auch oft durch.

Vorschläge

Das Verratsprogramm kann das Vertrauen des Überlebenden gegenüber Außenstehenden völlig zerstört haben. Der Therapeut wird viel, viel Zeit brauchen, um das Vertrauen des Überlebenden zu gewinnen. Es handelt sich um Menschen, denen immer wieder beigebracht wurde, dass das Sprechen, das Teilen von Geheimnissen, streng bestraft würde. Die Kleinen im Inneren werden anfangs sehr vorsichtig sein und nicht glauben, dass der Therapeut nicht nur ein weiterer Ausbilder ist, der eines Tages „Aha!" rufen und sie verraten wird, wenn sie anfangen, Vertrauen zu fassen. Dieses Vertrauen braucht Zeit und Geduld und muss im Laufe der Sitzungen gewonnen werden, in denen der Therapeut zeigt, dass er vertrauenswürdig ist und keinen Missbrauch begeht. Die Überlebenden werden die Therapeuten immer wieder testen, um zu sehen, ob sie wirklich das sind, was sie vorgeben zu sein. Dies ist ein normaler Schritt im therapeutischen Prozess. Überlebende können sogar versuchen, sich von der Therapie oder externer Unterstützung abzuwenden, da echte, wohlwollende Unterstützung sie „aus der Bahn werfen" würde, d. h. sie würde unglaublich mit ihrer Weltanschauung und den Erfahrungen, die sie vor dem Verlassen der Sekte gemacht haben, in Konflikt geraten.

Der Überlebende und der Therapeut müssen verstehen, dass ein gewisses Misstrauen gesund ist, auf dem basiert, was der Überlebende erlebt hat, und dass es ihm das Leben retten kann, indem es ihm hilft, sich vor dem Zugriff von außen zu schützen. Ehren Sie dieses Bedürfnis und seien Sie geduldig, während der Überlebende wieder und wieder testet. Der Überlebende kann versuchen, die inneren Aliens, die so verraten wurden, dass sie berechtigterweise paranoid geworden sind, zur Vernunft zu bringen. Er kann sie bitten, zu beobachten und zu sehen, wie der Therapeut und/oder die Vertrauensperson aussehen. Sich Zeit zu nehmen und sie zu untersuchen. Sich bewusst zu sein, dass das, was sie erlebt haben, normale Gefühle der Vorsicht verstärken kann. Wenn man diesen Menschen hilft, sich an der äußeren Realität zu orientieren, insbesondere an positiven Erfahrungen, bei denen sie ein wenig vertrauen und nicht verletzt werden, kann man bei der Lösung dieses Problems große Fortschritte machen. Der Überlebende kann Verwirrung und einen inneren Konflikt empfinden, wenn er eine Welt erlebt, in der Vertrauen möglich ist. Er kann sich zurückziehen oder umgekehrt sehr abhängig vom Therapeuten werden und seine Erfahrungen zu schnell mitteilen, weil er einen Wunsch nach gefahrloser Intimität hat, der nie erfüllt wurde. Das Setzen von gesunden Grenzen bei gleichzeitiger Anerkennung der Bedürfnisse hilft dem Überlebenden, diese Phase zu überstehen.

Eine andere Art der Programmierung beinhaltet die bewusste Schaffung von internen Strukturen innerhalb des Sektenmitglieds.

Innere Strukturen: Tempel, Augen, Spiegel, Karussells usw.

Die Ausbilder der Illuminaten werden versuchen, innere Strukturen in den Persönlichkeitssystemen der Person zu schaffen. Was ist der Grund dafür? Sie glauben, dass dies eine größere Stabilität schafft. Es gibt auch den Altern und Fragmenten einen Ort, an dem sie sich im Inneren festhalten können, und schafft eine bequeme Möglichkeit, sie abzurufen. Wenn ein Fragment beispielsweise innerhalb einer inneren Schraube indiziert ist, weiß der Trainer, wie er sie leichter lokalisieren kann.

Die internen Strukturen sind je nach Lehrer, Gruppe, Region in den USA oder Europa und den Zielen des Einzelnen sehr unterschiedlich. Zu den gemeinsamen internen Strukturen gehören unter anderem folgende Elemente

> ➢ **Tempel:** Sie sind oft den Hauptgottheiten der Illuminaten gewidmet und die spirituellen Altäre versammeln sich dort. Dabei kann es sich um reale, freimaurerische oder private Tempel handeln, die die Person besucht haben könnte.

> ➢ **Der Tempel des Moloch** wird aus schwarzem Stein mit einem brennenden Feuer im Inneren erschaffen.

> ➢ **Allsehendes Auge des Horus:** Eine der häufigsten Strukturen in einem Illuminati-System; universell. Horus ist eine Gottheit, die von den Illuminaten verehrt wird, und das allsehende Auge repräsentiert innerlich die Tatsache, dass die Sekte immer sehen kann, was der Einzelne tut. Es repräsentiert auch die Tatsache, dass es Horus in einer großen Zeremonie gegeben wurde. Das Auge kann geschlossen oder geöffnet sein, je nachdem, wie der Zustand des Systems zu diesem Zeitpunkt ist. Dieses Auge wird auch mit der dämonischen Überwachung der Aktivitäten der Person zu jeder Zeit verbunden sein.

> ➢ **Pyramiden:** Die Illuminaten verehren die altägyptische Symbologie, insbesondere die „Mysterienreligion" und die Lehren des Tempels von Set. Pyramiden werden im Inneren aufgestellt, sowohl aus Gründen der Stabilität (ein Dreieck und/oder eine Pyramide stehen für Stärke und Stabilität) als auch

als Ort der Berufung für Dämonen. Pyramiden und Dreiecke sowie die Zahl drei stehen in der illuministischen Philosophie für die Anrufung von Dämonen.

➢ **Sonne:** steht für Ra, den Gott der Sonne

➢ **Geometrische Figuren: Anordnungen** von Kreisen, Dreiecken, Fünfecken usw. Geometrische Muster werden als heilig angesehen und beruhen auf einer alten Philosophie. Es kann Hunderte von ihnen geben, die sich in einem Übungsraster für komplexe Systeme überlappen, die in jedem von ihnen Fragmente beherbergen werden.

➢ Trainingsraster: Sie können einfach sein, z. B. Würfel mit Mustern, Reihen von Schachteln, oder komplexer, z. B. Helix, Doppelhelix, Endlosschleifen. Jeder Trainer hat Favoriten, die als einfach, mittel und komplex eingestuft werden, je nach Kind und seiner Fähigkeit, sich zu erinnern und zu speichern.

➢ **Säulen:** Griechische dorische Säulen, ionische Säulen. Sie werden oft als Teil von „Zeitreise"-Programmen verwendet, bei denen ein Portal zwischen zwei Säulen liegt.

➢ **Computer:** komplexe, hochgradig dissoziierte Systeme mit Altären und Fragmenten, die in einem Computersystem aufbewahrt werden.

➢ **Roboter:** Sie können auch in älteren Systemen vorhanden sein.

➢ **Kristalle:** Edelsteine, Kugeln, mit vielen Facetten. Werden in spirituellen Systemen verwendet, um okkulte Kräfte zu verstärken. Altare und Fragmente können sich auf den Facetten einer großen Kugel sammeln.

➢ **Spiegel: Werden** intern verwendet, um andere Programmiersequenzen zu verstärken, interne Zwillinge zu bilden und die Programmierung der Realität zu verzerren. Können Schattensysteme von funktionierenden Systemen erschaffen. Können auch dämonische Programmierung erfassen.

➢ **Karussells: Werden** in einigen Programmiersequenzen verwendet, um die Alters im Inneren zu verwirren. Steht oft im Zusammenhang mit der Rotation, der Programmierung von Verwirrung im Inneren. Kann verwendet werden, um interne Alters zu bestrafen; sie werden auf das Karussell gedreht, wenn sie es sagen.

➤ **Kartenspiel:** Es kann sich um Karten aus einem Kartenspiel handeln oder um komplexe Konfigurationen, die aus Hunderten von Karten im Inneren bestehen. Die Programmierung von Dominosteinen ist ähnlich. Alle Dominosteine berühren sich und wenn eine Person versucht, die Programmierung aufzuheben, fällt das Spiel um.

➤ **Black Boxes:** Stellen Selbstzerstörungs- und Berstungsprogramme dar, die zum Schutz des Systems in einer Black Box versiegelt sind. Sie sollte nicht ohne sorgfältige Vorbereitung und gute Therapie geöffnet werden.

➤ **Minen, Fallen:** siehe oben

➤ **Spinnennetze:** Sie stehen für die gebundene Programmierung mit einer Spinne (interner Programmierer), die das Netz ständig weiterspinnt und die interne Programmierung und Bestrafung verstärkt. Das Netz kommuniziert auch mit anderen Systemen. Es kann auch interne dämonische Verbindungen darstellen, die im Inneren gewebt werden.

➤ **Interne Trainingsräume: Werden** als Strafe für interne Alerts verwendet. Stehen für die externen Trainingsräume, die die Person aufgesucht hat.

➤ **Innere Wände:** Sie stellen oft sehr große innere Amnesiebarrieren dar. Die Wände können sehr dick, undurchlässig oder halbdurchlässig sein. Eine typische Verwendung einer Wand wird darin bestehen, hohe Amnesiegrade zwischen den amnestischen „Front"- oder Alltagsaltern und den aktiven „Back"- oder Sektenaltern, die mehr Informationen über die Lebensgeschichte der Person enthalten, aufrechtzuerhalten. Der Back-Alter kann vielleicht selektiv über die Mauer hinweg sehen und sie durchbrechen, aber der Front-Alter wird völlig ignorieren, dass es eine Mauer gibt oder was sich dahinter befindet.

➤ **Siegel:** Meist in Gruppen von sechs oder sieben; sie stehen für die dämonische Versiegelung und können die Endzeit, den Zusammenbruch von Programmen sowie die Rolle innerhalb der Sekte in der neuen Hierarchie abdecken.

Dies sind nur einige der gängigen Programmierstrukturen. Auch hier gibt es sehr viele andere Arten von internen Strukturen, deren Anzahl und Art nur durch die kreativen Fähigkeiten des Trainers und des Überlebenden begrenzt werden.

Die Art und Weise, wie diese Strukturen in der Person platziert werden, ist recht ähnlich. Unter dem Einfluss von Drogen, Hypnose oder Elektroschocks wird die Person traumatisiert und in einen tiefen Trancezustand versetzt. In diesem tiefen Trancezustand wird die Person gebeten, die Augen zu öffnen und Folgendes zu betrachten: entweder ein projiziertes Bild des Bauwerks, ein 3D-Modell des Bauwerks oder ein holografisches Bild mithilfe eines Virtual-Reality-Helms. Das Bild wird näher herangeholt, indem Schocks verwendet werden und das Bild näher an das Gesichtsfeld der Person herangeführt wird. Es kann gedreht werden, wenn Grafiken verfügbar sind, oder es wird ein 3D-Bild verwendet. Man kann der Person sagen, dass sie in das Innere geht, wenn es sich um einen Tempel oder eine Pyramide handelt, unter tiefer Hypnose, dass sie (der programmierte Alter) nun im Inneren" der Struktur, des Kastens, der Karte usw. leben" wird. Dies wird auch dazu dienen, die Programmierung von Amnesie und Isolation im Inneren zu verstärken, da die Struktur dazu verwendet wird, die Mauern zwischen dem Alter/Fragment und anderen Altern und Fragmenten im Inneren zu verstärken.

Vorschläge

Wenn der Überlebende Strukturen im Inneren vorfindet, ist es zunächst hilfreich, wenn er versucht zu verstehen, WARUM sie da sind. Wozu dienen sie? Zur Verstärkung der Amnesie? Für die Isolation? Zur spirituellen Programmierung? Zur Bestrafung? Um gefährliche Programmiersequenzen zu enthalten? Diese Frage ist wichtig, da einige Strukturen wie interne Mauern oder Barrieren nicht nur von der Sekte geschaffen, sondern auch vom Überlebenden als interner Schutz verstärkt worden sein könnten. Der Überlebende möchte die inneren Strukturen vielleicht nicht zu schnell abbauen, ohne zu wissen, welchen Zweck sie erfüllen und was sie enthalten. Sowohl der Überlebende als auch der Therapeut müssen langsam vorgehen. Der erste Schritt wird darin bestehen, zu erfahren, wie die Strukturen entstanden sind und welche Alter mit ihnen verbunden sind. Eine lange, langsame und sorgfältige Vorbereitung mit großer Kooperation des Systems wird notwendig sein, um bestimmte Strukturen zu untersuchen. Dies kann erst nach Jahren intensiver Therapie geschehen. Jeder Überlebende wird in seinem eigenen Tempo Fortschritte machen. Wenn eine Mauer vorhanden ist, kann es ein erster Schritt zur Heilung sein, sie langsam, einen Stein nach dem anderen, abzureißen oder einen Teil davon halbdurchlässig werden zu lassen. Die Geräte in den Schulungsräumen können ausgeschaltet und abgebaut werden; der Raum kann in einen

Sicherheitsraum umgewandelt, umdekoriert und mit Spielzeug und sicheren Gegenständen neu eingerichtet werden. Computer können langsam anfangen zu erkennen, dass sie menschlich sind, und ihnen kann nach und nach erlaubt werden, menschliche Eigenschaften anzunehmen.

Überlebende können ihre Kreativität nutzen, um mit Unterstützung ihrer Therapeuten ihre Person wieder anzueignen und das Geschehene ungeschehen zu machen.

KAPITEL EINZELN

Die Suizidplanung

Ich habe mich entschlossen, ein ganzes Kapitel über die Selbstmordprogrammierung zu schreiben, da dies oft die gefährlichste Programmierung ist, mit der ein Überlebender während seines Heilungsprozesses konfrontiert wird. ALLE ÜBERLEBENDEN ILLUMINATEN WERDEN EINE SELBSTMÖRDERISCHE PROGRAMMIERUNG HABEN, DIE IHR SYSTEM SCHÜTZT. Ich habe diesen Punkt hervorgehoben, um auf die Notwendigkeit einer guten Therapie und eines starken Unterstützungssystems für den Überlebenden hinzuweisen.

Die Illuminaten wissen und erkennen, dass die Mitglieder ihrer Gruppe mit der Zeit anfangen können, ihr Tun in Frage zu stellen. Sie können auch von ihrer Rolle desillusioniert werden. Vielleicht wollen sie sogar die Gruppe verlassen oder versuchen, ihre eigene Programmierung zu demontieren.

Die Ausbilder sind sich dieser Möglichkeit sehr wohl bewusst und programmieren, um sie zu vermeiden, stets Suizidalität. Suizidalität oder Suizidprogrammierung kann ein oder mehrere Systeme intern umgeben. Sie kann mehr als ein System überlagern.

Von frühester Kindheit an wurden die Überlebenden darauf konditioniert zu glauben, dass sie lieber sterben würden, als ihre „Familie" (die Illuminatengruppe) zu verlassen. Dies ist der Kern oder die Basis der Selbstmordprogrammierung. Es wird eng mit der Loyalität gegenüber der Familie und der Gruppe verbunden sein (denken Sie daran, dass es sich um eine Generationengruppe handelt und dass das Verlassen der Gruppe bedeuten kann, den Kontakt zu Eltern, Ehepartnern, Geschwistern, Tanten, Onkeln, Cousins und Kindern sowie zu engen Freunden aufzugeben). Diese Personen werden alle versuchen, den Überlebenden zu kontaktieren und ihn wieder in die Sekte zu ziehen, indem sie ihn fragen „Liebst du uns nicht mehr?" oder sogar anklagend und feindselig werden, wenn der Überlebende nicht so antwortet, wie sie es wollen. Dem Überlebenden wird gesagt, dass er

„verrückt" ist. Oder dass er wahnhaft ist. Dass seine Familie ihn liebt und niemals einer Sekte angehören würde. Die Familienmitglieder werden alle amnestisch bleiben, es sei denn, etwas löst ihre eigenen Erinnerungen aus.

Eine der häufigsten innen platzierten Suizidprogrammierungssequenzen ist die „Komm zurück oder stirb"-Programmierung. Ein Familienmitglied kann sie aktivieren, indem es dem Überlebenden sagt, dass er ihn vermisst und dass seine Familie ihn sehen will. Wenn der Überlebende nicht zurückkehrt, wird die Programmierung aktiviert. Es kann nur durch ein Codewort des Ausbilders der Person oder der Kontaktperson der Sekte deaktiviert werden. So wird sichergestellt, dass er wieder Kontakt aufnimmt. Wenn der Überlebende versucht, diese Programmierung zu durchbrechen, braucht er sowohl interne als auch externe Hilfe.

Möglicherweise ist ein Krankenhausaufenthalt in einer sicheren Einrichtung erforderlich, die DID und Programmierung sowie Suizidalität versteht, denn die inneren Aliens werden anfangen zu kämpfen, wenn die Person versucht, die Programmierung zu durchbrechen. Sie wurden darauf programmiert, Selbstmord zu begehen, innerlich gebrochen zu werden oder zumindest hart bestraft zu werden, und sie haben Angst vor den Auswirkungen, wenn sie sich weigern zu gehorchen. Der Überlebende muss diese inneren Aliens kennenlernen und ihnen versichern, dass sie ihre Arbeit nicht mehr machen müssen.

Die chronometrische Suizidprogrammierung ist eine andere Art von Programm, das in Innenräumen platziert wird. Sie erfordert keinen Kontakt mit Familienmitgliedern, um aktiviert zu werden. Vielmehr wird sie nach einer bestimmten Zeit OHNE Kontakt mit der Sekte automatisch aktiviert. Kontrollierende und/oder strafende Aliens werden so programmiert worden sein, dass sie Selbstmord begehen, wenn eine gewisse Zeit ohne Kontakt zum Former vergeht. Ihnen wird gesagt, dass sie dies nur verhindern können, wenn sie wieder Kontakt mit dem Ausbilder aufnehmen, der einen Befehlscode kennt, um das Programm zu beenden. Das Zeitintervall kann zwischen drei und neun Monaten betragen, wobei jedes System anders ist. Bei Erinnerungsprogrammen kann diese Art von Programm als Notlösung dienen, um sicherzustellen, dass es eingehalten wird.

Die Systemschichtprogrammierung ist eine besonders komplexe Form der Selbstmordprogrammierung, bei der mehrere Systeme (bis zu sechs auf einmal) so programmiert werden, dass sie gleichzeitig eine

Selbstmordprogrammierung auslösen. Bei dieser Art der Programmierung ist zur Sicherheit des Überlebenden immer ein Krankenhausaufenthalt erforderlich.

Die Programmierung von Ehre und Unehre ist in militärischen Systemen üblich. In diesem Fall wird dem Militär gesagt, dass ein „ehrenhafter und mutiger" Soldat eher Selbstmord begehen wird, als Geheimnisse zu verraten oder seine Einheit zu verlassen.

Das Programm „Nichts sagen" wird häufig durch ein Suizidprogramm verstärkt.

Das Programm zur Zugangsverweigerung, das den unbefugten Zugang nach außen und innen verhindert, wird häufig durch ein Selbstmord-/Homizidprogramm oder beides verstärkt.

Fast alle Selbstmordprogramme werden eingerichtet, um den fortgesetzten Gehorsam gegenüber dem Sektenprogramm zu gewährleisten, um eine regelmäßige Wiederaufnahme des Kontakts sicherzustellen oder um zu verhindern, dass der Einzelne oder eine außenstehende Person unberechtigt auf das System der Person zugreift (d. h. die korrekten Zugangscodes, auf deren Verwendung die Ausbilder zu Beginn jeder Sitzung achten). Er blockiert oft die Therapie, weil der Überlebende zu Recht Angst vor dem Tod hat, wenn er seine innere Welt oder seine Geschichte preisgibt.

Vorschläge

Zunächst müssen der Überlebende und der Therapeut feststellen, welche Suizidprogrammierung vorliegt (die Wahrscheinlichkeit, dass sie vorliegt, ist hoch; es ist nicht notwendig zu fragen, OB sie vorliegt). Die interne Kommunikation und die Entdeckung von Altern oder Fragmenten, die die Suizidprogrammierung enthalten, werden wichtig sein. Physische Sicherheit, sei es durch eine sichere externe Person oder im Krankenhaus, während der Arbeit an dem Selbstmordprogramm ist äußerst wichtig, da das Programm den Überlebenden zu selbstzerstörerischem Verhalten oder zur Rückkehr in die Sekte führen kann. Die Behandlung des Selbstmordprogramms setzt voraus, dass der Überlebende und der Therapeut ein gutes internes Kommunikationssystem aufgebaut haben. Dies ist äußerst wichtig, da der Überlebende die interne Kooperation benötigt, um die Suizidalität abzubauen.

Die inneren Aliens wissen zu lassen, dass sie nicht mehr gezwungen sind, ihre Arbeit zu tun, dass sie sich ändern können, kann hilfreich sein. Auch die Orientierung an der Realität, indem man sie wissen lässt, dass sie sterben werden, wenn sie den Körper töten, kann helfen (oft wurden diese Teile getäuscht, indem sie glaubten, dass sie nicht sterben werden, wenn sie ihre Arbeit tun. Sie müssen daher die Wahrheit hören). Es kann hilfreich sein, wenn Controller-Alters, hochrangige Alters, die Einfluss auf das System ausüben, sich bereit erklären, dem Therapeuten beim Abbau der Programmierung zu helfen. Man muss sich jedoch darüber im Klaren sein, dass bestimmte interne Selbstmordsequenzen eingerichtet werden, die selbst die Kontrolleure nicht abbauen können. Die Einrichtung eines Komitees für innere Sicherheit, dessen Hauptaufgabe darin besteht, für die Sicherheit des Körpers zu sorgen und Hilfe zu holen, wenn die Selbstmordprogrammierung beginnt, BEVOR es zur TAT kommt, wird ebenfalls eine große Hilfe sein.

In dem Maße, wie der Überlebende Vertrauen zu seinem Therapeuten aufbaut und erkennt, wie wertvoll das Leben ist und dass das Leben viel besser sein kann, als es jemals war, wird er eher bereit sein, die Hand auszustrecken und um Hilfe zu bitten, wenn er selbstmordgefährdet wird. Der Überlebende kann auch feststellen, dass er mit einer tiefen Verzweiflung konfrontiert ist. Diese Verzweiflung kann von der Sekte genutzt worden sein, um ein Selbstmordprogramm zu entwickeln, aber es handelt sich nicht um ein Programm im eigentlichen Sinne. Ein sehr junger, gespaltener Kern kann viel von den Gefühlen der Verzweiflung, der Hilflosigkeit, des Versagens und des Todeswunsches übernommen haben, die das Kind beim Aufwachsen in einer schrecklich missbräuchlichen Atmosphäre empfunden hat. Dabei handelt es sich nicht um eine Programmierung, sondern um echte Gefühle, und es wird wichtig sein, sie von der Programmierung zu unterscheiden. Wenn die grundlegende Verzweiflung auftritt, kann der Alter, der sie enthält, auch erklären, dass er darauf trainiert wurde, sich nicht umzubringen oder aufzugeben. Die Ausbilder werden dies tun, wenn die Verzweiflung den Betreffenden in einem frühen Alter zu überwältigen beginnt, um den Selbstmord des Kindes zu verhindern.

Die kognitiven Fähigkeiten des Überlebenden, die Menschen, die ihm helfen, die Menschen, die ihn ernähren, werden alle zusammenkommen müssen, um diesem Teil des Kerns bei der Heilung zu helfen. Es wird intensive und legitime Trauer und Angst um den immensen Schmerz geben, den das kleine Kind erlitten hat. Verzweiflung wird sich äußern. Es kann hilfreich sein, wenn die Aliens mit glücklicheren Erinnerungen versuchen, ihre Erinnerungen mit diesem sehr jungen Teil zu teilen. Auch Unterstützung und Zuwendung von außen können einen großen Unterschied machen. Die Heilung des immensen Schmerzes, der durch diese zentrale Spaltung verursacht wurde, wird viel Zeit in Anspruch nehmen und sollte nicht überstürzt werden. Antidepressiva können helfen, da Depressionen von allen Systemen geteilt werden können. Hoffnungsbotschaften, neue und positive Erfahrungen können dem Überlebenden bei der Bewältigung eines solchen Programms helfen, ebenso wie das Führen eines Tagebuchs, Gedichte, Kunstwerke und das Collagieren von Gefühlen. Zeit, Geduld, Unterstützung, die Möglichkeit, seine Gefühle sicher auszudrücken, und gegebenenfalls körperliche Sicherheit helfen dem Überlebenden enorm bei der Bewältigung dieser Probleme.

KAPITEL ZWÖLF

Den Zugang zum Überlebenden verhindern

Dieses Kapitel ist bei weitem eines der wichtigsten, die ich in diesem Buch geschrieben habe. Warum ist das so? Eine Deprogrammierung kann nicht erfolgreich sein, wenn die Person immer noch mit ihren Tätern in Kontakt steht.

Die Überlebenden machen einen Schritt nach vorn und werden dann innerlich niedergeschlagen. Alle Bemühungen in der Therapie werden zunichte gemacht oder in Frage gestellt. Die Überlebenden und ihr Therapeut werden feststellen, dass sie Schwierigkeiten haben, innere Alerts zu finden. Ganze Systeme können zum Stillstand kommen. Ein System, in dem das Kind präsentiert wird, kann sich manifestieren.

Verwirrte und Störer werden die Kontrolle über die Therapiesitzungen übernehmen und Blocker werden die Therapie blockieren.

Kein Kapitel wird jemals völlig erschöpfend darüber berichten können, wie man die Wiederaufnahme von Kontakten verhindern kann. Was ich mitteilen werde, sind einige der häufigsten Wege, auf denen die Sekte und die Ausbilder versuchen, wieder Zugang zu Einzelpersonen zu bekommen, und ich werde einige Techniken nennen, um dies zu verhindern.

Die Sekte hat ein großes Interesse daran, ihre Mitglieder zu behalten. Schließlich hat sie Generationen damit verbracht, ihren Mitgliedern zu sagen, dass sie sterben, getötet werden oder psychotisch werden, wenn sie gehen. Es macht sie sehr unglücklich, wenn jemand geht, der völlig lebendig ist und offensichtlich nicht psychotisch ist. Die widerspenstigsten Mitglieder stellen auch die Wahrheit dessen, was ihnen gesagt wurde, in Frage, wenn sie jemanden gehen sehen. Das Ausscheiden eines Mitglieds kann den Einfluss bestimmter Programme auf andere Mitglieder brechen. Ausbilder hassen es besonders, wenn jemand geht, und knirschen nachts bei diesem Problem mit den Zähnen. Das Verlassen der Sekte durch ein Mitglied wird als Versagen der Ausbildung angesehen und die Ausbilder können streng bestraft werden.

Die Sekte hat daher bestimmte Mittel gefunden, um ihre Mitglieder freiwillig oder gezwungenermaßen bei sich zu behalten. Diese Mittel umfassen, sind aber nicht beschränkt auf:

E.T. phone home (Telefonprogrammierung): Die Person wird Persönlichkeiten haben, deren einzige Aufgabe es ist, den Ausbilder oder den Sektenführer anzurufen und ihm Bericht zu erstatten. Oft handelt es sich dabei um kleine Kinder, die nur befriedigt werden wollen, die Aufmerksamkeit und Fürsorge brauchen und die stark belohnt werden, wenn sie den Sektenführer zurückrufen. Jeder Überlebende, der versucht, die Sekte zu verlassen, muss sich mit dem Drang auseinandersetzen, nach Hause zu telefonieren. Mit ihren Angreifern zu telefonieren. Ihre Freunde anzurufen, die Teil der Gruppe sind. Ihre Eltern, Geschwister, Cousins oder Tanten anzurufen. Dieser Drang kann manchmal unwiderstehlich werden und, was noch schlimmer ist, der Überlebende kann sich völlig unbewusst der Tatsache bewusst sein, dass die Personen, die er anruft, Sektenmitglieder sind, die ihn verschlüsselt dazu auffordern, zurückzukehren. Die häufigsten Sätze sind: Ihre „Familie" liebt Sie, vermisst Sie, braucht Sie. Soundso ist krank und muss dich sehen. Du bist so besonders für uns. Du hast einen großen Wert. Du musst uns besuchen kommen. Warum bist du so distanziert? Warum haben wir in letzter Zeit nichts von dir gehört?

Die Liste ist lang. Sanfte und freundliche Sätze mit doppeltem Sinn, die während der Trainingseinheiten in die Person hineingelegt werden. Die Ausbilder sind nicht dumm und wissen, dass, wenn die Sektenmitglieder sagen würden: „Kommen Sie nächste Woche um Mitternacht zum Ritualtreffen", der Überlebende in die andere Richtung flüchten würde und bestätigt bekäme, dass er sich das nicht ausdenkt. Sie fügen daher verschlüsselte Botschaften hinter harmlosen Sätzen wie den oben beschriebenen ein.

Diese und andere Nachrichten sollen eine Programmierung für eine erneute Kontaktaufnahme auslösen.

Bei der Kontaktprogrammierung (ALLE ILLUMINATI-Mitglieder haben eine Kontaktprogrammierung, sie wird nie dem Zufall überlassen) hat die Person Teile, deren einzige Aufgabe es ist, Kontakt mit ihrem Ausbilder oder dem Sektenführer oder der verantwortlichen Person (die Person eine Stufe über der Person in der Sekte) herzustellen. Diese Teile werden unter dem Einfluss von Drogen, Hypnose, Schocks und Folter stark darauf programmiert, wieder Kontakt aufzunehmen.

Die Person wird sich unruhig, zittrig, weinerlich und verängstigt fühlen, wenn sie versucht, diese Programmierung zu durchbrechen. Diese Programmierung ist häufig mit einer Suizidplanung verbunden oder assoziiert (weitere Informationen zur Suizidplanung finden Sie im vorherigen Kapitel). Sie kann Symptome einer posttraumatischen Belastungsstörung oder sogar Flutprogramme und Sequenzen innerer Selbstbestrafung aufweisen, während sie innerlich gegen diese Programmierung ankämpft.

Geschwister werden oft kreuz und quer ausgebildet, damit sie mithilfe spezieller Codes aufeinander zugreifen können. Denken Sie daran, dass ... Kann hinter diesem Vorgehen stehen. Auch die Phrasen „Ich liebe dich" oder „Deine Familie liebt dich" können verwendet werden. Die Sätze sind individuell auf die Familienmitglieder und die Vorgeschichte der Person zugeschnitten.

Bestimmte Kleidungsstücke oder getragener Schmuck können verwendet werden, um ein System kultischer Loyalität hervorzuheben, z. B. ein System von Farbcodes oder ein Schmucksystem. Die Person muss physisch der Person ähneln, die ihr in der Programmiersequenz zugewiesen wurde, um zu verhindern, dass eine Person, die z. B. eine Rubinnadel trägt, versehentlich Aliens auf den Plan ruft. Diese Art der Markierung wird auf der visuellen Erkennung einer Person beruhen, sowie auf der Farbe von Kleidung oder Schmuck, die in einer bestimmten Art und Weise getragen werden.

Telefonanrufe von besorgten Familienmitgliedern, Freunden und Sektenmitgliedern werden die Telefonleitungen und den Anrufbeantworter des Überlebenden überfluten, vor allem in der ersten Ausstiegsphase.

Aufgelegte Anrufe, drei oder sechs hintereinander, oder Anrufe, bei denen eine Reihe von Tönen zu hören ist, können als Hinweis dienen, die Person zurückzurufen und die interne Programmierung auszulösen.

Karten oder Briefe zu Geburtstagen, Feiertagen oder „Wir vermissen dich" können mit Triggercodes versendet werden.

Es können Blumen mit einer bestimmten Anzahl von Blüten oder einer bestimmten Farbe gesendet werden. Gänseblümchen können eine interne Programmierung auslösen.

Die Möglichkeiten sind nahezu unbegrenzt, je nachdem, wer die Trainer sind, welcher Gruppe die Person angehörte und mit wem sie in der Sekte am meisten verbunden ist. Es werden spezielle Trainingseinheiten veranstaltet, bei denen Codewörter und Hinweise in die Programmierung des Systems eingebaut werden.

Wenn alles andere fehlschlägt, kommt es zu Feindseligkeit. Man wird hören „Ihr liebt uns nicht", auch wenn der Überlebende mehrfach erklärt hat, dass er sich um ihn sorgt. Die mit den Sektenmitgliedern vereinbarten Grenzen werden als Desinteresse oder Rückzug interpretiert werden. Anschuldigungen, Schuldgefühle und Wut sowie Manipulation werden als Angelhaken eingesetzt, um den Überlebenden dazu zu bringen, sich schuldig zu fühlen, weil er sich aus der Sekte zurückgezogen hat.

Das Isolationsprogramm kann aktiviert werden, wenn das Unterstützungssystem der Sekte aus dem Leben des Überlebenden entfernt wird und er sich bemüht, gesunde und angemessene Beziehungen außerhalb der Sekte zu entwickeln. Häufig wird der Therapeut der Rettungsanker des Überlebenden und seine einzige Stütze in der Anfangsphase sein. Die Person kann schnell in co-abhängige Beziehungen oder in Beziehungen zu anderen Überlebenden abrutschen, um die Leere in ihrem Leben zu füllen. Im schlimmsten Fall wird er sich aus Verzweiflung über die mangelnde Versorgung und weil er sich isoliert fühlt, mit der ersten wohlwollenden Person anfreunden, die ihm begegnet. Diese Person kann ein Mitglied einer Sekte sein, das geschickt wurde, um schnell eine Freundschaft aufzubauen. Überlebende sollten sich vor „Sofortfreundschaften" oder sofortigen Verbindungen zu anderen hüten. Die meisten guten Beziehungen erfordern Zeit und Mühe.

Vorschläge

Eine der schwierigsten, aber sicherheitsrelevantesten Aufgaben wird es sein, dass ein völlig amnestisches Darstellungssystem die Identität seiner Angreifer erkennt. Es wird unglaublich klingen, wenn sich Teile des Rückens in der Therapie melden und offenbaren, dass geliebte oder auch nur kaum geduldete Familienmitglieder Teil der Sekte sind. Diesen Teilen zu glauben und ihnen zuzuhören wird für die Sicherheit entscheidend sein. Beschützer werden für die Sicherheit des Überlebenden wichtig sein, vor allem wenn sie bereit sind, ihre Treue zur Sekte aufzugeben und der Person zu helfen, sicher zu bleiben. Es ist äußerst wichtig, sich nach außen hin gegenüber sicheren Personen zu verantworten. Das Problem ist, dass die generationellen Überlebenden der Illuminaten oft ihr ganzes Leben lang von einem Netzwerk anderer Sektenmitglieder umgeben waren. Ohne ihr Wissen sind ihre engsten Freunde und Familienmitglieder Teil der Gruppe. Die Amnesie stellt in der Anfangszeit die größte Gefahr für den Überlebenden dar, da er Menschen vertrauen wird, bevor er sich daran erinnert, dass sie nicht sicher sind.

Ein Überlebender erinnert sich vielleicht daran, dass sein Vater ihn zu Ritualen mitgenommen hat, und glaubt, dass seine Mutter oder Großmutter in Sicherheit ist. Erst später, im Laufe der Therapie, wird er sich daran erinnern, dass seine Mutter oder Großmutter in Wirklichkeit seine Trainerin war, da die schmerzhaftesten Erinnerungen tendenziell später kommen. Der Überlebende erinnert sich möglicherweise nur an den rituellen Missbrauch in seiner frühen Kindheit und denkt, dass er in einem bestimmten Alter befreit wurde. Dies ist äußerst selten, da die Gruppe jahrelange Anstrengungen in ihre Ausbildung investiert hat. In den Generationenfamilien ist es fast nie ein Thema, jemanden „gehen zu lassen". Es kommt jedoch vor, dass ihnen falsche Erinnerungen oder Erinnerungsschirme gegeben werden, insbesondere wenn sie sich in einer Therapie befinden, um Verwirrung zwischen dem Überlebenden und dem Therapeuten zu stiften.

Der Klient muss den internen Parteien, die über mehr Informationen als er selbst verfügen, zuhören und ihnen glauben und geeignete Maßnahmen ergreifen, um sich in Sicherheit zu bringen. In dieser Phase wird er wahrscheinlich den Kontakt zu den Tätern abbrechen müssen. Auch hier ist die Verantwortung von außen von größter Bedeutung. Frauenhäuser, Zufluchtsstätten oder kirchliche Familien können Alternativen sein. Eines der schlimmsten Dinge, die das Opfer tun kann, ist, sich zu isolieren, spät abends allein spazieren zu gehen oder allein im Wald zu zelten. Entführungen finden häufig in diesen Szenarien statt, wenn der Überlebende allein und verletzlich ist. Sichere Mitbewohner können zur Sicherheit des Überlebenden beitragen.

Das Telefon im Kofferraum des Autos einzuschließen kann nützlich sein, wenn die Telefonprogrammierung intensiv ist. Dadurch kann der Überlebende aufwachen oder die Telefonanrufe beenden, wenn ein Alter aufstehen, den Autoschlüssel finden, das Licht einschalten, aussteigen, den Kofferraum öffnen, das Telefon hineinbringen und wieder einstecken muss, bevor er einen Telefonanruf tätigt.

Die Einrichtung eines Unterstützungssystems durch sichere Selbsthilfegruppen, einen guten Therapeuten, die Kirche oder die Arbeit kann ebenfalls hilfreich sein. Wenn es möglich und praktisch ist, kann es hilfreich sein, sich von der Stadt oder dem Staat zu entfernen, in der/dem der Überlebende in der Sekte aktiv war. Was ist der Grund dafür? Denken Sie daran, dass das gesamte Unterstützungsnetzwerk des

Überlebenden die Sekte in seiner früheren Stadt war. Die Ausbilder und/oder Familienmitglieder haben Zeit und Mühe in den Überlebenden investiert und haben ein Interesse daran, dass er zurückkehrt. Wenn der Überlebende weit genug wegzieht, wird die Sektengruppe in seiner neuen Stadt oder seinem neuen Staat ihn nicht so gut kennen und keine lange Geschichte mit ihm haben. Dies kann in Verbindung mit einer guten Therapie und einem sicheren Unterstützungsnetzwerk dazu beitragen, das Risiko eines erneuten Beitritts zur Sekte zu verringern.

Der Überlebende wird sein Unterstützungssystem ohnehin wieder aufbauen müssen, warum also nicht möglichst weit weg von den Menschen, die er gekannt hat und die ihm schaden könnten? Für den Überlebenden kann es ein intensiver Auslöser sein, wenn er seinen ehemaligen Trainer auf der Straße auf sich zugehen sieht, und seine inneren Doppelgänger könnten verunsichert werden oder sich in Gefahr fühlen. Dies ist ein Fall, in dem Distanz gut ist.

Aber Vorsicht: Auch wenn der Überlebende umzieht, muss er gleichzeitig intensiv an der Blockierung der internen Rückkontaktprogrammierung arbeiten, sonst kann es sein, dass er schnell wieder verbunden wird. Trainer schicken die Codes und Raster des Systems der Person oft über das Internet an sektenartige Gruppen in der neuen Stadt und versuchen, jemanden, der dem Trainer oder einem Familienmitglied körperlich ähnelt, zu schicken, um den Kontakt mit dem Überlebenden herzustellen.

Interne Kommunikation und das Wissen, dass interne Alerts den Job wechseln können, werden hilfreich sein. Belohnen Sie interne Berichterstatter, die ihre Loyalität wechseln und sich verpflichten, für die Sicherheit des Überlebenden zu sorgen. Früher hat die Sekte sie dafür belohnt, dass sie ihre Arbeit erledigt haben; jetzt kann der Überlebende sie dafür belohnen, dass sie ihre Stelle gewechselt haben. Entwickeln Sie neue Interessen, eine Arbeit oder Hobbys, die dem Überlebenden helfen können, neue sichere Menschen zu treffen. Der Überlebende möchte seine Freundschaftsfähigkeiten vielleicht in Selbsthilfegruppen anwenden, vorausgesetzt, diese werden von angesehenen und sicheren Therapeuten geleitet.

Beachten Sie, dass Feiertage oft wichtige Daten für den Wiedereinstieg sind. Es gibt Kalender, in denen die wichtigen Feiertage für ars-Gruppen aufgeführt sind. Auch Geburtstage sind Termine, an denen man erwartet, dass die Person wiederkommt, und es kann Programme dafür geben.

Auch Erinnerungsprogramme (bei denen die Person ein bestimmtes Datum oder einen Feiertag erhält, an dem sie in die Sekte zurückkehren muss oder bestraft wird) müssen möglicherweise abgebrochen werden. Wenn man den Altem, die diesem Programm unterworfen waren, erlaubt, ihre Erinnerungen zu teilen, ihre Bedürfnisse erkennt und versucht, diese Bedürfnisse auf gesunde Weise zu erfüllen, sind dies alles Faktoren, die zur Heilung beitragen.

Der Überlebende muss eine Zeit der Trauer über den Verlust des Kontakts zu seinen Familienmitgliedern und Freunden aus der Sekte durchlaufen. Unabhängig vom Missbrauch und der Abneigung, die sie hervorrufen, kann es sehr schwierig sein, mit den Tätern zu brechen, insbesondere wenn sie die einzigen Menschen waren, die dem Überlebenden nahestanden. Der Überlebende muss erkennen, wie schwierig es ist, eine neue, gesunde und sektenfreie Selbsthilfegruppe zu gründen. Er muss erkennen, dass das Erlernen neuer Fähigkeiten und die Entwicklung gesunder Freundschaften Zeit brauchen wird.

Eine von Überlebenden häufig gestellte Frage lautet: Inwieweit soll ich anderen von meiner Vergangenheit erzählen? Hierbei handelt es sich um eine individuelle Entscheidung, die der Überlebende und der Therapeut gemeinsam abwägen sollten. Generell ist es besser, vorsichtig zu sein, denn wenn der Überlebende zu viel über seine Vergangenheit erzählt, könnte er die falschen Leute auf sich aufmerksam machen.

Diese Personen können dysfunktional sein oder einer Sekte angehören. Im Allgemeinen ist es am besten, neue, nicht sektenartige Freundschaften anfangs auf die gesunden Aspekte der Person zu gründen und ganz allmählich kleine Informationen zu teilen, wenn die Freundschaft fortschreitet und das Teilen angemessen erscheint. Mit der Zeit und den sich bietenden Gelegenheiten wird der Überlebende die Bedeutung angemessener Grenzen kennenlernen und sich gesündere Beziehungen in seinem Leben wünschen.

KAPITEL DREIZEHN

Shell-Programmierung, interne Beratung, Menschenversuche, Funktionscodes

E inige Teile dieses Kapitels können extrem schockierend sein. Bitte lesen Sie sie mit Vorsicht und nur mit einem Therapeuten, wenn Sie ein Überlebender sind.

Die Shell-Programmierung ist eine Form der Programmierung, die verwendet wird, um außen eine „Hülle" zu schaffen, durch die sich im Inneren andere Alters ausdrücken. Sie soll die Vielfältigkeit der Person vor der Außenwelt verbergen und funktioniert sehr gut mit stark fragmentierten Systemen. Außerdem wird eine Person benötigt, die in der Lage ist, in hohem Maße zu dissoziieren.

Wie es passiert: Bei der Shell-Programmierung nimmt der Trainer oft eine Maske aus durchsichtigem Plastik oder Glas und stellt sie vor den Probanden. Die Testperson wird extrem traumatisiert, schockiert und unter Drogen gesetzt sein, und man wird ihr sagen, dass sie (der Alter oder die Alters vor ihr) die „Maske" ist, die sie sieht. Ihre Arbeit wird darin bestehen, eine Hülle oder eine Stimme zu sein, um die anderen, die dahinter stehen, zu übertönen. Diese Teile werden so traumatisiert sein, dass sie sich buchstäblich als Hülle sehen werden, ohne Substanz oder wirklichen Körper.

Die anderen Personen im Inneren werden dann aufgefordert, sich den Altsprechern der „Schale" zu nähern und ihre Stimme zu benutzen, um die eigene zu übertönen. Dies ermöglicht eine stärkere Fragmentierung der Person, wahrend sie gleichzeitig in der Lage ist, sie vor den Augen der Außenwelt zu verbergen, da die inneren Alters lernen, sich durch die Schale zu präsentieren. Die Shell-Alters sehen sich immer als „hell" und haben keine Farbe, wenn es in anderen Systemen einen Farbcode gibt.

Vorschläge

Es ist wichtig zu verstehen, dass das, was das System in Wirklichkeit tut, Ko-Präsentation ist, auch wenn sie nicht bewusst stattfindet. Damit ein Shell-Programm funktioniert, wurde den Shell-Altern beigebracht, die Ko-Präsentation mit den anderen Altern des Systems zuzulassen. Die anderen Alter im Hintergrund sind sich dessen nicht immer bewusst, und insbesondere die Alter im Vordergrund wissen nicht, dass sie für die Ko-Präsentation „gesiebt" werden.

Das Trauma zu erkennen, das sich ereignet hat, und herauszufinden, woher die Panzerfragmente stammen, wird hilfreich sein. Den Panzeraltern und den anderen Altern zu erlauben, zu erkennen, dass und warum sie sich so präsentiert haben, ist ein wichtiger Schritt. Die Rückenalters können dann beginnen, sich ohne den Umweg über die Schale vorzustellen, und die Person kann eine Zeit lang „vielschichtiger" wirken, als sie es je war, wobei Akzente oder junge Stimmen zu hören sind. Was in Wirklichkeit geschieht, ist, dass der Rücken sich präsentiert, ohne durch die Schale zu verbergen, was er ist. In der Zwischenzeit können die Aliens in der Schale beschließen, sich zusammenzuschließen, um mehr Kraft zu haben, und sie können beschließen, die Arbeit zu wechseln. Jedes System wird entscheiden, was für es am besten ist.

Interne Beratung

Die Überlebenden der Illuminatenprogramme werden immer eine gewisse Form von Hierarchie in ihrem Inneren haben. Das liegt daran, dass die Sekte selbst sehr hierarchisch ist und diese Hierarchie in die Person hineinlegt. Gibt es eine bessere Möglichkeit, Loyalität gegenüber einem Anführer zu erzeugen, als diesen im Kopf der Person zu platzieren? Die Ausbilder selbst sind sehr auf Hierarchie bedacht. Sie wissen, dass ein System ohne Hierarchie und ohne einen Führer im Inneren, der die Dinge lenkt, ein System ist, das im Chaos versinkt. Sie werden das System der Person nicht ohne einen Führer im Inneren lassen.

Viele Trainer nehmen die Rolle der Person für sich in Anspruch, auf Kosten von Programmierern oder internen Trainern. Das liegt daran, dass sie egoistisch sind, aber auch daran, dass sie sich ein wohlbekanntes Phänomen der menschlichen Natur zunutze machen: MENSCHEN neigen dazu, ihre Angreifer zu verinnerlichen. Der Überlebende mag entsetzt sein, wenn er in sich einen Vertreter eines seiner schlimmsten Angreifer findet, aber es handelt sich dabei um einen Überlebensmechanismus. Eines der Prinzipien des menschlichen

Verhaltens ist, dass Menschen jemanden, der sie nachahmt, oft weniger bestrafen. Ein brutaler Nazi wird weniger geneigt sein, einen anderen brutalen Nazi zu bestrafen, aber er wird eine schwache, weinende Person verachten und bestrafen. Der Überlebende wird daher den brutalen Nazi in sich verinnerlichen, um nicht verletzt zu werden. Der Überlebende kann Akzente und Manieren nachahmen und sogar die Lebensgeschichte des Angreifers für sich beanspruchen, als wäre es seine eigene.

Die ultimative Form der Verinnerlichung ist die Verinnerlichung von hierarchischer Führung. Unter dem Einfluss von Schmerzen, Hypnose und Drogen lernt die Person, eine stark dissoziierte Gruppe nach innen zu inkorporieren, um andere zu führen. Diese Gruppen werden oft aus Kernabspaltungen gebildet, weil die Trainer wollen, dass sie extrem starke und stabile Alters im System sind.

Triaden aus drei Ältesten können beobachtet werden. Platinen können einen Hauptrat haben, der aus drei Personen besteht.

Die Juwelen werden eine Triade haben, die in vielen Systemen aus einem Rubin, einem Smaragd und einem Diamanten besteht, um über andere zu herrschen.

Und natürlich kann man einen internen „Vorstand", ein „System von oben", „aufgestiegene Meister", einen „obersten Rat", einen Regionalrat, einen Weltrat usw. finden. Die gefundenen Räte variieren bei den Überlebenden.

Diese internen Gruppen entsprechen in etwa den externen Gruppen. Häufig wird das Kind oder der Jugendliche im Alter von zwölf Jahren bei einer offiziellen Zeremonie zum Übergang ins Erwachsenenalter diesen Gruppen vorgestellt. Diese Zeremonie wird als Ehre angesehen und beinhaltet, dass das Kind traumatisiert ist und die Führung des Rates für den Rest seines Lebens akzeptiert. Dem Kind wird unverbrüchliche Loyalität versprochen. Es kann andere Gelegenheiten geben, bei denen die Person im Laufe ihres Lebens gezwungen wird, vor den Räten zu erscheinen, sei es, um gerichtet zu werden, Tests zu bestehen, bestraft zu werden oder um erzogen zu werden. Diese Räte werden als mit der Macht über Leben und Tod ausgestattet angesehen, und das Kind oder der Jugendliche wird alles tun, um ihre Gunst zu erlangen. Das Kind wird sie verinnerlichen. Der Lehrer wird bei der Verinnerlichung helfen, indem er Fotografien oder holografische Bilder der Personen verwendet, um sie zu „verbrennen". Jedes Gruppenmitglied wird mit verschiedenen Führungsaufgaben betraut.

Es ist nicht ungewöhnlich, dass der Überlebende im Falle eines Generationenüberlebenden einen Elternteil, beide Elternteile oder die Großeltern in seine interne Führungshierarchie aufnimmt. Hohepriester und Priesterinnen können in den Leitungsgremien im Inneren sitzen. Vorschläge:

Interne Vorstände gehören oft zu den therapieresistentesten und feindseligsten Personen, vor allem in der Anfangsphase. Sie scherzen verbal mit dem Therapeuten oder weigern sich, mit ihm zu sprechen, weil sie der Meinung sind, er sei „unter ihren Fähigkeiten". Sie ahmen die hochnäsigen und hierarchischen Haltungen nach, denen sie ihr Leben lang ausgesetzt waren.

Sie haben auch am meisten zu verlieren, wenn der Überlebende die Sekte verlässt, und können diese Entscheidung mit Händen und Füßen bekämpfen. Häufig sind es die Aliens, die eine „Einstellung" haben.

Der Überlebende und der Therapeut müssen anerkennen, dass diese Parteien wichtige Bedürfnisse hatten, die im Rahmen der Sekte befriedigt wurden. Dies nicht zu berücksichtigen und mit ihnen zu argumentieren, wird sie nur in ihrer Überzeugung bestärken, dass Therapeuten dumme und unwissende Menschen sind. Erkennen Sie ihre innere Rolle an, während Sie ihnen freundlich die Realität aufzeigen. Versuchen Sie, ihre Hilfe zu erhalten, um dem Überlebenden zu helfen, sich selbst zu stärken. Diskutieren Sie ehrlich die Vor- und Nachteile des Verlassens der Sekte. Es handelt sich um sehr intellektuelle Aliens, die ihre Bedenken und Zweifel äußern müssen. Es ist wichtig, gute Grenzen zu setzen und verbale Gewalt gegen den Therapeuten nicht zuzulassen. Diese Alters haben die Angewohnheit, Menschen verbal zu „hetzen" und wurden vor der Therapie dafür belohnt. Nun müssen sie neue Bewältigungstechniken und Verhaltensweisen erlernen, und dieser Prozess kann einige Zeit in Anspruch nehmen. Erlauben Sie ihnen, ihren Ärger, ihre Unzufriedenheit und ihre Ängste in Bezug auf die Entscheidung, die Sekte zu verlassen, auszudrücken. Bieten Sie ihnen neue Jobs bei der Person an, die die Sicherheitsausschüsse oder sogar die Entscheidungsfindungsausschüsse leitet.

Manchmal durchläuft ein System, das sich von der Sekte befreit hat und keine externe Hierarchie hat, der es Rechenschaft ablegen muss, eine kurze Phase des Chaos, wenn sich die Nachricht verbreitet: Wir sind frei und müssen nicht mehr tun, was die Sekte uns sagt! Es können Hunderte von internen Streitigkeiten darüber ausbrechen, womit wir unseren Lebensunterhalt verdienen, wo wir wohnen, was wir essen und welche Hobbys wir haben werden. Jeder will raus, den Tag sehen und das neue, freie Leben leben. Aber die Freiheit kann bei all den Veränderungen, die im Inneren stattfinden, zu einem Ungleichgewicht führen. Die Hilfe der inneren Hierarchie und die Schaffung einer begrenzten Demokratie mit Grundregeln können in dieser Zeit hilfreich sein. Bauen Sie die interne Hierarchie nicht von heute auf morgen ab, sonst sind die Systeme steuerlos. Bitten Sie sie um Hilfe, um den Überlebenden in die richtige Richtung zu lenken. Die Dinge werden sich nach einer gewissen Zeit beruhigen, wenn die Systeme lernen, einander zuzuhören, über Ideen abzustimmen und gemeinsam in die gleiche Richtung zu gehen.

Das Experiment am Menschen

Dies ist eines der schwerwiegendsten Dinge, die bei den Illuminaten auch heute noch vorkommen. Die Illuminaten waren berühmt dafür, dass sie vor vielen Jahren beschlossen, „wissenschaftlich zu werden" und wissenschaftliche Experimente in ihre Ausbildungsgrundsätze aufzunehmen. In diesem Bereich brachen sie mit anderen, traditionelleren Gruppen, die noch „spirituellen Prinzipien" folgten. Die Illuminaten beschlossen, wissenschaftliche Erkenntnisse, insbesondere aus dem Bereich der Psychiatrie- und Verhaltenswissenschaften, als Leitfaden für ihre Ausbildungspraktiken zu verwenden. Diese Praxis wurde während des Zweiten Weltkriegs offen bekannt, als die Welt von den Experimenten an Juden und anderen Gruppen in den Konzentrationslagern erfuhr. Die Experimente an Menschen waren jedoch jahrelang diskret durchgeführt worden, bevor sie in den Untergrund gelangten.

Sie hörte auch nicht mit dem Ende des Krieges auf. Die deutschen Ausbilder und Wissenschaftler wurden über die ganze Welt verstreut und versteckt, wo sie weiterhin andere über die von ihnen erlernten Prinzipien unterrichteten und ihre Experimente fortsetzten.

Einige dieser Experimente wurden von der Regierung über Gruppen wie die CIA und die NSA finanziert. Die Illuminaten hatten in diesen Gruppen eingeschleuste Personen, die die entdeckten Prinzipien anwendeten und sie an ihre eigenen Ausbilder weitergaben.

Die Experimente werden bis heute fortgesetzt. Sie findet im Geheimen statt. Ihr Ziel ist es, bei der Verbesserung und Entwicklung von ausgefeilteren Ausbildungstechniken zu helfen. So sollen „Programmierfehler" oder „PFS", wie sie in der Sekte genannt werden, verhindert werden.

Sehr vielen, wenn nicht sogar allen Überlebenden wurde gesagt, dass sie nur ein Experiment seien. Das kann wahr oder falsch sein. Ausbilder sagen ihren Probanden gerne, dass sie ein Experiment sind, auch wenn sie es nicht sind, und zwar aus mehreren Gründen:

1. Sie erzeugt beim Betroffenen eine ungeheure Angst und ein Gefühl der Hilflosigkeit (er denkt sich: Wenn das ein Experiment ist, muss ich sehr hart arbeiten, um es zu überleben).

2. Dies wertet die Person enorm ab. Sie wird das Gefühl haben, dass sie als Mensch keinen wirklichen Wert hat, dass sie nur ein Experiment ist. Eine Person, die sich abgewertet fühlt, kümmert sich nicht darum und wird bereit sein, Dinge zu tun, die sie nicht tun würde, wenn sie einen gewissen Wert, eine gewisse Vermenschlichung empfinden würde.

3. Dies gibt dem Trainer zusätzliche Macht, denn er ist derjenige, der das „Experiment" beginnen oder beenden kann. Fast immer, wenn der Person gesagt wird, dass es sich um ein Experiment handelt, ist dies nicht wirklich der Fall. Wenn Ausbilder und Sektenmitglieder tatsächlich Experimente durchführen, werden die Versuchspersonen nie darüber informiert, da dies die Ergebnisse verfälschen könnte. Angst könnte die Wirkung der Drogen beeinträchtigen und die Ergebnisse verfälschen. Die jüngsten Experimente der Sekte befassen sich mit der Wirkung von Drogen: Die Verwendung verschiedener Drogen, sowohl allein als auch in neuen Kombinationen und Dosierungen, um Trancezustände herbeizuführen und die Person für die Bildung zu öffnen. Es werden Drogen gesucht, die das Zeitintervall zur Herbeiführung des Trancezustands verkürzen, schnell verstoffwechselt werden und am nächsten Tag keine nachweisbaren Rückstände hinterlassen.

Verhaltenswissenschaft: Beobachtung und Aufzeichnung von Daten über verschiedene Umweltparameter auf das menschliche Verhalten. Die Umwelt verändern.

Lob und Strafe als Motivationsfaktoren

Isolationstechniken: Aufnahme von physiologischen und psychologischen Daten aus verschiedenen Isolationsmethoden. Unterdrückung, Hinzufügung, Kombination verschiedener sensorischer Isolationsmethoden und die Wirkung der einzelnen Methoden. **Effektivität der virtuellen Realität bei der Programmierung der Implantation. Effektivität der neu erstellten Discs, um die Programmierung zu integrieren.** Die Grafik- und Computerexperten der Sekte werden daran arbeiten, bessere und effizientere VR-Discs zu entwickeln, deren Wirksamkeit an Sektenobjekten getestet wird. Die Sekte will immer mehr Standardisierung und weniger Raum für menschliches Versagen und Schwäche in ihren Ausbildungstechniken, weshalb sie immer mehr High-Tech-Geräte und -Videos einsetzt. Es wird versucht, die Programmierung zu durchbrechen, das Scheitern des Programms herbeizuführen, aufzuzeichnen, was effektiv ist und was nicht, und neue Sequenzen zu entwickeln, um FP zu verhindern. Versuchspersonen werden unter Hypnose angewiesen, zu versuchen, bestimmte Sequenzen der internen Programmierung zu durchbrechen. Wie sie das tun und was effektiv erscheint, wird den Trainern mitgeteilt, die dann neue Programme entwickeln, um den Abbau der Programmierung zu verhindern.

Harmonie/Licht, sensorische Deprivation und Überstimulation und ihre neurologischen und physischen Auswirkungen. Es werden ständig neue Kombinationen von Sinneseingaben getestet, um herauszufinden, welche die nachhaltigsten Ergebnisse liefern und schnell durchgeführt werden können.

Die Sekte versucht immer, neue, bessere und schnellere Methoden zu finden, um Themen zu zerlegen, Programmierung einzuführen und zu verhindern, dass die Programmierung fehlschlägt.

Dies geht aus den meisten ihrer Forschungsarbeiten hervor. Die Ergebnisse dieser Forschungen werden weltweit ausgetauscht, sowohl über das Internet als auch über Telefonanrufe und internationale Trainerkonferenzen, auf denen Trainer aus der ganzen Welt ihre Forschungsergebnisse weitergeben. Neue Techniken werden von anderen Gruppen, die das Entdeckte kennenlernen möchten, in ihr Programm aufgenommen.

Vorschläge

Wenn Sie experimentell programmieren, sollten Sie wissen, dass die Aliens, die eingesetzt wurden, stark traumatisiert sind. Sie fühlen sich abgewertet, weniger als Menschen, und dies wurde von den Trainern, die mit ihnen gearbeitet haben, stark verstärkt. Sie wurden wahrscheinlich nicht in den ursprünglichen Experimenten, wie oben beschrieben, eingesetzt, sondern möglicherweise in Experimenten der zweiten Ebene.

Ich werde erklären, was diese Begriffe bedeuten.

Die besten Ausbilder und Führungskräfte werden ein Experiment mit einem neuen Medikament starten. Sie werden lernen, an den Dosierungen herumzudoktern und alle beobachtbaren Fakten über Hunderte von Probanden aufzuzeichnen. Wenn sie genügend Daten gesammelt haben, werden sie diese zur Verwendung durch die Ausbilder in den Ortsgruppen freigeben. Das Experiment wird dann immer noch als experimentell gelten, aber es wird auf der zweiten Ebene und nicht mehr auf der ersten Ebene stattfinden. In dieser Phase werden alle Ausbilder in den lokalen Gruppen aufgefordert, alle unerwünschten Reaktionen auf das Medikament, alle üblicherweise erforderlichen Dosierungen usw. zu erfassen und zu melden. Diese Daten werden in Datenbanken (ja, die Sekte ist ins Computerzeitalter eingetreten) innerhalb verschlüsselter Dateien gesammelt, die dann an eine zentrale Basis in Langley, Virginia, gesendet werden.

Aliens, die in Experimenten eingesetzt wurden oder denen gesagt wurde, dass sie Experimente sind, müssen verstehen, dass sie einen Wert haben. Sie müssen erkennen, dass sie einer intensiven Programmierung unterzogen wurden, und es muss ihnen erlaubt werden, sich zu äußern und ihre Erfahrungen zu diskutieren. Die Angst, die mit der Überzeugung verbunden ist, ein Experiment zu sein, muss auf angemessene Weise abgeführt werden. Sie werden sich zu Recht über die Entmenschlichung, die Absichtlichkeit und die Kälte dessen, was sie erlebt haben, ärgern. Sie werden sich möglicherweise über die Auswirkungen der Erfahrungen und Verfahren, denen sie ausgesetzt waren, in ihrem jetzigen Leben aufregen und müssen den Verlust ihres Körperbildes, den Verlust des Vertrauens in Menschen und das Gefühl des Verrats und der Hilflosigkeit, das sie während der Verfahren empfunden haben, betrauern. Vielleicht möchten sie ein Tagebuch führen oder Zeichnungen von ihren Erlebnissen anfertigen.

Ein warmherziger und einfühlsamer Therapeut, der zuhört, glaubt und das Erlebte nicht herunterspielt, ist in dieser Phase von unschätzbarem Wert. Den inneren Kognitiven und Helfern zu erlauben, die Teile, die seltsame Sinneserfahrungen gemacht haben, zu verankern, und innerlich „Ankerkomitees" zu bilden, wird ebenfalls helfen. Zusätzliche Unterstützung kann notwendig sein, um mit derart intensiven Erfahrungen und Gefühlen umzugehen.

Funktionscodes

Ausbilder legen in die Systeme des Subjekts ein spezielles Mittel zur Organisation von Fragmenten, die mit der Arbeit zusammenhängen, für die sie ausgebildet wurden. Diese Codes werden als Funktionscodes bezeichnet und es gibt drei Haupttypen:

Befehlscodes: Hierbei handelt es sich um irreversible Befehle, die auf der limbischen Ebene der Konditionierung eingeführt werden. Der erste Code, der immer eingeführt wird, ist der Befehl „Halt", der die Person in ihrem Schwung stoppt, und es ist der erste Code, den jeder neue Ausbilder lernt. Er hindert die Person daran, ihren Ausbilder zu ermorden, wenn sie eine MK ULTRA-Ausbildung oder eine andere Ausbildung zum Attentäter absolviert hat.

Zu den weiteren Befehlscodes gehören: Systemzerstörungscodes (Selbstmord), Berstungscodes, Löschcodes und Anti-Suizid-Codes.

Zugangscodes: Hierbei handelt es sich um spezielle Codes, die oft in Form von Kurznachrichten oder Zahlencodes verschlüsselt sind und den Zugang zum System der Person ermöglichen. Ein Trainer wird eine Sitzung immer mit der Wiederholung des vollständigen persönlichen Zugangscodes der Person beginnen, der es ihr ermöglicht, das System zu betreten, ohne die internen Fallen und Schutzmechanismen auszulösen. Diese Codes können auch von der visuellen und stimmlichen Erkennung der Person abhängen, die sie gibt. Mit anderen Worten: Das System reagiert nur dann auf die Codes, wenn eine Person, die eine autorisierte Person zu sein scheint, wie z. B. der Ausbilder der Person, sie gibt. Dadurch soll verhindert werden, dass andere Personen außerhalb der lokalen Sektengruppe unbefugt auf die Person zugreifen oder sie benutzen.

Funktionscodes: Dies sind die „Jobcodes" oder Arbeitscodes innerhalb des Systems. Oft sind mehrere von ihnen so codiert, dass sie mitelnander verknüpft werden können, um eine Aufgabe zu erledigen. In der Regel handelt es sich dabei um einen Buchstaben, z. B. einen Buchstaben des griechischen Alphabets, kombiniert mit einer numerischen Sequenz, die ihrer Position im internen Raster oder in der Landschaft entspricht.

Vorschläge

Wenn der Überlebende Funktionscodes oder andere interne Codes besitzt, ist es hilfreich, wenn die verschiedenen Controller des Systems diese mit der Person teilen. Die Person kann dann die Fragmente kennenlernen, ihre Geschichte hören und ihnen helfen, mit anderen internen Teilen zu beginnen, sich zu gruppieren. Es kann hilfreich sein, das Modell zu finden, von dem aus diese Codes fragmentiert wurden, und dem Modell zu helfen, zu erkennen, wie es traumatisiert wurde, um diese Fragmente zu erschaffen.

Über Deprogrammierer: Häufig versuchen Personen, die sich Deprogrammierer nennen, diese Codes zu finden und der Person zu helfen. Dies ist eine individuelle Entscheidung jedes Überlebenden und jedes Therapeuten. Es mag ausgezeichnete Deprogrammierer geben, aber ich war immer äußerst vorsichtig und habe mich aus zwei Gründen nie an einen von ihnen gewandt:

1. Ich werde den Locus of Control nie wieder an eine außenstehende Person abtreten. Das würde mich zu sehr an den Missbrauch erinnern, den ich erlebt habe, und ich denke, dass der Überlebende im Rahmen der Therapie so viel wie möglich für sich selbst tun sollte.

2. Es gibt keine schnellen Heilmittel, Wunder oder Abkürzungen im Prozess der Aufhebung der vielen Missbräuche, die im Rahmen der Programmierung der Illuminaten begangen wurden. Selbst die besten Deprogrammierer geben zu, dass die Person, wenn sie fertig ist, in der Regel eine Vorstellung davon hat, was in sie hineingesteckt wurde, aber dass sie zum Schluss eine jahrelange Therapie durchlaufen muss, um herauszufinden, wie sie sich in Bezug auf die Programmierung, die vorgenommen wurde, fühlt. Einem realistischen Therapeuten wird klar sein, dass es Jahre der Geduld, Unterstützung und harten Arbeit seitens des Therapeuten und des Überlebenden braucht, um ein ganzes Leben voller Konditionierung und Schmerz rückgängig zu machen. Das soll nicht heißen, dass Deprogrammierer den Menschen nicht helfen; gute, angesehene und sichere Deprogrammierer haben sich als sehr hilfreich erwiesen. Aber die Person kann auch selbst den Prozess des Rückgängigmachens ihrer eigenen Programmierung in Angriff nehmen, und oft ist der Überlebende der beste „interne Deprogrammierer" von allen. Er kennt die Menschen in seinem Inneren und ihre Motive am besten.

KAPITEL VIERZEHN

Spirituelle Programmierung

Anmerkung: Dieses Kapitel behandelt sowohl die Spiritualität von Sekten als auch die christliche Spiritualität; lesen Sie es nicht, wenn Ihnen diese Themen unangenehm sind.

* * *

Jede Diskussion über die Programmierung der Illuminaten wäre unvollständig, wenn sie nicht auch auf die spirituelle Programmierung eingehen würde. Die meisten der vorangegangenen Kapitel haben die wissenschaftliche, organisierte und strukturierte Programmierung behandelt.

Die Illuminaten sind jedoch in erster Linie keine Wissenschaftler, sondern Spirituelle. Das Fundament der Gruppe ist der Okkultismus. Und sie geben sich große Mühe, diese okkulten Überzeugungen in die Systeme ihres Volkes zu integrieren.

Die Bedeutung der spirituellen Programmierung in den Systemen einer Person ist von Person zu Person unterschiedlich und hängt von der individuellen Gruppe, ihrem religiösen Erbe, den Überzeugungen des Anführers und den Ausbildern der Gruppe ab.

Alle Kinder nehmen an Ritualen teil, bei denen sie schon vor ihrer Geburt und in regelmäßigen Abständen während ihres gesamten Lebens geweiht werden. Bei diesen Ritualen werden dämonische Wesenheiten beschworen, um die Person zu Knechtschaft, Loyalität und Geheimhaltung zu zwingen und die laufende Programmierung zu verstärken.

Die Ausbilder rufen während der Programmierungssitzungen die dämonische Überlagerung herbei. Dies geschieht nach einem akuten Trauma. Die Person wird gefragt, ob sie mehr leiden möchte, und sie wird immer mit „Nein" antworten. Der Trainer bietet ihr dann eine Lösung an: Wenn sie einen oder mehrere „Beschützer" akzeptiert, wird sie nicht mehr leiden. Die Trainer wollen das, weil sie wissen, dass sie mit diesen „Beschützern" die Trainingseinheiten verkürzen können.

Die Beschützer oder Wächter werden die Programmierung intern verstärken, ohne Hilfe von außen. Dieses Konzept wird Menschen, die nicht an spirituelle Realitäten glauben, kontrovers erscheinen, aber ich beschreibe nur, was die Aufklärer glauben und was ihre Trainer praktizieren.

Zur spirituellen Programmierung gehört auch die Verpflichtung, Rituale, das BUCH DER ERLEUCHTUNG und andere Bücher mit sektiererischen Überzeugungen auswendig zu lernen. Die Person wird von Kindheit an mit sektiererischen Glaubenssätzen gesättigt, in Schulklassen und bei Schulungen. Sie wird Ritualen beiwohnen, bei denen Erwachsene an spirituellen Kulten teilnehmen, Roben tragen und sich vor der Schutzgottheit der Gruppe verbeugen. Moloch, Ashtaroth, Baal und Enokkim sind häufig verehrte Dämonen. Das Kind kann einem echten oder vorgetäuschten Opfer für diese Gottheiten beiwohnen; Tieropfer sind üblich. Das Kind wird gezwungen, an den Opfern teilzunehmen, und muss die Bluttaufe durchlaufen.

Sie werden gezwungen, einem Opfertier das Herz oder andere innere Organe zu entnehmen und diese zu essen. Die Erwachsenen und die Anführer der Gruppe legen ihre Hände auf den Kopf des Kindes, das unter Drogen gesetzt wird, und beschwören dämonische Wesenheiten.

Eines der tatsächlich geplanten Rituale ist das „Wiederbelebungsritual". Bei diesem Ritual kann das Kind schwer betäubt und so geschockt oder gefoltert werden, dass sein Herz aufhört zu schlagen. Der Oberpriester „belebt" es dann mithilfe von Medikamenten, Herz-Lungen-Wiederbelebung und Beschwörungsformeln wieder. Wenn das Kind wieder zu sich kommt und wach ist, wird ihm gesagt, dass es von dem dämonischen Wesen, das die Gruppe verehrt, „ins Leben zurückgeholt" wurde und dass das Kind ihm nun sein Leben verdankt. Ihm wird gesagt, dass es in den leblosen Zustand zurückkehrt, in dem es sich vor der Wiederbelebung befand, wenn es das sagt oder versucht, den Dämon zu vertreiben.

Spirituelle „Heilungen" durch den Dämon sind ebenfalls häufig. Verletzungen, die durch Folter, Programmiersitzungen oder sogar Militärübungen verursacht wurden, werden während der Beschwörungen fast augenblicklich geheilt.

Die Programmierung von Schmuckstücken beinhaltet oft Dämonen, die den Geistern der generationalen Familie treu sind. Diese werden auch als „Familienjuwelen" bezeichnet. Die Dämonen „bewachen" sie und helfen dabei, die Programmierung, die sie umgibt, zu schützen.

In gewissem Sinne ist jedes Ritual, an dem ein Kleinkind teilnimmt, eine intensive Programmiererfahrung, da das Kind die Erwachsenen um sich herum beobachtet und ihr Verhalten nachahmt. Das Kind wird streng bestraft, wenn es einschläft, und es wird ihm gesagt, dass die Dämonen es töten werden, wenn es während eines Rituals erneut einschläft.

Sie werden gelehrt, völlig still zu sein, egal was sie während der Rituale sehen. Das Kind wird Zeuge von Dingen, die völlig unglaublich erscheinen, u. a. von Dämonen verwandelte Gesichter, Channeling, andere Stimmen aus dem Mund eines Anführers, das Lesen von Mitgliedern und das Vorhersagen der Zukunft. Mitglieder, die in der Lage sind, mächtige Geister zu kanalisieren und zu überleben, werden respektiert und ihr Rat ist gefragt.

Einige Gruppen werden die Schriften negativ verwenden oder das Kind darauf programmieren, christliche Symbole und Theologie zu verabscheuen. Andere Gruppen ermutigen die amnestische Front, einen christlichen Lebensstil anzunehmen, während sie die Altäre dazu zwingen, die von der Front getroffenen Entscheidungen zu verleugnen und zu lästern, um die beiden Altärchengruppen noch weiter zu trennen. Den Sektenaltern wird gesagt, dass sie, da sie dem Christentum abgeschworen haben, die „unverzeihliche Sünde" begangen haben und ihnen nie vergeben werden kann. Man wird ihnen Bibeltexte zeigen, die diese Behauptung stützen sollen.

In Momenten der Verzweiflung, während intensiver Folter oder Isolation ruft eine Person oft Gott um Hilfe an. Die Ausbilder oder andere Sektenmitglieder machen sich oft über die Person lustig, indem sie ihr sagen, dass Gott sie vergessen hat, oder sie fragen: „Wo ist Gott jetzt? Er muss dich hassen ...".

Jede negative Erfahrung, die die Person macht, wird dazu benutzt, die Vorstellung zu verstärken, dass sie von Gott verlassen wurde. Die Sekte wird mit Freude die Widersprüche zwischen dem, was die Person erlebt, und dem, was das Christentum lehrt, dass ihr etwas zustoßen sollte, hervorheben.

Sie können Schriften verfälschen oder falsche Schriften verwenden. Sie können christliche Hymnen verdrehen oder sie in der Programmierung verwenden. Eine der beliebtesten Hymnen ist „Möge der Kreis ununterbrochen sein", da sie zwei Bedeutungen haben kann.

Vorschläge

Spirituelle Programmierung kann eine der schädlichsten Methoden im System einer Person sein, da sie versucht, sie von der Quelle der wahren Heilung abzuschneiden. Es handelt sich dabei um eine absichtliche Verzerrung der Wahrheit, wobei die Ereignisse so kalkuliert sind, dass sie falsche Vorstellungen von Gott lehren und verstärken. Viele Überlebende sind unfähig, christliche Begriffe zu hören, oder sind intensiv schockiert von jeglicher religiöser Diskussion.

Der Überlebende und der Therapeut müssen verstehen, dass diese negativen Reaktionen das Ergebnis von jahrelanger falscher Unterweisung, Schmerz, Bestrafung, Verzerrung und Fallen sind. Es ist wichtig, die Teile der Person, die der Spiritualität gegenüber negativ eingestellt sind oder sich durch die Verkündung der Macht und der Vorteile der sektiererischen Spiritualität ausdrücken, nicht zu verurteilen.

Die Front des Überlebenden kann entsetzt sein, wenn sie hört oder erfährt, dass bestimmte Teile diese Gefühle haben, insbesondere wenn es sich um einen überzeugten Christen handelt. Diese inneren Teile teilen die einzige Realität, die sie je erlebt haben, und brauchen Zeit und Geduld, um Wurzeln zu schlagen und die Realität außerhalb des Sektenrahmens zu erfahren.

Es kann notwendig sein, dämonische Unterdrückung zu behandeln oder sogar eine Befreiung vorzunehmen, um ein vom Dämon terrorisiertes System zu entlasten.

Jeder Therapeut und jeder Überlebende muss seine eigenen spirituellen Überzeugungen akzeptieren. Ich persönlich bin der Meinung, dass ein Therapeut die Möglichkeit des Dämonischen in Betracht ziehen sollte, da der Überlebende sein ganzes Leben lang diesem ausgesetzt war. Die Sekte glaubt sicherlich, dass sie real ist, und jeder, der in einen Sektenkontext verwickelt war, hat Erfahrungen gemacht, die mit normalen rationalen wissenschaftlichen Prinzipien nicht erklärt werden können.

Der Überlebende braucht Hoffnung und Heilung. Eine positive Spiritualität, die auf Liebe, Sanftmut und Vergebung beruht und im Gegensatz zu der zwanghaften, strafenden und negativen Spiritualität steht, die der Überlebende erlebt hat, wird ihm bei seinem Heilungsprozess enorm helfen. Ein spirituelles Glaubenssystem, das Hoffnung, Heilung, Gnade, Barmherzigkeit und Bejahung bietet, wird dem Überlebenden oft die Unterstützung geben, die er braucht, um den oft schwierigen Heilungsprozess fortzusetzen.

KAPITEL FÜNFZEHN

Rumpfsplits, Programmierung der Negation, die letzten fünf Schritte der Disziplin

Programmierung der virtuellen Realität

Das Programmieren in der virtuellen Realität (VR) ist eine Form des Programmierens, die in den letzten Jahrzehnten immer häufiger verwendet wurde. Sie beinhaltet, dass die Person in einen Helm und einen Virtual-Reality-Anzug gesteckt wird, während eine von einem Künstler erstellte Virtual-Reality-Disc zur Ausführung des Programms verwendet wird. Sie kann zur Erstellung von 3D- und holografischen Bildern verwendet werden und ist besonders nützlich für die Programmierung von Skripten und Zielübungssequenzen für die Ausbildung von Attentätern. Unter Hypnose glaubt die Person, tatsächlich in der Szene zu sein.

Praktisch jedes Szenario kann neu erstellt werden. Die zu „brennenden" Bilder werden auf der VR-Disk angezeigt und im Laufe der Programmiersequenz immer wieder verstärkt. Einige Trainer glauben, dass dadurch das Element des „menschlichen Versagens" in der Ausbildung wegfällt, und setzen es recht extensiv ein. VR-Programmierung bedeutet wie jede andere Programmierung, dass man nach innen geht und die Verzerrungen aufdeckt, die in die Teile gelegt wurden, die programmiert wurden, ihnen erlaubt, zu sehen, wie sie getäuscht wurden, und das mit der Programmierung verbundene Trauma verarbeitet.

Die Programmierung der Verleugnung

Die Programmierung der Verleugnung beginnt bereits mit den ersten Erfahrungen, die ein Säugling macht. Das Kind wurde schrecklich verletzt und traumatisiert, aber am nächsten Morgen verhalten sich die Erwachsenen in seiner Umgebung ganz normal, als wäre nichts geschehen. Sie geben dem Säugling und dem Kleinkind ein

Beispiel für eine Lebensweise, die auf Verleugnung beruht. Diese Haltung wird später noch dadurch verstärkt, dass man dem Kind sagt:

„Es war nur ein böser Traum" (oh, wie gerne das Kind diese Lüge glauben möchte. Das lindert den Schmerz, dass es nicht wirklich passiert ist) „Es ist nur deine Einbildung, es ist nicht wirklich passiert" (was wiederum als Flucht vor dem Horror akzeptiert wird). Die Verleugnung wird auch von den Erwachsenen genährt, die das Kind umgeben und ihm sagen, dass man ihm nie glauben wird, wenn es es verrät. Es werden Vorkehrungen getroffen, um dem Kind beizubringen, was es sieht und hört, und es zu lehren, externen Erwachsenen zu vertrauen, die ihm seine Realität erzählen.

Eine typische Installation läuft folgendermaßen ab:

Der Erwachsene hält einen Gegenstand in der Hand, z. B. eine Orange, und fragt das zwei- oder dreijährige Kind: „Was ist das?". Das Kind wird schnell antworten: „Oh, eine Orange!". Das Kind wird schockiert sein und man wird ihm sagen: „Nein, das ist ein Apfel". Das Kind wird verwirrt sein, denn das, was es anschaut, ist offensichtlich eine Orange. Es hat die Farbe Orange, es riecht nach Orange, es sieht aus wie eine Orange. Die Frage wird wiederholt. Das Kind wird vielleicht erneut mit „eine Orange" antworten und erneut schockiert sein. Schließlich sagt das Kind, das unsicher ist und nicht bestraft werden will, „ein Apfel" und wird gelobt.

Ziel dieser Übung ist es, dem Kind beizubringen, seiner eigenen Realität nicht zu trauen und sich an Erwachsene oder Führer von außen zu wenden, die ihm sagen, was die Realität wirklich ist.

Dies ist die Grundlage der Verleugnung: Die Person lernt, ihrer eigenen Realität nicht zu trauen, weil sie bestraft wird und Angst hat, wenn sie die Wahrheit gesagt hat.

Mit zunehmendem Alter des Kindes werden Doppelgänger geschaffen, deren Aufgabe es ist, den Missbrauch durch die Sekte zu leugnen. Im Falle einer Flucht oder eines Durchbruchs besteht die Aufgabe der Verleugnungsalters darin, eine plausible Erklärung zu schaffen: Es war ein Albtraum, ein Buch, das die Person gelesen hat, ein Film, den sie gesehen hat, usw. Die Verleugnungsalters haben die Aufgabe, eine plausible Erklärung zu schaffen. Diese Altersgenossen werden Bücher lesen und zitieren, die die SVB widerlegen. DIESE ALIENS GLAUBEN OFT, DASS SIE DAS LEBEN DES ÜBERLEBENDEN RETTEN.

Ihnen wurde gesagt, dass der Überlebende getötet würde, wenn er sich erinnern und an den Missbrauch glauben würde, oder dass die verleugnende Veränderung hart bestraft oder gebrochen würde, weil sie ihre Arbeit nicht gemacht hat. Diese Parteien haben ein direktes Interesse an ihrer Arbeit: Sie glauben, dass ihre eigene Existenz und das Überleben ihres Körpers von ihnen abhängen.

Vorschläge

Mit einer Person, die etwas verleugnet, zu argumentieren, wird nicht funktionieren, da sie nicht von Logik, sondern von Angst getrieben wird. Ein besserer Ansatz ist es, die Person zu fragen, was sie befürchtet, wenn sie sich erinnert. Dies wird die Tür für Täuschungen und Lügen öffnen, die sich festgesetzt haben. Vielleicht schützen sie den Überlebenden auch vor den selbstmörderischen Aliens, die hinter ihnen stehen und darauf programmiert sind, einzugreifen, wenn die Verleugnung durchbrochen wird. Es ist hilfreich, ihnen die Möglichkeit zu geben, ihre Bedenken zu äußern und Helfer oder Kognitive hinzuzuziehen, die nicht auf Suizid oder Verleugnung programmiert sind. Ihnen die Realität auf sanfte Weise zu zeigen und ihnen zu ermöglichen, anderen Menschen „zuzuhören", die das Gleiche empfinden, ist ein großer Schritt nach vorn.

Manche Verleugnungen sind die natürliche Folge eines Selbstschutzes vor den Schrecken des Missbrauchs; nicht alle Verleugnungen sind Programme. Wenn die Verleugnung jedoch die Therapie ständig blockiert und völlig lähmt, wenn die Person jedes Mal, wenn die Verleugnung kurzzeitig beiseite geschoben wird, sehr selbstmordgefährdet wird, sollte man diese Möglichkeit in Betracht ziehen. Sicherheit, innere Kooperation und Geduld werden viel dazu beitragen, die Verleugnung zurückzudrängen. Wenn die Verleugnung zurücktritt, ist mit immenser Trauerarbeit zu rechnen, wenn die Wahrheit ans Licht kommt. Die Verleugnung hat den Überlebenden vor dem schrecklichen Schmerz der Wahrheit geschützt und sollte sehr langsam und vorsichtig aufgegeben werden, mit viel Unterstützung während der Trauerphase.

Kernspaltung

Basisspaltungen sind absichtlich herbeigeführte traumatische Abspaltungen, die von der Basispersönlichkeit aus geschaffen werden.

Der Kern kann durch ein überwältigendes psychologisches und

physisches/spirituelles Trauma buchstäblich „gespalten" werden. Das Trauma, das notwendig ist, um eine Kernspaltung zu erzeugen, muss sehr früh und psychologisch verheerend sein. Fetale Spaltungen können vorkommen, aber es handelt sich dabei selten um eine Kernspaltung; stattdessen schafft der Kern eine Veränderung, bleibt aber bestehen.

Die Kerntrennung findet zwischen dem Alter von 18 Monaten und 3 Jahren statt. In der Regel ist mindestens ein Elternteil oder die Person, die sich hauptsächlich um das Kind kümmert, an dem Trauma beteiligt, da dies die psychologische Verwüstung schafft, die für die Kernspaltung erforderlich ist. Physisches Trauma allein führt selten zu Kernspaltungen. Die Folter ist intensiv und dauert so lange, bis das Kind zusammenbricht. Es kann sich um Schocks, Streckungen, Aufhängen in großer Höhe oder eine Kombination verschiedener Techniken handeln. Auch die Unterbringung in „Schockboxen" oder das Beinahe-Ertrinken werden angewandt.

Techniken, die Kernspaltungen erzeugen, sind ebenfalls gefährlich, da sie auch Autismus auslösen können, wenn das Kind mit der Programmierung nicht zurechtkommt. Als ich in der Sekte war, kämpfte ich dafür, die Kernspaltung zu beenden, da es vorkam, dass Kinder verloren gingen oder die Gründerpersönlichkeit zu stark geschwächt wurde.

Der Kern kann sich in zwei, drei oder bis zu acht innere Teile aufspalten. Jede Spaltung wird ein Stück des „Kindkerns" sein. Der ursprüngliche Kern wird nach der Spaltung nicht wieder auftauchen. Diese Abspaltungen werden von Sektenausbildern als Modelle verwendet, um Systeme innerhalb des Kindes zu schaffen. Eine Abspaltung vom Kern oder eine Abspaltung von einem Kern wird ein starkes Alter sein und kann im Programmierungsprozess immer wieder abgespalten werden, um ein facettenreiches und vielfältiges System im Inneren des Kindes zu erschaffen.

Vorschläge

Kernspaltungen stellen ein intensives Gründungstrauma dar. Sie bilden die Grundlage für spätere Systeme, die im Laufe der Zeit vollständig von der Spaltung abgetrennt werden können. Die Arbeit an den Kernspaltungen sollte sehr langsam und erst am Ende des Therapieprozesses erfolgen, wenn es zu einer immensen Kooperation innerhalb des Systems gekommen ist. Der Überlebende wird alle seine inneren Ressourcen benötigen, um mit diesen Traumata fertig zu werden, sowie umfangreiche therapeutische Unterstützung von außen.

Dies kann einen Krankenhausaufenthalt bedeuten, es sei denn, der Überlebende kann verhindern, dass das Trauma zu schnell auftaucht, und der Therapeut und der Überlebende gehen extrem langsam vor.

Andere, weniger dissoziierte Systeme und Fragmente sollten integriert werden.

Das kognitive Erkennen des Missbrauchs wird der erste Schritt bei der Verarbeitung des Kerntraumas sein. Die stärker dissoziierten Anteile trauern zu lassen, indem man von dem Geschehenen „hört", kann als Nächstes kommen. Es kann hilfreich sein, den kernnahen Gefühlen zu erlauben, sich Schritt für Schritt mit Hilfe von Assistenten und inneren Kindermädchen, die ihre Unterstützung anbieten, anzunähern.

Diese Gefühle müssen dosiert und nach und nach untersucht werden. Kinder können unterschiedlich alt sein und müssen sich auf verschiedene Arten ausdrücken.

Es kann eine „Traumprogrammierung", eine „Fantasiewelt" oder eine andere Form der Realitätsflucht geben, die den gespaltenen Kern umgibt und sie vor dem Kontakt mit der Außenwelt schützt, die als brutal und kalt empfunden wird.

Einige Teile können völlig von der äußeren Realität abgetrennt werden, um den Schmerz zu lindern.

Langsame, geduldige Pflege und Realitätsorientierung werden diesen schrecklich traumatisierten Teilen helfen, den Anschluss an die äußere Realität zu beginnen. Manche Teile werden sich immer dessen bewusst gewesen sein, was passiert ist, aber sich nicht darum kümmern, die Außenwelt zu erreichen.

Geduld und die Tatsache, dass man ihnen erlaubt, sich auszudrücken, sind am hilfreichsten.

Die Stufen der Disziplin: Siebte Stufe: Sich nicht darum kümmern

Diese Phase wird ihn noch weiter in die Rolle eines Aggressors bringen. Er wird gezwungen sein, anderen zu schaden und im Laufe des Prozesses seine Fähigkeit zu beweisen, das Interesse an anderen zu verlieren.

Achter Schritt: Zeitreise

Dem Kind werden die spirituellen Prinzipien der inneren und äußeren „Reise" vermittelt, mit Inszenierungen, Rollenspielen und angeleiteten Übungen, die durch das Trauma verstärkt werden. Ziel ist es, die „Erleuchtung" zu erreichen, einen ekstatischen Zustand der Dissoziation, der nach einem schweren Trauma erreicht wird.

Schritte neun, zehn, elf

Es wird sich um ein Programm handeln, das je nach der zukünftigen Rolle des Kindes in der Sekte variieren wird. Das sexuelle Trauma, das Erlernen der Dissoziation und die Steigerung der Kognition sowie die Verringerung der Gefühle werden in diesen Schritten hervorgehoben werden.

Schritt zwölf: „Das Erwachsenwerden „.

Eine Zeremonie zum Erwachsenwerden im Alter von zwölf oder dreizehn Jahren, bei der das Kind in einer Zeremonie zum Erwachsenwerden offiziell in die Sekte und in seine Rolle als Erwachsener eingeführt wird. Es beweist seine Fähigkeit, die Rolle/den Beruf, für die/den es ausgebildet wurde, zur Zufriedenheit des Ausbilders und der Anführer auszuführen, indem es sich einer besonderen Einführungszeremonie unterzieht. Das Ritual und die Zeremonie finden zusammen mit anderen gleichaltrigen Kindern statt, die weiß gekleidet sind und einen Preis als Anerkennung dafür erhalten, dass sie die Grundlagen ihrer Ausbildung erfolgreich absolviert haben.

Sie werden auch als Erwachsene weiterhin missbraucht werden, aber die größten Traumata und die Schaffung von Systemmustern werden in diesem Alter stattgefunden haben. In der künftigen Ausbildung wird das, was bei Kindern in diesem Alter bereits angelegt wurde, verfeinert oder auf dem Fundament aufgebaut werden.

Vorschläge

Es ist wichtig, den Missbrauch zu betrauern und die mit dem Trauma verbundenen Gefühle zu erkennen. Es wird notwendig sein, sich mit der Frage der Täterschuld zu befassen, denn zu diesem Zeitpunkt wird das Kind Täter sein und sich mit den erwachsenen

Vorbildern um es herum identifiziert haben. Dies kann schwierig sein, denn die Tat entsetzt den Überlebenden, wenn er sich daran erinnert. Es ist wichtig, den Überlebenden zu unterstützen, nicht zu urteilen und die Akzeptanz dieser Teile zu fördern. Darauf hinzuweisen, dass es damals keine anderen Möglichkeiten gab, kann hilfreich sein. Die Erkenntnis, dass die Aliens des Täters das Leben des Kindes gerettet haben und dass sie keine andere Möglichkeit hatten zu handeln, vor allem am Anfang, beim ersten Mal, wird hervorgehoben werden müssen. Der Überlebende mag sich von den Doppelgängern des Täters angefeindet oder verunglimpft fühlen, aber sie sind Ausdruck des Missbrauchs und der eingeschränkten Wahlmöglichkeiten, die ihm gelassen wurden. Die Trauer um einen Täter wird Zeit brauchen und die wohlwollende Unterstützung anderer Personen erfordern.

ZEUGNIS VON SVALI, EHEMALIGE ILLUMINATI

Artikelserie von centrexnews.com. Veröffentlicht mit Zustimmung des amerikanischen Herausgebers. Quelle: www.educate-yourself.org/mcsvaliinterviewpt1.html

Dieser Artikel ist Teil einer Reihe von Artikeln, die die Abschrift einer Reihe von exklusiven Interviews sind, die vom Hauptherausgeber von centrexnews, HJ Springer, geführt wurden. Er stellte Svali per E-Mail eine Reihe präziser Fragen zu den Illuminaten in Amerika und der ganzen Welt. Svali ist eine Frau, die innerhalb der Illuminatengruppe wichtige Ausbildungsaufgaben wahrgenommen hat. Nach ihrer Bekehrung zu Jesus Christus entschied sie sich, Zeugnis abzulegen, wobei sie jedoch ihre Anonymität wahren wollte.

Anmerkung des Herausgebers der Website educate-yourself.org, die diese Reihe von Interviews verbreitet hat:

Es war Brice Taylor, der meine Aufmerksamkeit auf diese Reihe von Interviews gelenkt hat. Sie bestätigen auf hervorragende Weise das Verhalten und die Natur der Illuminati-"Familien", die Brice Taylor in seinem Buch „Thanks for the Memories" erwähnt. Es bietet aber auch eine interessante Ergänzung, die die Arbeit eines Programmierers im Bereich der Bewusstseinskontrolle betrifft. Die Arbeit des letzteren ist eher „klinisch" (wenn auch abscheulich). Diese Arbeit ist für die Opfer einer solchen Bewusstseinskontrolle genauso zerstörerisch wie für die Programmierer selbst, die meist unter dem Einfluss eben dieser Bewusstseinskontrolle stehen. Beide sind sich nicht bewusst, dass sie an einer so zerstörerischen Tätigkeit beteiligt sind. Alle sind jedoch direkt an diesem teuflischen Programm der

Versklavung beteiligt, das in den Konzentrationslagern der Nazis unter der Leitung von Dr. Joseph Mengele, dem berüchtigten „Todesengel" von Auschwitz, entstand. Dr. Joseph Mengele war es auch, der das Programm hier in den USA mithilfe des OSS/CIA und der Operation „Paper Clip" fertiggestellt hat.

H. J. Springer, Herausgeber von centrexnews.com, hat einige einleitende Bemerkungen zu seiner Serie von Interviews mit Svali geschrieben. Wir sind „Svali" dankbar, dass er diese Informationen preisgegeben hat, und H. J. Springer, dass er diese Artikel geschrieben hat. Weitere Artikel von Svali (auf Englisch) und ihr Buch mit ihrem Zeugnis können Sie auf ihrer Website www.suite101.com lesen. Alle denkenden Menschen auf unserem Planeten sollten über das Machtübernahmeprogramm der Illuminaten informiert sein. Andernfalls werden ihr Leben und das Leben ihrer Kinder die schrecklichen Folgen ihrer Nachlässigkeit, Ignoranz und Untätigkeit zu tragen haben.

Einleitung von H. J. Springer, Hauptherausgeber von centrexnews.com:

Als wir unsere Artikelserie „Wie die Illuminaten die Menschen programmieren" veröffentlichten, erhielten wir eine Reihe skeptischer E-Mails, in denen wir um weitere Informationen gebeten wurden. Unnötig zu sagen, dass ich selbst eine Reihe von Fragen zu den Illuminaten und ihrem Programm hatte. Also kontaktierte ich Svali (ein Pseudonym), eine ehemalige Programmiererin und Ausbilderin der Illuminaten, und bat sie um weitere Informationen zu ihrer Aussage. Ich habe mein Bestes getan, damit die folgenden Artikel Sie aufklären (verzeihen Sie mir das Wortspiel) und Ihnen die zusätzlichen Informationen geben, die ich von Svali erhalten habe.

Unsere Korrespondenz fand in Form eines Interviews per E-Mail statt. Ich habe sie praktisch nicht bearbeitet. Ich habe nur die Rechtschreibung und die Zeichensetzung überarbeitet und lediglich einige persönliche Informationen über mich entfernt. Ich komme nun zum ersten Teil unserer Interviews.

ERSTER TEIL

Svali stellt sich vor

Sehr geehrter Herr Springler,

Vielen Dank, dass Sie sich mit mir in Verbindung gesetzt haben. Ich muss Ihnen sagen, dass ich gerade heute eine ziemlich skeptische E-Mail von jemandem erhalten habe, der Ihre Website besucht hat. Ich würde Ihre Fragen wirklich sehr gerne beantworten, allerdings unter folgendem Vorbehalt. Ich schreibe unter einem Pseudonym, um meine beiden Kinder und meinen Mann zu schützen. Ich möchte nicht, dass sie feindselige Anrufe, Drohungen am Telefon oder Ähnliches erhalten. Meine beiden Kinder sind noch dabei, die Erfahrungen zu heilen, die sie gemacht haben, als sie in dieser Gruppe aufgewachsen sind. Ich möchte nicht, dass sie weitere traumatische Erfahrungen machen.

Das Thema, das ich hier ansprechen möchte, ist gelinde gesagt heikel. Die Menschen reagieren oft sehr stark, positiv oder negativ, wenn sie wissen wollen, ob es die Illuminaten wirklich gibt. Dennoch werde ich Ihnen ein wenig über mich erzählen. Danach steht es Ihnen frei, zu entscheiden, ob Sie diese Informationen an Ihre Leser weitergeben können. Ich schreibe auch regelmäßig Artikel zum Thema ritueller Missbrauch auf der Website http://www.suite101.com. Sie können auch nach „Svali" suchen. Ich habe eine Reihe von Artikeln zu diesem Thema geschrieben, für den Fall, dass Sie mehr darüber erfahren möchten.

Ich wurde 1957 in Alexandria, einer Stadt in Virginia, USA, geboren. Ich lebte kurze Zeit in einer kleinen Stadt etwa eine Autostunde von Washington, D.C. entfernt. Dann zogen wir auf eine 200 Hektar große Farm im Norden von Virginia, wo meine Mutter meinen Stiefvater heiratete. Mein Stiefvater und meine Mutter gehörten zu den Illuminaten. Das ist eine Gruppe, in der man von Generation zu Generation Illuminati ist. Meine Mutter saß im Regionalrat für die Region Washington, D.C. Sie hatte den „spirituellen" Lehrstuhl inne. Die Illuminaten haben in der Tat sechs Lehrstühle in ihren Räten. Diese Lehrstühle entsprechen den Arbeitsbereichen, mit denen sich ihre „zur

Vollkommenheit gelangten Meister" beschäftigen. Diese sechs Lehrstühle betreffen die folgenden Bereiche: Wissenschaft, Regierung, Hochrangige Führungskräfte, Bildung, Spiritueller Bereich und Militärischer Bereich.

Diese Bereiche sind auch die Bereiche, in denen die Kinder der Sektenmitglieder ausgebildet werden. Sie glauben, dass sie „gut ausgebildete" Kinder haben müssen. Die „spirituelle" Bildung war nur ein kleiner Teil des Unterrichts in dieser Gruppe, da auch in den anderen fünf Bereichen gründlich ausgebildet wurde. Ich verbrachte mehr Zeit damit, Geschichte, lebende Sprachen und Naturwissenschaften zu lernen, als mich okkulten Ritualen zu unterziehen, obwohl letztere für die Gruppe sehr wichtig waren.

Ich habe von 1975 bis 1981 in Charlottesville, Virginia, studiert. Ich bin ausgebildete Krankenschwester und habe auch einen Bachelor-Abschluss in Spanisch. Es handelt sich um eine Einrichtung, in der viele Misshandlungen und okkulte Verbrechen begangen werden. Sie befindet sich auf einem Landgut etwa 18 Kilometer südwestlich von Charlottesville auf dem Weg nach Crowley, Virginia.

Nachdem ich meine beiden Abschlüsse gemacht hatte, ging ich 1981 nach San Diego in Kalifornien. Dort wurde ich von der örtlichen Konzernleitung berufen. Sie waren sehr gut in allem, was mit militärischer Ausbildung zu tun hatte, aber schwach in den Naturwissenschaften, obwohl dieser Bereich meine Stärke war. Ich wurde in den Rat der Führungskräfte aufgenommen. Ich war die sechste Ausbilderin in der Rangfolge der Vorrangigkeit, d. h. ich stand an letzter Stelle der leitenden Ausbilder. Mir unterstanden 30 Ausbilder, die auf die Ortsgruppen verteilt waren. Der Führungsrat traf sich in Ramona, auf einem Anwesen, das einem gewissen Jonathan Meiers gehörte... Einer seiner okkulten Decknamen war „Schwarze Hand", weil er die Angewohnheit hatte, schwarze Handschuhe zu tragen, wenn er mit Menschen arbeitete. Er war der Chefausbilder dieser Gruppe und einer der brutalsten und sadistischsten Männer, die ich je kennengelernt habe. Er hat fast alle Ausbilder, die mit ihm gearbeitet haben, völlig zermürbt, außer mir, weil ich eine Freundin im Führungsrat hatte, die ihn hasste und mir half, seine Autorität zu untergraben. Die Illuminaten sind sehr politisiert und fallen sich sehr gerne gegenseitig in den Rücken. Sie streiten sich wie die Hunde, denn jeder will höher steigen. Der geheime Name meiner Freundin war Athena.

Nachdem ich zwölf Jahre lang mit Jonathan zusammengearbeitet hatte, wurde ich zur zweiten Haupttrainerin des Landkreises befördert.

Jonathan bereitete sich darauf vor, auf die regionale Ebene zu wechseln, und wollte, dass ich ihn ersetze. Wir verachteten uns jedoch gegenseitig und er stellte mir eine Falle, um mich zu Fall zu bringen. Das ist eine ganz andere Geschichte, aber es war einer der Faktoren, die mich dazu brachten, die Gruppe zu verlassen. Ich verließ die Gruppe 1995, weil ich von all den Lügen, Täuschungen und niederen Machenschaften angewidert war. Außerdem fürchtete ich um mein Leben. Ich floh nach Texas und unterzog mich einer Therapie, die von Dr. Jerry Mundgaze und seiner Gruppe geleitet wurde. Leider wussten sie nicht, wie sie mich „deprogrammieren" sollten. Wie Dr. Mundgaze mir sagte: „Sie haben eine viel höhere Ebene erreicht als fast alle Menschen, die wir kennen, und Sie sind viel tiefer programmiert".

Ich erinnerte mich an viele Dinge, Dinge, die er noch nie gehört hatte, und er wusste nicht, wie er mir helfen sollte. Die meisten meiner Erinnerungen kamen mir spontan, zu Hause. Ich wurde nie hypnotisiert, um in meinen Erinnerungen zu wühlen. Sie kamen mir im Laufe meiner normalen Tagesaktivitäten wieder in den Sinn.

Ich verbrachte ein ganzes Jahr damit, mich intensiv zu deprogrammieren. Da ich Chefprogrammiererin war, konnte ich mein Wissen nutzen, um die gesamte Programmierung, die ich durchlaufen hatte, rückgängig zu machen. Ich wurde wütend, als ich erkannte, dass all die Misshandlungen, die ich hatte erleiden müssen und die ich anderen zugefügt hatte, nicht etwas Normales waren, sondern dazu benutzt worden waren, mich zu manipulieren.

Das Buch, das ich geschrieben habe, um mein Zeugnis abzulegen, basiert auf meinen Erinnerungen als Erwachsener in der Illuminatengruppe. Ich habe kriminelle Dinge getan, und heute bereue ich das zutiefst. Meine Art der Restitution vor Gott besteht darin, die Lehren und Praktiken dieser Gruppe zu enthüllen. Ich habe dieses Buch auch geschrieben, um Therapeuten zu helfen, damit sie die Methoden dieser Gruppe verstehen können. Denn nicht selten hörte man von Zentren, die sich auf die Behandlung von rituellem Missbrauch spezialisiert hatten, die Aussage: „Wir wissen nicht, was wir tun sollen ...". Ich nutzte das, was ich selbst in die Praxis umsetzen konnte, um meine Heilung zu erreichen.

Vor zwei Jahren erzählten mir meine Kinder, die bei mir zu Besuch waren, von den Misshandlungen, die sie von ihrem Vater erlitten hatten. Ich ging zum Sozialamt, aber mein Fall wurde zu den Akten gelegt, weil die zuständige Beamtin mir sagte, dass sie nicht an die Realität des rituellen Missbrauchs glaubte! Als mein Exmann kam, um die Kinder einzufordern, hätte er mich ins Gefängnis bringen können, weil ich ihm die Kinder nicht zurückgegeben hatte. Das Gericht in San Diego hatte nämlich kaltschnäuzig erklärt, dass er nicht an die Realität ritueller Misshandlungen glaube. In allen Fällen, in denen ritueller Missbrauch angeklagt wurde, wurden die Kinder dem Elternteil anvertraut, der des Missbrauchs beschuldigt wurde!

Meine Kinder zögerten nicht, ihren Vater direkt zu konfrontieren. Er wurde kreidebleich und sagte: „Ihr wollt also wirklich nicht zur „Familie" zurückkehren?" Sie antworteten: „Nein!" Er flog wieder nach Kalifornien, kündigte seinen Job und zog hierher. Er hat zugestimmt, sich wegen verschiedener Persönlichkeitsstörungen einer Therapie zu unterziehen. Meine Kinder sind ebenfalls in Therapie und erholen sich schnell. Mein Sohn, der jetzt 12 Jahre alt ist, hat sich fast vollständig erholt und ist glücklicher als je zuvor. Meine Tochter, die 16 Jahre alt ist, hat mit einigen schwierigen Problemen zu kämpfen, da sie sexuell missbraucht wurde. Aber Gott ist treu geblieben und wir sehen, dass er uns alle heilt.

Ich hätte gehofft, dass all das, was wir erlebt haben, nicht wirklich passiert ist. Aber wir haben es wirklich erlebt. Wir erhalten derzeit sehr viele bestätigte Zeugenaussagen über alles, was in diesem Bereich geschieht, insbesondere über rituellen Missbrauch. Ich könnte Ihnen diese Zeugenaussagen zukommen lassen. Mein größtes Bedauern ist, dass ich nach einer ganzen Karriere als Ausbilderin von dieser Gruppe benutzt wurde, um die kriminellsten Taten zu begehen. Ich habe oft Menschen gefoltert und missbraucht, von denen ich glaubte, dass ich ihnen damit „helfen" würde!

Jetzt ist mir klar, dass ich mich geirrt habe. Ich habe Gott gebeten, mir zu vergeben. Und ich bin entschlossen, durch die Schrift zu enthüllen, was die Illuminaten tun. Beruflich schreibe ich auch Artikel im medizinischen Bereich, da ich über 18 Jahre lang als examinierte Krankenschwester gearbeitet habe. Außerdem arbeite ich jetzt als Ausbilderin im Gesundheitsbereich.

Ich hoffe, dass Ihnen das als persönliches Zeugnis genügt. Vor Gott und den Menschen sage ich die Wahrheit. Wenn Sie mehr wissen wollen, ohne meine Anonymität oder den Schutz meiner Kinder zu gefährden, lassen Sie es mich bitte wissen.

Aufrichtig,

P.S. Meine jüngste Schwester erinnert sich, dass sie im Alter von drei

Jahren geknebelt und an einen Steinaltar gefesselt wurde, um vergewaltigt zu werden. Sie erinnert sich auch daran, dass unsere Großmutter väterlicherseits sie im Alter von 3 bis 5 Jahren zu Freunden brachte, um sie dort sexuell zu missbrauchen. Mit 13 Jahren wurde sie Alkoholikerin und hatte bis zum Alter von 12 Jahren sieben Selbstmordversuche unternommen. Einer meiner Brüder, der älter ist als ich, kann sich an nichts erinnern, was er vor seinem zwanzigsten Lebensjahr erlebt hat. Seine gesamte Vergangenheit ist wie ein schwarzes Loch. Er glaubt jedoch, dass unser Vater ein perverser und seltsamer Mann war. Dieser Bruder hatte im Alter von acht Jahren versucht, sich in unserer Garage zu erhängen.

Mein älterer Bruder ist ständig am Umziehen. Er hat Angst, länger als ein paar Monate an einem bestimmten Ort zu bleiben, weil er glaubt, „dass sie ihn haben wollen". Auch er hat in seiner Kindheit oft versucht, sich das Leben zu nehmen.

Dies sind nur einige weitere Beweise dafür, was in dieser Gruppe vor sich geht. Ich könnte auch die Tatsache erwähnen, dass meine beiden Kinder auf Deutsch träumen. Das ist die Sprache, die sie unter Illuminaten benutzen. Dabei haben sie diese Sprache noch nie sprechen hören!

ZWEITER TEIL

Wer sind die Illuminaten?

Frage: Ist es Ihnen peinlich, zu diesem Thema auszusagen?

Antwort von Svali: Es macht mir nichts aus, die Illuminaten zu erwähnen. Ich habe lediglich erklärt, aus welchem Grund ich ein Pseudonym benutze. Ich habe vor kurzem einen Brief erhalten, in dem mir gesagt wurde, dass ich ein Pseudonym benutze, weil ich ein Betrüger bin, was überhaupt nicht stimmt. Weil ich Artikel in medizinischen Zeitschriften über Gesundheitsthemen schreibe, weiß ich, dass es wichtig ist, Fakten zu nennen, die man nachprüfen kann. Deshalb habe ich mich überhaupt nicht darüber geärgert, dass Sie meine Aussage wissen wollten. Vielmehr zeigt es mir, dass Sie ein verantwortungsbewusster Verleger sind, was ich bewundere. Ich habe nichts zu verbergen. Meine Geschichte ist zu 100 % wahr.

Ich habe finanziell nichts davon, dass ich mein Zeugnis abgelegt habe. Ich weigere mich, im Fernsehen aufzutreten. Ich bin unbekannt und möchte es auch bleiben. Ich erhalte keine Tantiemen für das, was ich tue. Ich möchte lediglich die Arztrechnungen meiner Kinder bezahlen. Das bedeutet, dass ich drei Teilzeitjobs habe! Das ist eine Antwort auf die Skeptiker, die sagen, dass Menschen aussagen, um die Sympathie anderer zu gewinnen. Ich suche nicht nach Sympathie und ich brauche sie auch nicht. Ich habe in meinem Leben Entscheidungen getroffen und Fehler gemacht, aber ich bemühe mich jetzt darum, alles wieder gut zu machen. Da ich gerade über Geld spreche, möchte ich sagen, dass ich für die Arbeit an meiner Website Suite 101 20 Dollar im Monat verdiene. Ich verdiene zwischen 150 und 250 Dollar für jeden Artikel, den ich über Frauengesundheit schreibe. Raten Sie mal, über welche Themen ich am häufigsten schreibe. Über die Gesundheit von Frauen! Und ganz und gar nicht über das Thema ritueller Missbrauch! Die Herausgeber der Gesundheitsmagazine, die meine Artikel veröffentlichen, haben absolut keine Ahnung, welche Themen ich sonst noch anspreche. Das ist auch der Grund, warum ich unter einem Pseudonym schreibe. Ich schreibe nicht, um berühmt zu werden. Im Gegenteil: Wenn meine Kollegen meine Vergangenheit kennen würden, könnte ich meinen Job verlieren! Ich habe alles zu verlieren, wenn ich die Illuminaten anprangere, und alles zu gewinnen, wenn ich schweige.

Aber ich weiß auch, dass der rituelle Missbrauch von Kindern unbedingt beendet werden muss. Als Christin und als Aktivistin gegen den rituellen Missbrauch von Kindern habe ich beschlossen, Zeugnis über den Missbrauch durch die Illuminaten abzulegen, indem ich Artikel darüber schreibe, um ihn anzuprangern. Ich weiß auch, dass viele hochqualifizierte Menschen bereits ihre Zeugnisse zu diesem Thema veröffentlicht haben. Sie könnten eine interessante zusätzliche Ressource für Sie sein. Ich kenne jedoch keinen von ihnen persönlich, da ich außer meiner eigenen Familie keinen Kontakt zu Überlebenden der Sekte habe. Es handelt sich jedoch um eine Möglichkeit.

Kommen wir nun zu Ihren Fragen.

Frage: Svali, ich denke, unsere Leser fragen sich, ob die Illuminaten Mitglieder einer Religion oder eines Geheimbundes sind, ob sie Satanismus betreiben oder all diese Aktivitäten kombinieren. Ist es wieder etwas anderes oder etwas Unheimlicheres?

Antwort: Die Illuminaten sind Anhänger einer Doktrin, die als „Erleuchtung" bezeichnet wird. Es handelt sich um eine luziferische Gruppe, die ihren Anhängern beibringt, dass ihre Wurzeln in den antiken Mysterien Babylons, Ägyptens und der keltischen Druiden liegen. Sie behaupten, das „Beste" dieser esoterischen Traditionen bewahrt zu haben, indem sie sie mithilfe einer starken okkulten Disziplin integriert haben. Auf lokaler Ebene verehren viele Illuminatengruppen antike Götter wie El, Baal, Astarte, Isis, Osiris und Set.

Abgesehen davon machen sich die Mitglieder des Führungsrats manchmal über die „primitiveren" Praktiken lustig, die auf niedrigeren Hierarchieebenen praktiziert werden. Als ich im Vorstand von San Diego saß, erinnere ich mich, dass sie die Hohepriester und Hohepriesterinnen als „öffentliche Unterhalter" bezeichneten, die ihre Zeit damit verbrächten, „die Basis abzulenken". Ich möchte niemanden beleidigen, sondern nur aufzeigen, dass die Führer davon überzeugt sind, dass sie von eher wissenschaftlichen und intellektuellen Kriterien geleitet werden. Aber sie praktizieren alle die Prinzipien der „Erleuchtung".

Die Erleuchtung umfasst zwölf Stufen, die auch als „zwölf Stufen der

Disziplin" bezeichnet werden. Sie umfasst auch das Erlernen von Astralreisen, Zeitreisen und anderen okkulten Kräften. Handelt es sich dabei um echte Fähigkeiten oder um Halluzinationen, die durch Drogen hervorgerufen werden? Ich kann das nicht beurteilen. Ich habe Dinge erlebt, die rational nicht erklärt werden können, Dinge, die mich erschreckt haben. Aber alles, was ich sagen kann, ist, dass es sich um eine Kombination aus Bewusstseinskontrolle, Drogeneinfluss und echter dämonischer Aktivität gehandelt haben könnte. In welchem jeweiligen Verhältnis? Das weiß ich nicht. Aber ich weiß, dass diese Personen das Böse lehren und praktizieren.

Auf den höchsten Ebenen der Illuminaten geht es nicht mehr um Menschen in schwarzen Roben, die um ein großes Feuer herum Beschwörungsformeln sprechen. In den Vorständen sitzen Verwaltungsräte, die sich um die Finanzen kümmern. Glauben Sie mir, sie verdienen viel Geld. Wäre dies der einzige Grund, würde das ausreichen, um diese Gruppen am Laufen zu halten, ganz zu schweigen von all dem religiösen Dreck, der dort praktiziert wird. Zu den Führungskräften der Illuminaten gehören Banker, Geschäftsleute sowie Kommunal- und Politiker. Es sind intelligente, gut ausgebildete Menschen, die auf der Ebene ihrer Kirchen aktiv sind. Über den lokalen Führungsgremien stehen die regionalen Räte, die die lokalen Gruppen kontrollieren. Sie helfen bei der Festlegung der Politik und der Programme auf regionaler Ebene und verwalten die Aktivitäten der lokalen Räte.

Auf nationaler Ebene gibt es extrem reiche Menschen, die die Aktivitäten der Sekte finanzieren und mit den Führern anderer Länder in Verbindung stehen. Die Illuminaten sind eine internationale Gruppe. Alle ihre Aktivitäten unterliegen der absoluten Geheimhaltung. Das Erste, was ein Kind von der „Familie" oder dem „Orden", wie sie ihn immer noch nennen, lernen muss, ist die Notwendigkeit der Geheimhaltung. Aus diesem Grund hört man nicht viel von den Überlebenden, die es geschafft haben, sich aus dem Gefängnis zu befreien. Die Mitglieder dieser Gruppe haben einen sehr langen Arm und wissen, was sie tun müssen, um diejenigen in Angst und Schrecken zu versetzen, die ein bisschen zu gesprächig sein möchten. Den Kindern wird beigebracht, nicht zu sprechen, indem man sie mit makabren Inszenierungen terrorisiert. Dann wird den Kindern erzählt, dass diejenigen, die diese schrecklichen Schicksale erlitten haben (die manchmal zu „pädagogischen" Zwecken erfunden wurden), Verräter sind, die bestraft werden mussten. Der Anblick dieser schrecklichen Szenen bleibt den drei- oder vierjährigen Kindern ein Leben lang im Gedächtnis. Als Erwachsene werden viele von ihnen selbst dann, wenn es ihnen gelingt, die Gruppe zu verlassen, aus Angst, gefunden und bestraft zu werden, nicht zum Reden ermutigt.

Ich selbst habe als Ausbilderin an vielen dieser makabren Inszenierungen teilgenommen. Ich bin daher etwas zynisch geworden, was auch der Grund dafür ist, dass ich mich entschieden habe, zu sprechen. Dennoch kommt es immer noch vor, dass ich sehr intensive Schrecken empfinde. Stellen Sie sich die Reaktionen eines vierjährigen Kindes vor, das für einige Zeit in eine Holzkiste gesperrt und dann in einem Loch vergraben wird! Selbst wenn es nur ein paar Minuten dort bleibt, sind es Minuten, die für dieses Kind eine Ewigkeit wert sind! Wenn man es dann wieder freilässt, sagt man ihm: „Wenn du jemals wieder etwas sagst, werden wir dich wieder hineinstecken, und diesmal werden wir dich dort lassen!" Dieses Kind beginnt dann hysterisch zu schreien, dass es niemals etwas erzählen wird! So habe ich es selbst erlebt. Jetzt habe ich beschlossen, das Gesetz des Schweigens zu brechen, das mir durch diese psychologischen Folterungen auferlegt wurde. Denn ich möchte nicht, dass andere Kinder erfahren, was ich erlebt habe oder was ich gesehen habe, wie es praktiziert wurde.

Ja, die Illuminaten sind gut organisiert, sehr geheim und auf höchster Ebene extrem reich. Sie sind nicht dumm. Sie sind keine armen Leute, die sich mit Hexerei vergnügen. Wir irren uns gewaltig, wenn wir sie auf diese Weise sehen.

Frage: Wie weit ist die Gesellschaft von den Illuminaten infiltriert? Wie zahlreich sind sie? Sind sie in jeder Stadt der Vereinigten Staaten präsent? Rekrutieren sie auch Menschen, die nicht Mitglieder ihrer Gruppe sind? Wie weit gehen die Mitglieder dieser Gruppe, um dieses Wissen geheim zu halten?

Antwort: Ich glaube, ich habe Ihre Frage nach der Geheimhaltung bereits beantwortet. Die Illuminaten sind in jeder größeren Stadt der USA vertreten. Sie haben die USA in sieben große Regionen aufgeteilt, die jeweils einem Regionalrat unterstehen, der alle lokalen Räte in seinem Wahlkreis kontrolliert. Sie treffen sich alle zwei Monate und zu besonderen Anlässen.

Eine Region kann zwischen 10 und 30 Ortsgruppen umfassen. In ländlichen Gebieten treffen sich die Mitglieder mit den nächstgelegenen Ortsgruppen unter der Leitung ihres Regionalrats. Sie rekrutieren fast nie Personen, die nicht ihrer Sekte angehören. Es kommt jedoch vor, dass sie z. B. asiatischen Familien Kinder abkaufen und sie unter ihrer ständigen Aufsicht halten. Im Gegenzug schützen sie sie vor den Machenschaften der örtlichen Mafia. Ihnen wird gedroht, sie an diese Mafias auszuliefern, wenn sie reden.

Die Illuminaten verfügen auch über hervorragende Anwälte, die hoch bezahlt werden, damit sie alle ihre Machenschaften decken. Sie bezahlen auch Leute, die bei den Medien arbeiten, damit bestimmte Geschichten nie veröffentlicht werden. Ich kenne drei Leute aus San Diego, die für die Union Tribune (eine Lokalzeitung) arbeiteten und treue Illuminaten waren. Sie schrieben oft Artikel, um lokale Ärzte anzugreifen, die versuchten, Überlebende ritueller Misshandlungen zu behandeln. Ich erinnere mich, wie einige Mitglieder unseres Führungsgremiums sich damit brüsteten, Un Tel aufgrund einer Medienkampagne aus der Stadt vertrieben zu haben und sehr stolz darauf zu sein.

Die Illuminaten glauben, dass sie eine Region kontrollieren können, wenn sie es schaffen,:

- ➤ Banken und Finanzinstitutionen. Sie wären überrascht, wenn Sie wüssten, wie viele Illuminaten in den Vorständen dieser Organisationen sitzen!

- ➤ Die kommunalen Behörden. Sie wären auch überrascht, wenn Sie wüssten, wie viele Illuminaten sich in die Gemeinderäte wählen lassen!

- ➤ Rechtsinstitutionen sowie juristische und medizinische Fakultäten. Sektenkinder werden ermutigt, Jura und Medizin zu studieren.

- ➤ Die Medien. Kinder werden auch ermutigt, Journalismus zu studieren. Einige Illuminaten finanzieren auch die Gründung von Lokalzeitungen.

Frage: Sind die Illuminaten die gleichen wie die, die von Adam Weishaupt in Deutschland geschaffen wurden?

Antwort: Es war nicht Weishaupt, der die Illuminaten gegründet hat. Sie haben ihn lediglich als Symbolfigur ausgewählt und ihm diktiert, was er zu schreiben hatte. Es waren Finanziers, die die Illuminaten zu Zeiten des Templerordens gegründet haben. Diese Männer finanzierten die Könige in ganz Europa. Weishaupt war nur ihr Strohmann, der die Befehle befolgte, die er erhielt.

Frage: *Haben Sie weitere Informationen über die politischen Ziele der Illuminaten, falls sie welche haben?*

Antwort: Ich habe auf meiner Website Suite101.com einen Artikel zu diesem Thema geschrieben. (Der Artikel wurde von *Parole de Vie* unter der Nummer A136 veröffentlicht). Sie können ihn gerne nachdrucken, solange Sie die Referenzen angeben oder einen Link zu meiner Seite setzen.

Frage: *Wie erkennen sich die Illuminaten untereinander?*

Antwort: Das ist für sie sehr einfach, denn sie sind seit Generationen Illuminaten. Es ist nicht schwer, Familienmitglieder oder enge Freunde zu erkennen. Die Illuminaten nutzen auch baumartige Netzwerke von Telefonnummern, um sich gegenseitig zu kontaktieren, wenn ein Treffen geplant ist. Ein oder zwei Monate vorher plant der Vorstand ein Datum und einen Ort für die Treffen der verschiedenen Gruppen, die ihm unterstellt sind. Sie kontaktieren dann die örtlichen Leiter (Hohepriester und Hohepriesterinnen) rechtzeitig vor dem Treffen, in der Regel eine Woche vorher. Zwei Tage vor dem Treffen benachrichtigen diese örtlichen Leiter alle Leiter, die ihnen unterstellt sind. Diese wiederum benachrichtigen die ordentlichen Mitglieder. Je wichtiger eine Person in der Gruppenhierarchie ist, desto länger im Voraus wird sie benachrichtigt. Auf diese Weise erkennen die Mitglieder ihren Status an. Menschen, die in der Rangordnung weiter unten stehen, werden nur sehr wenig informiert, da ihnen weniger Vertrauen entgegengebracht wird. Sie werden daher erst sehr kurz vor den Treffen benachrichtigt.

Einige Illuminaten müssen manchmal bestimmte besondere Schmuckstücke tragen, z. B. einen Rubinring oder einen ovalen Smaragd, wenn sie sich an einem öffentlichen Ort treffen müssen und ihnen eine bestimmte Aufgabe zugewiesen wird. Die meisten Kontakte werden jedoch über Familienmitglieder oder enge Freunde hergestellt.

Als ich in San Diego lebte, waren meine gesamte Familie und meine vier engsten Freunde Mitglieder der Illuminaten. Es war also nicht schwer, mit mir in Kontakt zu treten. Auch mein Mann war Mitglied der Gruppe. Die Illuminaten haben die Angewohnheit, arrangierte Ehen zu schließen. Sie erlauben es einem ihrer Mitglieder nicht, jemanden zu heiraten, der nicht zur Gruppe gehört. Wenn Ihnen jemand sagt, dass sein Ehepartner kein Mitglied der Gruppe ist, kann er nicht selbst

Mitglied der Illuminaten sein. Oder sie haben die Sekte verlassen. Dies ist ein unveränderlicher Grundsatz. Meine Ehe war vom örtlichen Führungsrat arrangiert worden, und zwar mit einem anderen Mitglied desselben Ranges. Ich wollte diesen Mann nicht heiraten, weil ich ihn nicht liebte. Aber ich werde nie vergessen, was Athene, meine damalige Vorgesetzte (sie war damals die zweithöchste Führungskraft im Rat), zu mir sagte: „Er ist die beste Wahl für dich, weil er dich nie kontrollieren oder dir schaden kann". Als ich zwölf Jahre alt war, sagte meine Mutter immer wieder zu mir: „Schlaf nie mit jemandem, der niedriger ist als du. Sonst ist er derjenige, der dich nach unten zieht. Such dir immer jemanden aus, der eine höhere Position hat als du.

Meine Mutter war, gelinde gesagt, eine ehrgeizige Frau. Sie war fest entschlossen, mir in dieser hochpolitischen Gruppe zum Erfolg zu verhelfen. Ich folgte ihrem Rat. Athena war meine Freundin und beschützte mich vor einigen S... Ds unter den Anführern von San Diego, vor allem vor Jonathan, unserem Anführer. Sie enthüllte mir seine Schwächen und lehrte mich, wie ich ihn umgehen konnte. Sie verteidigte mich vor ihm. Sonst hätte ich nicht überleben können.

Diese Menschen sind entschieden nicht „nett" und sie verstehen es, andere auf bösartige Weise zu manipulieren. Sie interessieren sich nur für ihre Position, Macht und Geld. Ich habe all das freiwillig aufgegeben, als ich gegangen bin. Manchmal vermisse ich es, nicht mehr so respektiert zu werden wie damals, als ich eine verantwortungsvolle Position in der Gruppe innehatte! Aber ich lerne gerade, auf eine völlig andere Weise zu leben, ohne ständig diese „Familie" im Nacken zu haben, die mich kontrolliert und mir sagt, was ich tun soll.

Wissen Sie, was mir am schwersten fiel, als ich wegging? Meine Freiheit! Die Tatsache, dass ich niemanden mehr hatte, der mir sagte, was ich tun sollte. Ich musste eine schwierige Zeit durchmachen, in der ich lernen musste, mich anzupassen. Ich fühlte mich immer noch wackelig auf den Beinen und fragte mich ständig, was ich tun sollte. Das war hart, denn es war für mich ein Reflex, meine Entscheidungen immer mit meiner Geschäftsleitung, mit Jonathan und mit meinem Mann zu besprechen. Glauben Sie mir, wenn Sie wollen, dass die Freiheit manchmal schwer zu ertragen ist. Ich habe ziemlich lange gebraucht, um ein Gleichgewicht zu finden. Ich glaube, dass es die Unfähigkeit, mit ihrer Freiheit umzugehen, ist, die manche Bandmitglieder manchmal dazu bringt, wieder in die Band zurückzukehren, wenn sie einmal ausgestiegen sind.

Ich hoffe, dass diese Informationen für Sie hilfreich waren.

DRITTER TEIL

Wie die Illuminaten Hollywood regieren

Frage: Ich würde dazu neigen, zu glauben, dass Kalifornien eines der besten Betätigungsfelder für die Illuminaten ist. Ich denke dabei besonders an Hollywood. Was wissen Sie darüber, über die Produktion von Filmen, die Verwendung von Symbolen, unterschwellige Botschaften und die gesamte Welt des „Showbusiness" im Allgemeinen?

Antwort: Ich würde einige Stunden brauchen, um Ihnen zu antworten! Ich werde versuchen, mich kurz zu fassen. Die Illuminaten glauben, dass man ein Land kontrollieren kann, wenn man seine Medien kontrolliert. Das ist eine ihrer klar definierten Prioritäten. Denken Sie daran, dass sie beschlossen haben, in folgende Bereiche zu investieren, um die Gesellschaft besser beherrschen zu können: das Bank- und Finanzwesen, die Medien, das Rechts- und Gesetzgebungssystem, die Regierung und das Bildungssystem.

Wie wollen sie das erreichen? Nicht, indem sie zu einem Filmproduzenten gehen und sagen: „Übrigens, wir sind die Illuminaten und möchten, dass Sie einen Film drehen, um unser Programm voranzutreiben. Denken Sie daran, dass es sich um intelligente Menschen handelt. Stattdessen werden sie eine kleine Finanzgesellschaft gründen, um Filme zu finanzieren, die ihre Ideen voranbringen. Sie werden in aller Ruhe die Schauspieler, Produzenten, Regisseure und Drehbücher auswählen, die sie interessieren, aber niemals öffentlich sagen, wer sie in Wirklichkeit sind oder was ihre eigentlichen Ziele sind.

Geld öffnet alle Türen, besonders in Hollywood. Wenn Sie Geld haben, können Sie fast alles bekommen. Das wissen sie auch. Sie finanzieren auch die Werbekampagnen, die für ihre Filme gemacht werden. Wie viele christliche Filme haben sich in den letzten 20 Jahren große Werbekampagnen leisten können? Nur sehr wenige! Vergleichen Sie das mit den Werbekampagnen, die für okkulte Filme gemacht werden! Kein Kommentar!

All das war ein langer und subtiler Prozess, denn die Illuminaten sind geduldig. Seit Hunderten von Jahren arbeiten sie im Verborgenen. Sie wissen, dass die Öffentlichkeit nur langsam neue Ideen akzeptiert und dass man dies schrittweise tun muss. Sie nennen dies „Schafe treiben". Das ist eine der Bezeichnungen, die sie für diejenigen verwenden, die nicht „erleuchtet" sind. Wenn Sie bedenken, wie viele okkulte Filme in den letzten nur zehn Jahren in die Kinos gekommen sind, sollte Ihnen das zu denken geben!

Warum gibt es so viele Okkultfilme? Warum wird die amerikanische Jugend so sehr für Okkultismus und Magie sensibilisiert? Beobachten Sie nur die Zeichentrickfilme am Samstagmorgen im Fernsehen! Ich erlaube meinen Kindern nicht, sie anzusehen, außer manchmal ein paar Bugs Bunny! Wir leihen uns lieber Videos von alten Filmklassikern mit Audrey Hepburn oder John Wayne aus. Ich könnte Ihnen einige ausgezeichnete Artikel schicken, die Walt Disney gründlich untersucht haben. Er war Mitglied der Illuminaten und sein Film Fantasia wurde speziell für die Programmierung von Kindern konzipiert.

Einige Filme sind regelrecht darauf ausgelegt, das Programm der Illuminaten zu fördern, wie z. B. „The Matrix". Als ich diesen Film gesehen habe, hat er mich an die Decke springen lassen! Er bezieht sich direkt auf den Konditionierungsprozess der Illuminaten und es war nicht lustig, ihn zu sehen! Oder auch „Fight Club". Ich mag Brad Pitt und Ed Norton, aber dieser Film zeigt deutlich das Vorhaben des Militärs, die Gesellschaft in den Griff zu bekommen. Den meisten Menschen ist nicht klar, was da gerade passiert. Beachten Sie, dass die Figur, die den Kult des militärischen Symbols verkörpert, die stärkste Figur im Drehbuch ist.

Was den Film „The Labyrinth" betrifft, so habe ich ihn nicht gesehen, aber mein Mann. Alles, was er mir erzählt hat, entspricht genau den Techniken zur Programmierung von Kindern, die von den Illuminaten angewandt werden. Alle Filme, die ein okkultes Thema behandeln oder paranormale übernatürliche Phänomene oder Kontakte mit der geistigen Welt darstellen, sind alle darauf ausgelegt, das Programm der Illuminaten voranzutreiben. Ich werde mir diese Filme nicht ansehen. Ich hatte in meinem bisherigen Leben genug Kontakt mit der okkulten Realität!

Ein anderes Beispiel betrifft die sensationelle Darstellung geheimer Rituale und anderer okkulter Rituale im Fernsehen. Oder Geschichten von Geistern und Hexen. Kinderbücher, die über Hexen und die Ausbildung von Hexen berichten, sind sehr beliebt!

Die Illuminaten glauben fest an die arische Ideologie. Ein Film wie „Starship Trooper" enthält zahlreiche Anspielungen auf diese Ideologie und viele okkulte Symbole. Ich habe mindestens 100 davon gezählt und fast gelacht! Da hat sich jemand wirklich einen Spaß daraus gemacht, das Programm der Illuminaten zu pushen, als er diesen Film gemacht hat!

Viele berühmte Schauspieler und Schauspielerinnen werden in Filmen eingesetzt, die von den Illuminaten finanziert werden. Einige von ihnen wissen es. Die meisten wissen es wahrscheinlich nicht, solange sie ihren Scheck erhalten. Einige von ihnen gehören auch zu den Illuminaten, obwohl ich viele von ihnen nicht persönlich kenne. Ich werde die, die ich kenne, nicht namentlich nennen. Ich möchte keine Verleumdungsklage riskieren!

Ich war ohnehin zu sehr mit meiner Arbeit als Ausbilderin sowie mit dem Erlernen der Auswirkungen von Drogen und anderen Substanzen auf die Menschen beschäftigt, als dass ich Zeit gehabt hätte, die Geschehnisse im Showbusiness zu verfolgen. Es tut mir leid, aber ich kann mich nicht an viele berühmte Namen erinnern. Mein Leben als Ausbilderin und Hauptprogrammgestalterin war ziemlich langweilig. Wir sprachen selten über die Medien, außer dass wir wussten, dass sie eines der Mittel waren, mit denen die Illuminaten ihre Neue Weltordnung errichteten. Das war ihre eigentliche Motivation.

Ich möchte auch mit einem weiteren Missverständnis aufräumen, nämlich dass die Illuminaten wüssten, dass sie Böses tun. Als ich ein Mitglied der Illuminaten war, waren wir vollkommen davon überzeugt, dass unser Programm sehr nützlich ist. Als Lehrerin glaubte ich aufrichtig daran, anderen dabei zu helfen, ihr volles Potenzial zu entfalten.

Ich glaube, dass ich nach Jahren harter Arbeit durch meine Intelligenz zu einer ausgezeichneten Führungskraft geworden war. Ich konnte mich Jonathan und anderen Führern unserer Gruppe widersetzen, wenn ich dachte, dass ihre Entscheidungen nicht richtig waren, und ich verteidigte die Menschen, die mir unterstellt waren. Andere außer mir taten das Gleiche. Sie glauben ehrlich, dass sie das Richtige tun. Wenn Sie ihnen sagen würden, dass sie das Böse tun, wären sie sehr erstaunt.

Ich musste mich einer langen Therapie unterziehen und mich selbst deprogrammieren. Ich fand den Kontakt zur Realität wieder, indem ich mich mit Menschen traf, die nicht in dieser Sekte waren, und schließlich begriff ich, dass alles eine Lüge war. Das war ein schrecklicher Schlag für mich! Ich hatte mein ganzes Leben damit verbracht, anderen dabei zu helfen, in diese glorreiche Neue Weltordnung einzutreten, und nun musste ich schließlich feststellen, dass das alles schlecht war, eine schreckliche Ausbeutung von Menschen. Ich weinte und klagte lange Zeit darüber!

Die meisten Illuminaten, die ich kennengelernt habe, waren nicht grundsätzlich dem Bösen verfallen. Sie waren verführt und getäuscht. Nur die wichtigsten Führungspersönlichkeiten auf höchster Ebene waren sich wahrscheinlich bewusst, dass sie tatsächlich Böses taten.

VIERTER TEIL

Die Beziehung zwischen Illuminaten und Freimaurern

Frage: *Svali, ich bin sicher, dass die meisten Leser gerne wissen würden, welche Beziehungen zwischen den Illuminaten und den Freimaurern bestehen. Was wissen Sie darüber? Haben die Illuminaten die Freimaurerorden infiltriert?*

Antwort: Die Illuminaten und die Freimaurer arbeiten Hand in Hand. Es spielt keine Rolle, ob das, was ich sage, stört, es ist eine Tatsache. Der Freimaurertempel in Alexandria, Virginia, ist ein Lehr- und Ausbildungszentrum für die Illuminaten in der Region um Washington, D.C. Der Name dieser Stadt Alexandria war übrigens in Erinnerung an die Stadt Alexandria in Ägypten gewählt worden. Sie ist ein sehr wichtiges Zentrum für die Aktivitäten der Illuminaten. Ich selbst musste manchmal den Freimaurertempel aufsuchen, wenn es um Prüfungen, Beförderungen, Schulungen oder wichtige Zeremonien ging. Die Leiter dieser Freimaurerloge gehörten ebenfalls zu den Illuminaten.

Dasselbe galt für alle größeren Städte, in denen ich gelebt habe. Die wichtigsten Freimaurer waren ebenfalls hochrangige Illuminaten. Meine Großeltern mütterlicherseits waren wichtige Freimaurer in der Stadt Pittsburgh, Pennsylvania (sie gehörten dem 33. Grad an). Sie waren auch führende Mitglieder der Illuminaten in dieser Region.

Dennoch glaube ich nicht, dass alle Freimaurer Illuminaten sind, vor allem nicht in den unteren Graden. Auf dieser Ebene wissen sie meiner Meinung nach nichts von dem, was gegen Mitternacht in ihren Haupttempeln geschieht. Viele Freimaurer sind auch tüchtige Geschäftsleute und „gute" Christen. Aber ich habe noch nie einen Freimaurer kennengelernt, der nicht auch ein Illuminatus ab dem 32. Grad war. Es waren die Illuminaten, die die Freimaurerei geschaffen haben, um ihre Aktivitäten zu „vertuschen".

Frage: *Was genau bedeutet die Pyramide auf der Rückseite der 1-*

Dollar-Note der USA? Ich meine diese Pyramide, deren abgetrennte Spitze ein Auge enthält. Ist das ein Symbol der Freimaurer oder der Illuminaten?

Antwort: Die Pyramide und das „Auge des Horus" auf der 1-Dollar-Note sind Symbole der Illuminaten. Die Pyramide ist eine geometrische Figur, die auf der Zahl 3 basiert, einer heiligen Zahl in den antiken religiösen Mysterien. Es ist diese Zahl 3, und nicht die Zahl 6, die im Okkultismus als die heiligste Zahl angesehen wird. Die Pyramide ist auch ein Bauwerk, das insbesondere zur Beschwörung von Dämonen verwendet wird. Sie ist ein Punkt okkulter Aktivitäten.

Das Auge steht für das Auge des Horus, „das Auge, das alles sieht". Die Illuminaten legen großen Wert auf die ägyptischen magischen Praktiken (*das Totenbuch* usw.). Das Auge steht auch dafür, dass niemand der magischen Überwachung entgehen kann. Die Illuminaten betrachten das Auge als dämonisches Auge oder als Auge der Gottheit. In der Mythologie der Illuminaten kann dieses Auge offen oder geschlossen sein, je nach der spirituellen Epoche des Jahres oder dem spirituellen Zustand der Person. Kleine Kinder werden einer okkulten Operation unterzogen, um ihr „inneres" Auge zu öffnen. Ihnen wird auch gesagt, dass Horus ihre Seele wegnehmen oder das Auge explodieren wird, wenn sie die Gruppe verlassen oder sprechen. Das Symbol auf dem Dollar dient als verstärkende Botschaft für alle Illuminatenkinder, die diese Geldscheine sehen. Es erinnert sie daran, dass jemand auf sie aufpasst.

Auf demselben Geldschein steht auch in Latein: „Novus Ordo Seclorum", was so viel wie „Neue Weltordnung" bedeutet. Das entspricht der Agenda der Illuminaten. Denken Sie also daran, dass unsere Vorfahren bereits seit Anfang der 1800er Jahre an diese Neue Weltordnung dachten! Habe ich Ihnen nicht gesagt, dass die Illuminaten geduldige Intellektuelle sind, die langfristig denken? Thomas Jefferson, Benjamin Franklin, Franklin Roosevelt und andere waren hochrangige Illuminaten. Unser Land wurde auf den Grundsätzen der Freiheit gegründet, aber auch auf den Grundsätzen der Neuen Weltordnung.

Frage: Wie lange gibt es dieses Konzept der Illuminaten schon? Es scheint, dass sie schon sehr lange aktiv sind. Haben sie schon vorher unter anderen Namen agiert? Was wissen Sie darüber?

Antwort: Mir wurde beigebracht, dass die Illuminaten auf uralte

Praktiken zurückgehen, die seit Beginn der historischen Zeitrechnung bekannt waren, seit der Zeit der Babylonier, die Zikkurate für ihre Gottheiten errichteten, die von den Illuminaten noch immer verehrt werden. Sie sind stolz darauf, dass sie eine angeblich ungebrochene Tradition aus dieser Zeit geerbt haben. Die Namen haben sich geändert, aber die Kerngruppe ist die gleiche geblieben.

Die Illuminaten gehen auch auf die geheimnisvollen Praktiken der alten Religionen Ägyptens zurück, mit all ihrer schwarzen Magie und der Verehrung von Set, Osiris, Horus und Ra. Die Illuminaten glauben auch, dass sie direkt von den Pharaonen des alten Ägyptens abstammen.

Es fällt mir schwer zu sagen, wie viel davon Propaganda ist und inwieweit das, was sie behaupten, wahr ist.

Im Mittelalter waren auch die Templer Vorgänger der Illuminaten, ebenso wie die Rosenkreuzer sowie die Kelten und ihre Druiden. Sie wissen, wer Stonehenge in England gebaut hat.

FÜNFTER TEIL

Die Beziehungen zwischen den Illuminaten und der CIA sowie zu Russland und China.

Svali: Ich möchte nur, dass Ihre Leser wissen, dass ich keine Expertin der Illuminaten bin und das auch nicht sein will. Ich bin nur eine Überlebende, die Teil ihrer Gruppe war, in einer leitenden Position, aber auf einer nicht sehr hohen lokalen Ebene. Ich verkehrte nicht mit den Reichen und Berühmten. Aber ich hörte von den Geschehnissen auf den höchsten Ebenen. Auch in Sekten wird viel gequatscht. Es sind immer Menschen!

Auch andere Personen sind ausgestiegen und haben Enthüllungen gemacht. Ich kenne sie nicht persönlich, aber ich habe von ihnen gehört. Da ist zum Beispiel Brice Taylor, der in Kalifornien und North Carolina lebt. Dann gibt es noch Neil Brick von smartnews. Ich denke, man kann ihm vertrauen, er ist ein guter Mensch. Dann gibt es noch Caryn stardancer von Survivorship.org und Annie mckenna. Ich glaube, diese hat ein Buch über ihre Erfahrungen geschrieben, ein sehr gutes Buch, das von Paperclip Dolls herausgegeben wurde. Es gibt noch weitere, und wenn Sie sich die Website Suite101.com ansehen, finden Sie Links zu all diesen Ressourcen und zu anderen Überlebenden. Auch auf der Website Survivorship.org finden Sie Links.

Einige dieser Überlebenden haben ihre Berichte selbst im Internet veröffentlicht, um der Öffentlichkeit zu helfen, zu erfahren, was vor sich geht. Ich bin also nicht die Einzige, die ausgestiegen ist und von ihren Erlebnissen berichtet. Diese beschränken sich jedoch auf die Gegend um Washington und San Diego zwischen den Jahren 1957 und 1995. Damals stand ich im Dienst der Illuminaten und war völlig verführt. Heute bereue ich zutiefst, dass ich bei all diesen Dingen mitgemacht habe.

Frage: Wie können Überlebende in der Anonymität bleiben, wenn sie Hilfe suchen? Könnten die Illuminaten Programmierer oder

Mitglieder, die die Gruppe verlassen haben, nicht endgültig zum Schweigen bringen? Wie weit sind sie bereit, zu gehen, um Sie zum Schweigen zu bringen?

Antwort: Auf meiner Website Suite101 und in meinem Buch habe ich ein ganzes Kapitel darüber geschrieben, wie man sicher bleiben kann. Ja, die Illuminaten suchen Kontakt zu den Ausgestiegenen. In erster Linie über ihre Familien.

Denken Sie daran, dass wir von Generation zu Generation zu den Illuminaten gehören. Vor vier Jahren forderte mich meine Mutter auf, mich zwischen „Rückkehr oder Tod" zu entscheiden. Das löste ein tödliches Selbstzerstörungsprogramm aus, das sie in mich eingepflanzt hatten. Ich glaube, meine Mutter hatte gehofft, dass ich zurückkomme, aber sie hat sich geirrt. Ich war dem Tod sehr nahe, aber Gott hat mich verschont. Dann musste ich mich daran machen, das Programm abzubauen. Als ich die Illuminaten verließ, behandelte mich mein Vorgesetzter sehr arrogant. Er sagte mir, dass ich innerhalb von sechs Monaten tot sein würde, wenn ich mich richtig erinnere. Er sagte mir, dass „niemand sich an irgendetwas erinnern könnte, mit dem, was ich in ihn hineingesteckt habe, und weiterleben könnte". Das ist ein direktes Zitat von Jonathan M., meinem Chef, und ich hoffe, dass er diesen Artikel liest!

Aber viele ehemalige Mitglieder werden wieder aufgenommen oder entführt, weil sie immer noch mit ihren alten Freunden telefonieren oder nachts allein unterwegs sind. Sie würden einige Geschichten nicht glauben, die mir Überlebende erzählt haben, die mir gesagt haben, dass sie um zwei oder drei Uhr morgens allein an verlassenen Orten einkaufen gehen. Was geht in diesen Köpfen vor?

Vor drei Jahren half ich einer Überlebenden, die Gruppe zu verlassen. Sie wurde buchstäblich verfolgt und wehrte sich heftig. Schließlich hatte sie den Mann, der sie entführen wollte, mit einer Waffe bedroht. Er hatte ebenfalls eine Waffe in der Hand und bedrohte sie, aber sie fragte ihn: „Was glaubst du, wer von uns beiden der bessere Schütze ist?". Sie war Scharfschützin! Er zog es vor, aufzugeben. Sie blieb sechs Monate lang bei mir und ist jetzt frei.

Normalerweise geben sie nach einer gewissen Zeit auf, diejenigen zu verfolgen, die weggegangen sind, und sie werden es leid, sie zurückholen zu wollen. Ich könnte jedoch niemals in Washington oder San Diego wohnen. Die Gefahr wäre zu groß, dass ich einen meiner alten Bekannten treffen würde. Es ist besser, eine gewisse Distanz zu halten. Die Illuminaten, die dort sind, wo ich derzeit lebe, kennen mich nicht oder interessieren sich nicht für mich. Ich kenne auch viele andere Menschen. Die Illuminaten lieben die Geheimhaltung. Sie werden in der Regel nichts in der Öffentlichkeit tun, wenn Sie mit Menschen zusammen sind, die nicht zu ihrer Gruppe gehören. Aber ich habe von Menschen gehört, die ermordet wurden. Das ist einer der Gründe, warum ich mich weigere, im Fernsehen aufzutreten oder in der Öffentlichkeit zu sprechen. Ich führe ein sehr ruhiges Leben in völliger Anonymität.

Wenn ehemalige Mitglieder wieder aufgenommen werden, liegt das meist daran, dass sie selbst wieder Kontakt mit der Sekte aufgenommen haben. Die Versuchung, zurückzukehren, ist manchmal sehr stark. Sie muss vor allem in den ersten Jahren energisch bekämpft werden. Wenn Sie wissen möchten, aus welchen Gründen Menschen, die so misshandelt wurden, zu ihren Peinigern zurückkehren wollen, lesen Sie einen von mir verfassten Artikel mit dem Titel: „Durch Trauma verursachte Verbindungen: die Anziehung zum Folterer". Er ist auf meiner Website zu finden (auf Englisch: „Trauma Bonding: The Pull to the Perpetrator").

Frage: Ich möchte noch einmal über die politische Agenda der Illuminaten sprechen. Wie sind ihre Beziehungen zur CIA, zum FBI und zu anderen Geheimdiensten? Wie stark sind diese Dienste infiltriert? Was sind die tatsächlichen Ziele dieser Geheimdienste?

Antwort: Sie sind alle infiltriert. Ich glaube nicht, dass alle Mitglieder dieser Dienste Illuminaten sind, aber ein großer Teil ihrer Führungskräfte ist es. Meine Mutter war zum Beispiel mit Sid Gottlieb befreundet, der zur CIA gehörte. Die Farm, auf der ich aufwuchs, lag nur eine halbe Stunde von seinem Haus in Culpeper, Virginia, entfernt. Sie kannte auch die Familie Dulles (Foster Dulles war US-Außenminister). Viele CIA-Ermittler gehören zu den Illuminaten... MK-Ultra (Regierungsprogramm zur Bewusstseinskontrolle)[2] wurde zum Teil mit Geld der Illuminaten finanziert. All diese Leute wenden die ausgefeiltesten Techniken der Bewusstseinskontrolle an, glauben Sie mir, und sie beginnen damit, sie an ihren eigenen Mitarbeitern anzuwenden.

---

[2] Vgl. *MK Ultra, Ritual Abuse and Mind Control*, Alexandre Lebreton, Omnia Veritas Ltd, www.omnia-veritas.com.

Als ich in San Diego lebte, führten wir immer noch Experimente am Menschen durch. Mit Jonathan experimentierte ich mit der Wirkung bestimmter Drogen, die Trancezustände auslösten, in Verbindung mit Programmiermethoden. Wir nahmen alle Daten unserer Experimente auf und luden sie in eine Datenbank. Ja, die Illuminaten sind sehr gut darin, modernste Technologien zu nutzen! Dann schickten wir diese Daten nach Langley (eine Stadt in Virginia, in der sich das Hauptcomputerzentrum der Illuminaten befindet).

Viele Verwaltungsräte und Direktoren des FBI gehören ebenfalls zu den Illuminaten. Die CIA half nach dem letzten Weltkrieg dabei, deutsche Wissenschaftler nach Amerika zu holen. Viele von ihnen waren ebenfalls hochrangige Führungskräfte der Illuminaten und wurden von ihren amerikanischen Kollegen mit offenen Armen empfangen. Sie teilten diesen alle Informationen mit, über die sie verfügten.

Frage: Wenn in Amerika das politische System, das Bankwesen und das Militär weitgehend von den Illuminaten kontrolliert werden, dann nehme ich an, dass dies auch für Osteuropa, Russland und die anderen Länder des ehemaligen kommunistischen Blocks gilt. Wie steht es also um die Ost-West-Beziehungen? War Russland, das damals die UdSSR war, wirklich der Gegner, der es zu sein schien? Gab es einen machiavellistischen Plan hinter der scheinbaren Feindschaft mit Russland?

Antwort: Russland war nie wirklich eine Bedrohung für Amerika. Der Marxismus wurde von den Illuminaten gegründet, um ein Gegengewicht zum Kapitalismus zu schaffen. Die Illuminaten glauben fest an die Bedeutung von Gegenkräften, an die Notwendigkeit von Gegenkräften. Sie betrachten die Geschichte als ein komplexes Spiel der Kräfte, ähnlich wie ein Schachspiel. Daher finanzieren sie erst die eine, dann die andere Seite, um von Chaos und Spaltung zu profitieren und so die Dinge voranzutreiben. Sie gehen weit über das Spiel der politischen Parteien hinaus und lachen darüber. In all diesen Jahren (des Kalten Krieges) trafen sich die großen westlichen Finanziers heimlich mit ihren russischen oder kommunistischen „Gegnern" und machten sich gemeinsam darüber lustig, wie all diese „Schafe" getäuscht werden konnten. Hier teile ich mit, was mir beigebracht wurde und was ich selbst beobachtet habe.

Als sich die beiden größten Ausbildungsgruppen der Illuminaten in Europa trafen (DELPHI für Nordamerika und ORACLE für Europa), arbeiteten alle Ausbilder zusammen, unabhängig davon, ob sie Russen, Deutsche, Franzosen, Engländer, Kanadier oder Amerikaner waren. Das ist einer der Gründe, warum die Illuminaten versuchen, das Sprachenlernen so weit wie möglich auszubauen. Ich musste in meiner Kindheit sechs Sprachen lernen und lernen, mich mit Menschen aus der ganzen Welt zu unterhalten. Die Illuminaten sind eine wirklich internationale Gruppe. Nationale Ziele müssen hinter ihren supranationalen Zielen zurückstehen. Die Illuminaten pflegen auch viel zu reisen, um ihre Fähigkeiten auszutauschen. So kann ein russischer Ausbilder für einige Zeit in die USA kommen, um eine bestimmte Aufgabe zu erfüllen, und dann in sein Heimatland zurückkehren oder umgekehrt.

Frage: China lässt Stiefelgeräusche hören und hat sich mit Atomwaffen ausgerüstet, die amerikanische Städte bedrohen. Entspricht das alles den Zielen der Illuminaten? Gibt es Bereiche, die sich der Kontrolle der Illuminaten entziehen, gibt es Unsicherheitsfaktoren?

Antwort: Es ist jetzt fünf Jahre her, dass ich aus den Illuminaten ausgetreten bin. Meine Informationen sind daher allmählich etwas alt. Aber die Entwicklung der chinesischen Militärmacht ist Teil ihres Plans. Es gibt einige Mitglieder ihrer Gruppe, die aus Asien stammen und sehr opportunistisch sind. Die östliche Mafia ist eng mit den Aktivitäten der Illuminaten verbunden. Die einzigen Unsicherheitsfaktoren für die Illuminaten bestehen darin, wie die normalen Bürger reagieren werden. Das können sie nicht vorhersagen. Die Führung der Illuminaten entwirft jedoch verschiedene Szenarien und versucht, die angemessene Reaktion auf ein unerwartetes Verhalten der Bürger vorherzusagen.

Mir wurde gesagt, dass die Illuminaten geplant haben, ihr gesamtes Programm bis zum Jahr 2020 zu veröffentlichen. Ich weiß nicht, ob diese Information zuverlässig ist oder ob es sich dabei nur um Propaganda handelt. Es könnte auch sein, dass sie dieses Datum seit der Zeit, in der ich Mitglied dieser Gruppe war, geändert haben.

Frage: Svali, Sie haben uns bereits von den Techniken der Bewusstseinskontrolle erzählt und von Überlebenden, die ihre Aussagen veröffentlicht haben. Eine dieser neueren Aussagen ist die von Cathy O'Brian

(www.vegan.swinternet.co.uk/articles/conspiracies/cathyansmark.html

und www.trance-formation.com).

Sie scheint eines der Opfer der Bewusstseinskontrollprogramme der CIA zu sein. Ihre Geschichte ähnelt Ihrer sehr, was die Technologie und die Techniken betrifft. Glauben Sie, dass es eine Verbindung zu den Illuminaten geben könnte?

Antwort: Ich habe es bereits gesagt: Die CIA und die Illuminaten arbeiten zusammen. Das ist ganz klar. Die Leiter der CIA sind ebenfalls hochrangige Illuminaten. Ich habe Ihnen von Foster Dulles und Sid Gottlieb erzählt, die ich in meiner Kindheit und als junger Erwachsener persönlich kennengelernt habe. Die Wissenschaftler, die das MK-Ultra-Programm und andere staatliche Programme zur Bewusstseinskontrolle entwickelten, waren Illuminaten, die aus Nazi-Deutschland stammten. Aus diesem Grund werden Sie feststellen, dass die Opfer von Bewusstseinskontrolle immer Deutsch sprechen oder einen abgespaltenen Teil ihrer Persönlichkeit haben, der mit einem deutschen Akzent spricht. Sie ahmen ihre Peiniger nach, was sehr häufig vorkommt.

Sie können sagen, dass die CIA und die Illuminaten Hand in Hand arbeiten. Ich weiß, dass verschiedene Illuminatengruppen in den ganzen USA die Daten, die sie bei ihren Experimenten sammeln, an das zentrale Computerzentrum in Langley, Virginia, schicken. Ja, es werden immer noch Experimente an Menschen durchgeführt, insbesondere im Bereich der Bewusstseinskontrolle! Sie haben nicht mit dem Ende des Zweiten Weltkriegs aufgehört!

SECHSTER TEIL

Warum berichten die Medien so wenig über rituellen Missbrauch und Bewusstseinskontrolle ?

Frage: Ich finde es sehr erstaunlich, dass diese Fragen des rituellen Missbrauchs und der Bewusstseinskontrolle angesichts der großen Anzahl an verfügbaren Beweisen von der Presse kaum aufgegriffen werden.

Antwort: Meine Antwort wird Ihnen jetzt wirklich sehr zynisch vorkommen. Aber das überrascht mich nicht. Denn die Illuminaten rühmen sich damit, dass ihr bester Schutz in der Unwissenheit und Ungläubigkeit der öffentlichen Meinung liegt. Sie verstehen es auch, ihre eigenen Pressekampagnen durchzuführen, die sehr effektiv sind. Ich kannte zum Beispiel einen Journalisten der Union Tribune in San Diego (die Initialen seines Namens sind M.S.), der Artikel über rituelle Misshandlungen und Gedankenkontrolle schrieb. Er gehörte zu den Illuminaten. Seine Artikel waren ein typisches Muster für die Handlungsweise der Illuminaten.

Er führte Interviews mit Ärzten, die angeblich als angesehene Spezialisten auf diesem Gebiet galten. Diese Männer waren mit Diplomen gespickt. Sie gaben die rationale und überlegte Meinung eines Experten wieder und kamen zu folgendem Schluss: Kein vernünftiger und logisch denkender Mensch kann an die Existenz von rituellen Misshandlungen glauben. Außerdem sind für sie die Ärzte und Therapeuten, die die sogenannten Opfer rituellen Missbrauchs behandeln, nichts anderes als Scharlatane, die das arme Volk ausnutzen, die armen Naiven, die von diesen besonders bösartigen und eigennützigen Menschen ausgebeutet werden.

Er prangerte dann diejenigen an, die behaupteten, dass ritueller Missbrauch tatsächlich stattfand, indem er sie als psychisch krank und engstirnig darstellte. Er prangerte auch das „betrügerische" und „ausbeuterische" Verhalten der Ärzte und Therapeuten an, die sich mit ihnen beschäftigten. Er stellte sie praktisch als gierige, geldgierige

Menschen dar, die in alle möglichen Arten von geistigen Wahnvorstellungen verfallen waren. Schließlich stellte er all die armen Familien dar, die von diesen schrecklichen Therapeuten auseinandergerissen wurden, die beschuldigt wurden, die Ideen des rituellen Missbrauchs in die Köpfe der armen Opfer zu injizieren.

All das war verpackt in die scheinbar rationalen, logischen und mitfühlenden Kommentare eines Mitarbeiters des Bundessozialamts, der sagte, wie tragisch das alles sei, und zu dem Schluss kam, dass unbedingt etwas getan werden müsse.

M.S. erwähnt nie, dass die Ärzte, die sich um Überlebende rituellen Missbrauchs kümmern, sehr wenig Geld erhalten und sogar kostenlos arbeiten, um diesen Menschen zu helfen, die Ketten ihres Lebens zu sprengen. M.S. interviewt niemals die 85% der psychologischen Helfer, die wissen, dass es rituellen Missbrauch gibt, oder die daran glauben, dass es ihn gibt. Er interviewt nur die kleine Minderheit, die mit seinen Ideen übereinstimmt.

Wir wissen also, dass die Medien oft sehr voreingenommen sind!

Frage: *Aber da es so viele Beweise gibt, warum interessieren sich nicht mehr Menschen für die Illuminaten?*

Antwort: Ganz einfach, weil die Menschen nicht glauben können und wollen, dass es die Illuminaten gibt und dass alles, was ich Ihnen erzähle, wirklich passiert. Ich bin eine engagierte Christin. Im Buch der Offenbarung steht geschrieben, dass die Menschen kurz vor der Wiederkunft Jesu so leben werden, als ob nichts geschehen würde, und sagen, dass alles normal ist, obwohl es eindeutige Beweise für das Gegenteil gibt. Selbst wenn Sie jemandem ein Video zeigen würden, das bei rituellen Misshandlungen aufgenommen wurde, würde er Ihnen sagen: „Das ist bestimmt eine Fälschung. Menschen tun so etwas nicht". Sie könnten jemandem einen Ort zeigen, an dem vergrabene Knochen, Pentagramme und andere satanische Symbole zu finden sind, und er würde sagen: „Ach, das sind doch nur Jugendliche, die Spaß hatten!". Sie könnten ihnen noch Fotos von den Tunneln zeigen, die in der Nähe von Los Alamos gebaut wurden, und sie würden sagen: „Das ist völlig uninteressant. Das muss sich auf irgendein Regierungsprojekt beziehen!" Zeigen Sie ihnen die Narben, die die Überlebenden an ihren Körpern tragen - Brandmale von Zigaretten, die sie als Kinder bekommen haben, oder Spuren von Peitschenhieben auf ihren Rücken -, dann würden sie sagen: „Sind Sie sicher, dass sie sich das nicht selbst angetan haben?"

Die Beweise existieren. Aber meiner Meinung nach wollen die Menschen im Allgemeinen nichts davon wissen. Selbst wenn man ihnen die Beweise vor die Nase hält, schauen sie weg.

Der Fall Franklin ist ein Beispiel dafür. Dabei hat es nicht an Beweisen gefehlt! Oder all die Dokumente über das MK-Ultra-Projekt, die an die Öffentlichkeit gelangten und die nachweislich wahr sind. Die Menschen ignorieren sie. Ich glaube, dass die Medien, die sich weigern, rituellen Missbrauch zuzugeben, davon profitieren, dass viele Menschen in ihrem tiefsten Inneren die Realität nicht kennen wollen. Wie können sie in der Tat zugeben, dass die menschliche Natur so grundlegend schlecht ist, wenn sie nicht wirklich an Gott glauben oder unwiderlegbare Beweise dafür haben? Die Menschen wollen immer noch glauben, dass ihre Spezies immer zum Besten und nicht zum Schlimmsten fähig ist!

Frage: Sie haben wahrscheinlich schon vom „Böhmischen Hain" gehört. Was wissen Sie darüber? Gibt es einen Zusammenhang mit den Illuminaten?

Antwort: Ich habe noch nie etwas vom „Böhmischen Hain" gehört. Denken Sie daran, dass ich aufgrund meiner Position nicht alles wissen konnte! Die meisten meiner Kontakte befanden sich in Deutschland. Ich wurde nie als Prostituierte eingesetzt. Vielmehr war ich es, die andere dazu anleitete. Ich war nie in Böhmen und weiß nichts über diesen „Hain". Es tut mir leid, dass ich Ihnen nicht antworten kann.

Aber wenn Sie mich nach dem Freimaurertempel in Alexandria, Virginia, oder dem „Institut" in Charlottesville oder dem kleinen Hain, den ich in Kanada kenne, mit einer Bronzestatue von Baal fragen würden, könnte ich Ihnen antworten. Es tut mir leid, dass ich Ihnen zu diesem Thema nichts zu sagen habe. Aber wenn der „Böhmische Hain" etwas mit Okkultismus zu tun hat, kennen ihn die Illuminaten auf jeden Fall!

SIEBTER TEIL

Symbole und Zeichen der Illuminaten
Grad der Infiltration der Gesellschaft

Frage: *Ja, erzählen Sie uns mehr über all das: Ihre Kontakte in Deutschland, den Freimaurertempel, „das Institut", und die Baal-Statue in Kanada! Sagen Sie uns auch, was die wichtigsten Symbole und Kennzeichen der Illuminaten sind, abgesehen von der Pyramide und dem Auge des Horus. Handeln die Illuminaten manchmal unvorsichtig?*

Antwort: Um Ihnen eine vollständige Antwort zu geben, müsste ich Sie meine komplette Biografie lesen lassen! Ich hatte manchmal die Idee, sie zu schreiben, aber ich glaube nicht, dass viele sie lesen würden. Ich meine es ernst, es geht nicht um falsche Bescheidenheit. Außerdem glaube ich, dass die Menschen nichts mit den Illuminaten zu tun haben wollen, selbst wenn sie etwas darüber erfahren. Verzeihen Sie mir meinen Zynismus, aber das ist die Erfahrung meines ganzen Lebens!

Den Illuminaten ist es egal, welche Zeugnisse geschrieben werden und wer sie anprangert, denn sie verlassen sich darauf, dass die meisten Menschen denjenigen, die sie schreiben, nicht glauben. Sie wissen, wie man Pressekampagnen macht! Haben Sie die jüngsten Artikel in *Newsweek* und *Time* gelesen, in denen die Existenz der Illuminaten als lächerliche, eingebildete Verschwörung bezeichnet wird? Wissen Sie, wer das Kapital dieser Zeitschriften besitzt?

Vor fünf Jahren hörte ich auf einer Vorstandssitzung, wie die Illuminaten über alle Enthüllungen spotteten, die ans Tageslicht kamen. Ich glaube nicht, dass sie heute ihre Meinung geändert haben. Wenn die Menschen anfangen würden, all das zu glauben, und wenn sie anfangen würden zu handeln, wäre ich sehr überrascht und sehr glücklich.

Ich werde Ihnen ein Beispiel geben. Vor zwei Jahren versuchte ich, einen Verleger für mein Buch zu finden, in dem ich beschreibe, wie die Illuminaten die Menschen programmieren. Ich wollte, dass das Buch den Ärzten, die Überlebende behandeln, helfen kann. Aber ich konnte niemanden finden, der bereit war, es zu veröffentlichen! Man sagte mir, es sei ein zu kontroverses Thema und es gebe „keinen Markt, der groß genug für ein solches Buch ist". Das ist traurig, aber so war es!

Dennoch glaube ich, dass Gott die Weltgeschichte vollständig lenkt. Ich habe die Illuminaten angeprangert und mein Buch selbst kostenlos im Internet veröffentlicht. Ich möchte, dass diejenigen, die sich um die Überlebenden kümmern, erkennen, was diese erlebt haben. Es ist schwierig, denjenigen zu helfen, die es geschafft haben, wenn man nicht versteht, welche körperlichen und emotionalen Traumata sie erleiden mussten.

Ich wende mich nun wieder Ihren Fragen zu.

Der Nationalrat der Illuminaten in Deutschland wird „Bruderheist" genannt. Er trifft sich im Schwarzwald. Diese Region wird von ihnen als das Zentrum der Welt und als ein intensives Zentrum psychischer und spiritueller Energien angesehen. Ich habe dort mit einigen der verdorbensten und bösartigsten Menschen verkehrt, die ich je kennengelernt habe! Sie unterstützen die Nazis. Aber im Vergleich zu ihnen sehen die Nazis wie gute Menschen aus! Sie sind immer noch da und manipulieren weiterhin Menschen, leiten Banken und schmuggeln ihr schmutziges Geld nach Brüssel, in die Schweiz und nach Kairo in Ägypten.

In Kanada gibt es auch eine sehr große Gruppe von Illuminaten und Templern. Dies sind zwei Gruppen, die Hand in Hand arbeiten. Sie verehren antike Gottheiten. Die bronzene (oder goldene?) Statue von Baal befindet sich inmitten eines heiligen Haines auf einem großen Privatgrundstück zwischen Quebec City und Montreal. Ich war zwölf Jahre alt, als ich dort war. Daher kann ich mich nicht mehr gut an alle Einzelheiten erinnern. Aber die Zeremonien, die dort abgehalten wurden, zogen eine große Menschenmenge an, Menschen, die ganz in Weiß gekleidet waren. Es gab viele Blumen und Früchte, Votivgaben, Gesang und dann das letzte Opfer in den Armen der Statue.

Was die Symbole und Zeichen der Illuminaten betrifft, so möchte ich Sie zunächst daran erinnern, dass sie die vorsichtigsten Menschen auf der Erde sind! Sie bemühen sich, niemals Spuren zu hinterlassen! Aber die meisten ihrer Symbole kann man im Fernsehen oder im Kino sehen. Sie legen auch großen Wert auf die Idee einer Militärregierung. Diese Menschen sind extrem militaristisch.

Eines ihrer Hauptsymbole ist der Phönix (der mythische Vogel, der durch Feuer stirbt und aus seiner Asche wieder aufersteht). Er ist eines ihrer wichtigsten militärischen und spirituellen Symbole. Der deutsche Adler ist ebenfalls ein wichtiges Zeichen. Einige Unternehmen verwenden den Phönix in ihrem Logo, rot auf schwarzem Hintergrund oder umgekehrt. Dies ist ein sehr wichtiges Zeichen, da die Illuminaten viele Rituale anwenden, die an die Wiederauferstehung erinnern. Bei diesen Ritualen werden Menschen in einen Zustand gebracht, der dem Tod sehr nahe kommt. Dann werden sie „wiederbelebt" und ihnen wird gesagt, dass Baal oder ein anderer Gott ihnen „das Leben geschenkt" hat und dass sie es ihm (und der Gruppe) verdanken, dass sie noch am Leben sind. Der Phönix ist also ein sehr wichtiges Zeichen.

Sie verwenden auch häufig Schmetterlinge und den Regenbogen. Warum die Schmetterlinge? Weil die Illuminaten zusammen mit der CIA eine Methode zur mentalen Programmierung erfunden haben, die nach dem Namen dieser großen Schmetterlinge „Monarch" genannt wird. Als Symbole verwenden sie auch bestimmte spezielle Schmuckstücke. Videospiele (wie z. B. Ultima) sind voll von Illuminati-Symbolen, wie z. B. magische Edelsteine. Ich spiele diese Videospiele nicht...

Die Tiara oder eine Krone mit 13 Edelsteinen und einem Diamanten in der Mitte ist ein Symbol für die bevorstehende Herrschaft des „Auserwählten".

Ein weiteres Symbol der Illuminaten ist der Davidstern. Glauben Sie mir, er ist sogar eines ihrer mächtigsten religiösen Symbole. Sie stellen ihn innerhalb eines Kreises dar. Sie nennen ihn „das große Siegel Salomons". Er wird bei den wichtigsten Zeremonien verwendet, um Dämonen zu beschwören.

Außerdem sind Erde, Wasser und Feuer zu nennen. Diese drei Elemente werden in vielen Zeremonien verwendet. Schauen Sie nach, und Sie werden feststellen, dass viele Cartoons diese Symbole häufig verwenden. Sie werden erstaunt sein, wenn Ihnen das auffällt! Der Film „Das fünfte Element" wurde nach diesem Konzept gedreht.

Die Illuminaten verwenden sehr viele Zeichen und Symbole, die sich auf die griechische und römische Mythologie beziehen. Auch ihre Methoden der mentalen Programmierung greifen stark auf diese Mythologien zurück. Die meisten „programmierten" Menschen haben eine innere Struktur, die einen griechischen oder römischen Tempel beinhaltet.

Sie verwenden auch das Symbol des Blitzes. Viele moderne Logos stellen einen Blitz dar. Ich habe vor kurzem eine Ausgabe des *Time-*

Magazins gesehen, dessen Anzeigen mit Illuminati-Symbolen gefüllt waren. Ein weiteres wichtiges Symbol ist ein Kopf mit einem Computer darin. Er steht für die „Delta-Programmierung".

Frage: Erzählen Sie uns doch selbst etwas über Themen, die wir in diesen Interviews noch nicht besprochen haben, vielleicht Themen, die mir entgangen sind, über die Neue Weltordnung zum Beispiel...

Antwort: Die Illuminaten sind pädophil. Sie quälen kleine Kinder und missbrauchen sie. Sie bringen ihnen von klein auf bei, selbst zu Verbrechern zu werden. Allein das sollte absolut gestoppt werden!

Sie kontrollieren mit der Maffia die Pornoindustrie. Sie verdienen sehr viel Geld im Drogen- und Waffenhandel und im Menschenhandel, d. h. in der Sklaverei! Ja, auch heute noch, zu Beginn des 21. Jahrhunderts, werden Menschen gekauft und verkauft!

Sie lenken alles, was Geld einbringt, und alles, was schlecht ist! Wenn es auf dem Rücken des menschlichen Leids irgendeinen Profit zu machen gibt, können Sie dort die Spur der Illuminaten finden!

Da sie viel Geld haben, können sie sich Anwälte leisten, die problemlos jeden verurteilen, der versucht, sie zu entlarven.

Sie haben unsere Regierung und alle Regierungen der Welt infiltriert. Sie haben auch das Rechtssystem und das Gesetzgebungssystem infiltriert. Sie haben auch die Medien infiltriert. Sie lenken alle unsere Finanzinstitutionen.

Sie haben keine Skrupel und sind sehr ehrgeizig. Sie zögern nicht, jeden zu beseitigen, der sich ihnen widersetzt. Sie waren es, die zusammen mit der CIA die Gedankenprogrammierung erfunden haben.

Möchten Sie noch mehr wissen? Erlauben Sie mir nur, Ihnen noch ein wenig zu erzählen, wie sie aussehen!

Sie arbeiten daran, das Kommen eines neuen Weltherrschers vorzubereiten, der die Welt in ein neues Reich der Freude, des Wohlstands und der Belohnungen für ihre Anhänger führen wird. Fast eine Art irdisches Paradies! Natürlich wird dies immer eine Herrschaft der Brutalität sein. Diejenigen, die sich dieser Herrschaft widersetzen wollen, werden gejagt werden. Sie müssen konvertieren oder werden getötet. Aber ihre Anhänger werden so glücklich und zufrieden mit dem neuen Regime sein, dass sie davon überzeugt sind, dass alle zu ihnen kommen und sich ihnen anschließen werden. Das klingt unglaublich, aber es ist wahr!

In dieser Neuen Weltordnung werden die Menschen neue Jobs und verantwortungsvolle Positionen erhalten. Die Illuminaten glauben, dass ihre Kinder die besten, klügsten und am besten ausgebildeten Menschen sind. Sie werden die intellektuelle Elite bilden, die die Massen der weniger intelligenten und weniger „begabten" Menschen anführen wird.

Das ist es, was die Illuminaten wirklich glauben. Sie verehren Platons ideale Republik, die das Vorbild für ihre Neue Weltordnung ist.

Aber es gibt auch eine Kehrseite der Medaille!

Sie sind sehr arrogant, was ihnen zum Verhängnis werden könnte. Sie betrachten die meisten Menschen als „Schafe" ohne Intelligenz. Sie sind voller Stolz und halten sich für unverwundbar. Sie betrachten alles, was die Presse über sie berichtet, als bloßen Mückenstich. Doch arrogante Menschen machen Fehler. In letzter Zeit zögern sie immer weniger, sich zu offenbaren.

Sie glauben, dass sie Gott besiegen können, was ein gewaltiger Irrtum von ihnen ist! Gott kann den Lauf der Geschichte auf den Kopf stellen. Das hat er bereits getan, in der Hoffnung, dass einige dieser Menschen daraus hervorgehen werden. Gott ist barmherzig.

Die meisten Illuminaten sind selbst verletzte und verführte Opfer. Sie haben selbst viele Misshandlungen erlitten. Sie wissen nicht, dass es möglich ist, diese Gruppe zu verlassen. Es gibt viel Unzufriedenheit in den Reihen der Illuminaten. Wenn sie wüssten, dass es möglich ist, zu fliehen, ohne getötet zu werden, würden wir einen Massenexodus erleben. Viele der Ausbilder, die ich kennengelernt habe, waren überhaupt nicht glücklich mit dem, was sie taten, und gleichzeitig bösartige Pädophile. Ich konnte das an bestimmten Zeichen erkennen, wenn sie still seufzten, oder an bestimmten Blicken, die zeigten, dass sie nicht mit dem einverstanden waren, was man von ihnen verlangte. Sie taten ihre Arbeit resigniert und hofften auf eine Beförderung. Sie wissen, was eine der größten Karotten ist, die in dieser Gruppe denjenigen angeboten wird, die eine Beförderung wollen. Es ist das Wissen, dass sie dadurch vermeiden können, Menschen zu foltern oder selbst gefoltert zu werden. Und das ist wirklich wahr! Sie können nur von jemandem gefoltert werden, dessen Position höher ist als Ihre eigene. Jeder möchte daher in der Rangordnung aufsteigen. Je höher Sie aufsteigen, desto weniger Menschen sind über Ihnen! Es stimmt, dass es Menschen gibt, die andere aus freien Stücken quälen, und das motiviert sie, nach einer Beförderung zu streben. Aber das ist nicht bei allen der Fall!

Da immer mehr Menschen die Illuminaten verlassen, werden sich auch immer mehr Ärzte, Therapeuten und Kirchenführer der ausgeklügelten Methoden der Gedankenkontrolle bewusst, mit denen diese Menschen kontrolliert wurden. Sie lernen daher, wie sie diese Überlebenden deprogrammieren können.

Aber es ist das Gebet, mit dem man die größten Siege erringen kann. Meine größte Hoffnung ist, dass alle, die ich in dieser Gruppe kennengelernt habe, einschließlich aller Leiter und all derer, die mich manchmal so verletzt haben, eines Tages aussteigen können. Wenn sie wissen könnten, dass das möglich ist, würde ich wirklich glauben, dass sie gehen würden!

Frage: Ich habe Clinton und sogar Prinz William von England manchmal gesehen, wie sie ein bestimmtes Handzeichen machen (Zeigefinger und kleiner Finger ausgestreckt, die anderen Finger geschlossen). Hat diese Geste eine verborgene Bedeutung?

Antwort: Es handelt sich um ein altes Zeichen der Begrüßung und Anerkennung unter Satanisten. Die Illuminaten sind jedoch in der Regel subtiler und machen diese Geste nicht in der Öffentlichkeit.

ACHTER TEIL

Das Vierte Reich

Frage: Wenn Sie die Illuminaten beschreiben, klingt das sehr nach dem, was in Deutschland während des Dritten Reichs geschah. Ich erkenne in ihnen ganz klar das Verhalten und die Ziele der Nazis. Es scheint, dass Deutschland wieder eine dominante Rolle bei der europäischen Einigung einnimmt. Wir sehen die Entstehung einer europäischen Armee, einer europäischen schnellen Eingreiftruppe und eines internationalen Gerichtshofs. Wie weit wird dies letztendlich führen?

Antwort: Die Illuminaten haben einen Ausdruck für die Neue Weltordnung. Sie erwähnen ihn, indem sie vom „Vierten Reich" sprechen. Ich meine das ernst. Viele Illuminaten sind mental auf dieses Vierte Reich programmiert. Ja, Deutschland und Europa werden die Weltwirtschaft dominieren. Die US-Wirtschaft wird eine Zeit lang schrumpfen und sich dann mit Hilfe Europas wieder erholen.

Frage: Die Offenbarung zeichnet ein ziemlich düsteres Bild davon, wie das alles enden wird. Aber hat das Auswirkungen auf die Agenda der Illuminaten? Sie kennen sicherlich die Prophezeiungen in der Bibel, die von ihrer endgültigen Niederlage sprechen. Versuchen sie, diese Prophezeiungen zu ihrem Vorteil zu nutzen, indem sie die Menschen täuschen?

Antwort: In der Tat leugnen sie die Prophezeiungen. Sie glauben, dass man den Lauf der Geschichte ändern kann und dass die Offenbarungen des Apostels Johannes nur eine der möglichen Interpretationen der Zukunft sind. Sie kennen die Apokalypse, messen ihr aber keine allzu große Bedeutung bei.

Denken Sie daran, dass einige der wichtigsten Illuminaten bereits an der Macht sind. Sie kontrollieren die Finanzen der Welt und verfügen über unermessliche Reichtümer. Einige besitzen mehrere große Ländereien auf der ganzen Welt, sie haben alles, was sie sich wünschen, ganz zu schweigen von dem Vergnügen, Millionen von Menschen zu kontrollieren. Sie glauben an ihre intellektuelle Macht und sind überzeugt, dass sie die Elite der Neuen Weltordnung bilden werden. Sie sind es, die die „guten Menschen" von morgen sein werden. Aber sie sind Luziferianer. Daher ist es nur natürlich, dass sie glauben, dass die Bibel Dinge behauptet, die falsch sind.

Wenn Sie offen mit ihnen über diese Dinge sprechen würden, würden sie Sie auslachen und sagen: „Aber die Neue Ordnung ist doch schon da! Sie ist nur noch nicht vollständig manifestiert!"

Seit mehreren hundert Jahren sind die Illuminaten in der Welt an der Macht. Sie werden Ihnen erzählen, dass kein Gott sie bisher niedergestreckt hat. Sie mögen sogar glauben, dass sie den Willen Gottes auf der Erde erfüllen. Vergessen Sie nicht, dass sie glauben, „Gott" zu dienen, so wie Christen das auch glauben könnten!

Sie würden Ihnen sagen: „Warum hätte Gott dem Menschen solche latenten Fähigkeiten gegeben, wenn er nicht gewollt hätte, dass er sie entdeckt und voll nutzt? Ist es nicht kriminell, all diese Fähigkeiten zu vernachlässigen und nicht zu entwickeln? Ist es nicht kriminell, der menschlichen Spezies nicht zu helfen, sich weiterzuentwickeln und besser zu werden", würden sie Ihnen sagen und versuchen, Sie zu überzeugen.

Sie glauben, dass sie grundsätzlich gut sind und gute Arbeit leisten, auch wenn die Mittel, die sie einsetzen, manchmal sehr schwer zu ertragen sind. Sie „rupfen Unkraut", indem sie sich der Schwachen und Untauglichen entledigen. Sie wollen eine überlegene menschliche Rasse hervorbringen. Ich weiß, dass sich das, was ich sage, wie Katzenfutter anhört, aber die Illuminaten sind aufrichtig davon überzeugt, dass sie in der Wahrheit sind. Damit sie sich selbst unter die Gerichte der Apokalypse fallen sehen, müssten sie anfangen zu begreifen, dass sie Böses tun und böse sind, was sie aber nicht sind.

Ich hoffe, dass das, was ich Ihnen sage, Ihnen hilft, es besser zu verstehen. Ich glaube, die Illuminaten sehen sich eher auf weißen Pferden und nicht auf schwarzen Pferden. Verstehen Sie die Macht der Verführung? Aber ich bin jetzt Christin und habe alles, was ich früher an diese Sekte geglaubt habe, völlig verworfen.

NEUNTER TEIL

Die rituellen Opfer
Die Beziehungen zu Dämonen
Veränderungen der körperlichen Form

Fragen: Svali, Sie haben uns bereits von rituellen Opfern erzählt. Sie haben von Tieropfern gesprochen. Können Sie uns mehr Details zu diesen Themen geben?

Antwort: Ich hasse es, mit schrecklichen Details in die Sensationslust zu gehen, aber ich werde ein wenig darüber berichten.

Zunächst einmal sollten Sie sich vor Augen halten, dass die Illuminaten an sechs Hauptbereichen interessiert sind. Opfer werden innerhalb des „spirituellen Bereichs" praktiziert. Der spirituelle Bereich ist jedoch nur einer ihrer Wirkungsbereiche. Mein Bereich war der der Wissenschaft. Ich machte mich über diejenigen von uns lustig, die sich auf den spirituellen Bereich spezialisierten. Dennoch mussten wir alle bestimmte „spirituelle" Rituale durchlaufen, wenn besondere Feiertage anstanden. Aber ich tat alles, um so wenig wie möglich dorthin zu gehen. Es waren immer schreckliche, grobe und brutale Dinge. Aber sie wurden als wichtig angesehen.

Im keltischen Zweig dieses spirituellen Bereichs glaubt man, dass die Macht in dem Moment übertragen wird, in dem man vom Leben zum Tod übergeht. Die Illuminaten haben daher bestimmte Rituale, bei denen ein Kind oder ein Erwachsener gefesselt wird und ein Tier zu Tode verblutet, indem man es auf den Körper legt. Sie glauben, dass die gefesselte Person Kraft erhält, wenn der Geist des toten Tieres in sie „eindringt". Es ist schon sehr traumatisch, ein verblutendes Tier auf dem eigenen Körper zu haben! Stellen Sie sich den Eindruck vor, der auf ein kleines Kind gemacht wird, besonders wenn man ihm droht, dass es derjenige ist, der verbluten wird, wenn er etwas sagt!

Ich muss Ihnen auch etwas über das Öffnen von „Portalen" erzählen, um in eine „andere Dimension" zu gelangen. Ich weiß, das klingt wie Science-Fiction, aber die Illuminaten glauben tatsächlich, dass es andere spirituelle Dimensionen gibt und dass man, um in eine dieser Dimensionen zu gelangen, ein großes rituelles Opfer bringen muss, nur um „das Portal zu öffnen". In der Regel müssen mehrere Tiere geopfert werden. Ich habe auch Tieropfer gesehen, die durchgeführt wurden, um vor Dämonen geschützt zu werden. Man zieht dann mit Blut einen Kreis, damit die Dämonen nicht in den Kreis eindringen können.

Die Illuminaten glauben fest an die Existenz einer spirituellen Welt. Seit Hunderten von Jahren haben sie ihre Rituale kodifiziert und sich dabei an antiken okkulten Ritualen orientiert. Sie glauben, dass sie diese Mächte kontrollieren können. Ich glaube, dass sie verführt werden (sie sind es, die kontrolliert werden).

Außerdem bringen sie bei bestimmten Jahresfesten Opfer dar. Ich war dabei, als ein Tier getötet wurde, direkt durch die Kraft der Gedanken. Ich kann nicht erklären, was ich gesehen habe. Ich war auch bei Menschenopfern anwesend, aber diese sind sehr selten. Ich glaube, ich habe insgesamt zwei oder drei Menschenopfern beigewohnt. Die anderen waren inszeniert.

Die Illuminaten wollen ihre Kinder im Allgemeinen nicht opfern. Sie wollen, dass ihre neue Generation heranwächst und ihre Praktiken fortsetzt. Ich habe auch gehört, dass sie Kinder in anderen Ländern kaufen, um sie zu opfern, oder dass sie zu diesem Zweck Obdachlose entführen, aber ich habe das selbst noch nie erlebt.

Meistens sind es Tiere, die im Rahmen ihrer Rituale geopfert werden. Das ist das, was ich beobachten konnte. Aufgrund meiner Tätigkeit als Hauptausbilderin musste ich - wenn auch sehr selten - Menschenopfer miterleben. Sie sind selten, aber schrecklich. Normalerweise trieben die Ausbilder die Menschen nicht in den Tod, sondern achteten auf bestimmte Anzeichen von Stress. Ihre Ärzte wussten auch, wie man bestimmte neue Drogen einsetzt, um benommene Zustände zu erzeugen und die offensichtlichsten Anzeichen von Stress (beschleunigter Herzschlag und Atmung, Zittern, Pupillenerweiterung) zu kontrollieren oder zu unterdrücken.

Einige unerfahrene Trainer konnten diese Zeichen nicht beobachten und ließen jemanden völlig abstürzen. Es ist etwas Schreckliches, mit jemandem zu „arbeiten" und dann zu sehen, wie er endgültig den Verstand verliert! Diese Menschen werden dann zu Gemüse oder schreien stundenlang ununterbrochen.

Manchmal mussten wir diese „Versager" in der Ausbildung „entsorgen", indem wir ihnen Luft oder Insulin injizierten.

Anschließend wurde der Tod als „tödlicher Unfall" verschleiert oder wir ließen ihre Körper in einem provozierten Feuer verbrennen. Gott möge mir die wenigen Gelegenheiten verzeihen, in denen ich direkt in solche Dinge verwickelt war und zum Handeln gezwungen wurde. Heute bereue ich dies zutiefst. Manche Menschen konnten freundlich und sympathisch sein. Außerdem wusste der Ausbilder selbst, dass ihm das auch passieren konnte. Er bemühte sich also, seine Arbeit gut zu machen.

Jeder Misserfolg wurde streng bestraft. Eine meiner Aufgaben als Ausbilderin war es, die jungen Ausbilder darin zu schulen, wie man mit verschiedenen Drogen die Auswirkungen von Stress überdeckt und wie man die subtilen Anzeichen von Not erkennt. (Seufzt!) Wurden diese Misserfolge auch als „Opfer" betrachtet? Ich glaube das, auch wenn es sich damals nicht um eigentliche Rituale handelte, da alles in Labors, in weißen Kitteln und mit medizinischen Geräten durchgeführt wurde.

Frage: Svali, ich möchte Ihnen eine weitere Frage stellen. Es kursieren einige Geschichten, die besagen, dass die Illuminaten von Außerirdischen kontrolliert werden, insbesondere von einer reptilienartigen Rasse aus einer anderen Dimension. Was halten Sie davon?

Antwort: Meine Antwort wird wahrscheinlich für Unmut sorgen, aber ich möchte niemanden brüskieren! Ich habe noch nie Außerirdische gesehen. Aber ich habe einige Gedankenprogrammierungen miterlebt, um Menschen glauben zu machen, sie hätten Außerirdische gesehen. Die Illuminaten wollten auf diese Weise ihre Erfahrungen mit der mentalen Programmierung vertuschen, falls sich die Opfer jemals an etwas erinnern würden. Keiner der hohen Beamten, die ich kannte, glaubte an die Existenz von Außerirdischen. Aber ich habe ihnen diese Frage auch nie gestellt.

Ich persönlich glaube, dass die Geschichte mit der Reptilienrasse in Wirklichkeit nur eine Manifestation von Dämonen ist. Ich habe auch schon Veränderungen der physischen Form unter dem Einfluss von Dämonen und ähnliche Dinge erlebt. Manche mögen mir vorwerfen, dass ich an die Existenz von Dämonen glaube und dass dies genauso absurd ist wie der Glaube an Außerirdische.

Deshalb möchte ich noch einmal darauf hinweisen, was die Illuminaten wirklich glauben. Sie wissen, dass es spirituelle oder übernatürliche Wesen gibt. Aber sie glauben, dass sie diese kontrollieren können. Ich weiß, dass einige Leser mir sagen werden, dass die Veränderungen der physischen Form nur Halluzinationen waren, die durch die Drogen hervorgerufen wurden, die während eines Rituals eingenommen wurden. Ich lasse jeden entscheiden, was er glauben möchte, und zwar innerhalb der Grenzen seiner persönlichen Bequemlichkeit. Aber ich kann Ihnen versichern, dass keine Außerirdischen Washington oder San Diego besucht haben, als ich dort war. Zumindest habe ich nie welche persönlich gesehen.

ZEHNTER TEIL

Weitere Erläuterungen zu den von Dämonen verursachten Veränderungen der Körperform

Frage: Erzählen Sie mir noch einmal von diesen Veränderungen der physischen Form. Ich habe schon davon gehört. Passiert das nicht nur während der Rituale? Ich habe gehört, dass einige Politiker sich im Raum bewegen können. Wenn Sie sagen, dass diese Veränderungen von Dämonen verursacht werden, meinen Sie dann bestimmte spezielle Dämonen? Kann es sein, dass diese „Dämonen" in Wirklichkeit bestimmte Außerirdische sind, die die Illuminaten beeinflussen?

Antwort: Da Sie von Veränderungen der körperlichen Form sprechen, werde ich Ihnen ein paar zusätzliche Informationen geben. Ich werde Ihnen aber auch sagen, was ich persönlich glaube. Ich kann hier nicht umhin, über einige grundlegende Aspekte meines christlichen Glaubens zu sprechen, wenn es um Dämonen geht.

Ich bin in einer Gruppe aufgewachsen, die alles Dämonische verherrlicht. Dann, vor einigen Jahren, wurde ich Christin. Ich glaube ehrlich gesagt, dass ich ohne meinen Glauben an Jesus Christus niemals aus den Illuminaten herausgekommen wäre. Einer der Gründe, warum ich nicht um mein Leben fürchte, wenn ich Zeugnis ablege, ist, dass ich glaube, dass Gott in der Lage ist, mich zu beschützen.

Seine Liebe ist das Gegenteil von der Grausamkeit und Bosheit, die ich in dieser Gruppe beobachtet habe. Sein unendliches Mitgefühl, seine Zärtlichkeit und seine Reinheit sind das Gegenteil der Dunkelheit und der sexuellen Misshandlungen, die die rituellen Zeremonien der Illuminaten begleiten. Ich glaube, dass Gott mir meine Vergangenheit vergeben hat. Ich habe Ihn aufrichtig um Seine Vergebung gebeten. Andernfalls hätte ich nie weiterleben können, mit der Erinnerung an all das, was ich anderen angetan habe, wie z. B. junge Mädchen unter Drogen zu setzen, damit sie sich für die Sekte prostituieren, um nur ein Beispiel zu nennen.

Ich habe mein ganzes bisheriges Leben aufgegeben. Nur mit Christus konnte ich die Liebe, Vergebung und Heilung empfangen, die ich brauchte. Meine Seele war zutiefst angewidert, dass ich in diesen Niederungen des Lebens gelebt und gesehen hatte, zu welcher Grausamkeit die Menschen gegenüber ihren Mitmenschen fähig sind.

Ich glaube sicherlich, dass Dämonen in der okkulten Welt existieren. Sie existieren tatsächlich. Sie sind in einer spirituellen Hierarchie organisiert, einer Hierarchie, die die Illuminaten auf der physischen Ebene nachzuahmen versuchen.

Es gibt Fürstentümer und niedere Dämonen. Sie kontrollieren die Eingangstore zu anderen spirituellen Dimensionen, die für Menschen absolut uninteressant sein sollten. Diese Dinge sind extrem zerstörerisch.

Die Veränderung der physischen Form erfolgte in der Regel während einer okkulten Zeremonie. Diejenigen, die auf diese Weise ihre Gestalt wechselten, hatten sich vollständig der Aktivität der Dämonen hingegeben. Diese Menschen verwandelten sich für eine gewisse Zeit in Tiere oder andere hässliche Kreaturen, die keineswegs Außerirdische waren! Es war die Aktivität der Dämonen, die es den Menschen ermöglichte, auf diese Weise den dämonischen Bereich zu enthüllen, indem sie auch das, was sie sahen, verzerrten.

Ich habe auch gesehen, wie Menschen durch den Einfluss von Dämonen vorübergehend „blind" wurden. Ich habe gesehen, wie Tiere durch eine spirituelle Kraft getötet wurden, wenn mehrere Menschen einen Kreis bildeten und ihre Energie darauf konzentrierten, das Tier zu töten. Diese Menschen waren keine Außerirdischen. Ich bin mit einigen von ihnen aufgewachsen. Meine eigene Mutter tat dies. Dennoch war sie kein Außerirdischer. Ich selbst habe manchmal an solchen Dingen teilgenommen. Ich bin kein Außerirdischer, sondern ein verletzter Mensch.

Ich glaube auch, dass Dämonen sexuelle Beziehungen mit Menschen haben können, weil das Buch Genesis davon spricht. Gott verbietet dies vollkommen.

Tatsächlich sind die göttlichen Bündnisse, die in der Bibel dargestellt werden, das Gegenteil der dunklen Bündnisse, die von den Illuminaten praktiziert werden. Ich fand eine reiche Quelle der Heilung, als ich in der Heiligen Schrift sah, wie Gott unsere Welt betrachtet und auf welche Weise Er gegenüber der geistigen Welt handelt. Er ist es, der das letzte Wort hat. Er gewinnt den Kampf.

Ich erzähle Ihnen von einem Traum, den ich vor zwei Jahren hatte. Ich stand in einem großen, runden Raum mit Sitzreihen. An der Wand befand sich eine große Darstellung der Welt mit einer Girlande. Der Saal war mit Menschen in langen Gewändern gefüllt. Ich wusste, dass ich vor dem Obersten Weltrat stand, demjenigen, der die Welt regieren wird, wenn die Neue Weltordnung installiert wird. Sie zeigten mit dem Finger auf mich und sagten mir, dass ich ihre Sache verraten hätte und sterben müsse.

Die Dunkelheit und die Unterdrückung, die in diesem Raum herrschten, waren unerträglich. Ich erstickte in dieser Atmosphäre. Einer der Anführer trat vor und sagte mir, dass ich den Tod der Verräter sterben müsse, wenn ich nicht in den Schoß der „Familie" zurückkehren wolle. Ich kämpfte gegen die teuflische Versuchung, nachzugeben, um mein Leben zu retten. Innerlich schrie ich zum Herrn und sagte zu ihm: „Jesus, rette mich!". Sofort erfüllten die Liebe und der Friede des Herrn mein Herz. Ich hatte keine Angst mehr. Ich antwortete Ihm: „Nein, denn ihr seid besiegt, auch wenn ihr es nicht wisst. Ihr könnt meinen Körper töten, aber ich diene einem Gott, der dich besiegt hat und der alle besiegt hat, die in diesem Raum sind".

In diesem Moment wachte ich voller Freude auf. Jetzt verstehen Sie, warum ich keine Angst davor habe, Ihre Fragen zu meiner Vergangenheit zu beantworten. Ich glaube an einen Gott, der größer ist als alle Pläne dieser bösen Menschen. Sie können so viele Pläne schmieden, wie sie wollen. Aber alle ihre Pläne werden schließlich zerstört.

Fragen Sie mich also, was immer Sie wollen, und ich werde Ihnen alles erzählen, woran ich mich erinnere. Es ist mir nicht unangenehm, zu enthüllen, was diese Leute tun. Ich weiß jedoch, dass ich mir keine allzu großen Illusionen darüber mache, was die Allgemeinheit aus meinen Enthüllungen machen wird.

Ich respektiere Ihren Wunsch, Nachforschungen anzustellen, und Ihre Offenheit gegenüber all meinen Antworten. Aber was ich Ihnen sagen kann, und all meine bisherigen Erfahrungen haben mich darin bestätigt, ist, dass ich Dämonen am Werk gesehen habe, keine Außerirdischen oder eine reptilienartige Rasse aus dem All! Selbst wenn es Außerirdische gäbe, frage ich mich, ob sie so böse und grausam sein könnten wie die Dämonen, die ich habe handeln sehen, insbesondere gegen bibelfeste Christen.

ELFTER TEIL

Beweise für die Existenz der Illuminaten und ihre Schwachstellen

Frage: Svali, haben Sie Ihre Geschichte schon einmal öffentlich erzählt, oder tun Sie das zum ersten Mal?

Antwort: Ich habe nie viel über alle dämonischen Aspekte gesprochen, weil es ein kontroverses Thema ist. Ich habe bereits mit meinem Mann, meinem Arzt und einer engen Freundin über meine Erfahrungen gesprochen. Ich bin nicht wirklich eine „öffentliche Person". Ich habe lediglich einige Artikel auf der Website Suite101.com veröffentlicht, um denjenigen zu helfen, die aus dieser Sekte aussteigen wollten.

Ich verabscheue Sensationshascherei, weil sie uns von den wahren Problemen ablenkt, insbesondere von dem Problem gequälter und misshandelter Kinder und der Notwendigkeit, all diesen Misshandlungen ein Ende zu setzen. Ob Sie nun von Dämonen oder Außerirdischen sprechen, wichtig ist, dass es Menschen voller Bosheit gibt, die sich an kleinen Kindern vergreifen und aus ihrem Leid Profit schlagen. Aus diesem Grund habe ich gegen die Illuminaten ausgesagt.

Frage: Ich bin mir sicher, dass Ihnen viele Leser sagen werden, dass dies alles nur Science-Fiction ist, und die sich fragen, ob das alles wahr ist. Sie hätten gerne, dass Sie ihnen genaue Beweise liefern. Was würden Sie ihnen sagen?

Antwort: Ich werde ihnen sagen: „Arrangieren Sie es, an einer ihrer Zeremonien teilzunehmen, und Sie werden eine Menge Beweise haben!" Aber ich wünsche niemandem, dass er an diesen Gräueltaten teilnimmt! Außerdem hinterlassen Wesen, die Geister sind, keine physischen Spuren. Ich finde es jedoch interessant, dass es im Laufe der Geschichte immer wieder Menschen gab, die Zeugnisse über dieselben Phänomene geschrieben haben. Kann es sein, dass alles, was sie geschrieben haben, falsch ist? Konnten all diese Menschen im Laufe der Jahrhunderte pathologische Lügner sein? Wenn Sie nach Afrika reisen, werden Sie von Zauberern hören, die ihre körperliche Gestalt verändern und sich in Tiere verwandeln. In Afrika spricht man nicht von „Dissoziation der Persönlichkeit"! Sie können die Menschen befragen, und sie waren bei vollem Bewusstsein, als sie diese Dinge miterlebten!

Dies geschieht auch in Südamerika und Asien. Wie können diese Dinge auf der ganzen Welt in gleicher Weise geschehen, in Gruppen, die keinen Kontakt zueinander haben?

Hinterlassen Dämonen eine Spur, ein Zeichen oder einen physischen Beweis? Ich sage ganz klar: „Nein!" Aber sie hinterlassen einen unauslöschlichen Eindruck bei allen, die ihr Wirken und ihre Manifestation miterlebt haben. Es gibt schriftliche Zeugnisse von ihnen, die schon vor dem Mittelalter aufbewahrt wurden. Ich habe nie Fotos gemacht, wenn es passiert ist. Die Menschen müssen sich daher mit den mündlichen Zeugnissen begnügen. Ob sie ihnen glauben oder nicht, ist mir in Wirklichkeit egal. Ich weiß, was ich gesehen habe.

Frage: Könnten Sie uns zum Abschluss dieser ersten Interviewreihe etwas über die Schwachstellen der Illuminaten sagen? In welchen Bereichen sind sie verwundbar? Gibt es eine Möglichkeit, sie zu stoppen? Wird die Menschheit eines Tages sagen können: „Es ist vorbei!"?

Antwort: Ihre größte Schwäche ist ihre Arroganz. Ich glaube, das habe ich bereits erwähnt. Diese Menschen denken, dass sie unantastbar sind. Das kann sie zu Unvorsichtigkeiten verleiten.

Die einzige Möglichkeit, sie möglicherweise aufzuhalten, wäre, dass die Christen dieses Problem wirklich ernst nehmen und anfangen, sich zu organisieren, um die Illuminaten daran zu hindern, die Macht vollständig zu übernehmen. Doch dazu bräuchte es ein Wunder. Man müsste beten und von Gott geführt werden. Vielleicht könnte man sie dann aufhalten. Ich hoffe es von ganzem Herzen.

Es müsste auch gelingen, Pornografie, Kinderprostitution sowie den Drogen- und Waffenhandel zu stoppen, denn das sind die Bereiche, in denen die Illuminaten das meiste Geld verdienen. Vielleicht würde sie das bremsen, weil ihnen damit eine riesige Profitquelle entzogen würde. Aber ich glaube ehrlich gesagt, dass es genauso schwierig wäre, all das zu stoppen, wie die Illuminaten selbst zu stoppen.

Um ehrlich zu sein, weiß ich nicht, was sie wirklich aufhalten könnte.

Ich habe gegen sie ausgesagt, um zu versuchen, sie aufzuhalten. Ich war bei mehreren Gelegenheiten bei der Polizei und habe sogar bei einer Gerichtsverhandlung meine Videoaussage gemacht. (Ich war von fünf Anwälten befragt worden, und es hatte drei Stunden gedauert). Ich wusste, dass mein ehemaliger Vorgesetzter eine Kopie dieses Videos erhalten würde. Ich war sogar kurz versucht, ihm ein Lächeln zu schenken und zu winken und zu sagen: „Hallo, Jonathan!". Aber ich dachte, dass ich damit etwas zu weit gegangen wäre.

Ich ermutigte andere Illuminaten, auszusteigen, und ich half einigen Überlebenden, sich zu befreien und irgendwo Zuflucht zu finden. Ich glaube, dass wir alle etwas gegen die Illuminaten tun müssen, indem wir uns vom Herrn führen lassen. Da ich leicht schreibe, ist dies eine der Möglichkeiten, die ich für den Kampf gewählt habe.

*Frage: **Möchten** Sie etwas zu Themen sagen, die ich nicht erwähnt habe oder die Sie selbst gerne ansprechen würden? Fühlen Sie sich frei, sie zu machen.*

Antwort: Wenn Sie das Schluchzen eines Kindes hören könnten, das von Erwachsenen gefoltert, brutal misshandelt oder vergewaltigt wird, oder die entsetzten Schreie eines Kindes, das psychisch missbraucht wird, würden Sie alles tun, um diese Gewalt zu stoppen! Sie benutzen Kinder, die manchmal nicht älter als drei oder vier Jahre sind, um pornografische Filme zu drehen. Diese Kinder werden blutig geschlagen, wenn sie sich weigern. Kleine Kinder, die gerade erst anfangen zu laufen, werden gezwungen, brutalen Handlungen beizuwohnen. Dann erhalten sie eine Peitsche und werden aufgefordert, die Opfer selbst zu schlagen, da sie sonst selbst ausgepeitscht werden. Oft zögern die Kinder und weigern sich, dies zu tun, und die anwesenden Erwachsenen schlagen auf diese Kinder ein, bis sie gehorchen. Dicke Tränen laufen über ihre Wangen und sie tun widerwillig, was die Erwachsenen ihnen befehlen. Das ist unerträglich grausam!

Sie legen kleinen Kindern ein Elektrohalsband um den Hals und geben ihnen einen Stromstoß, wenn sie versuchen zu fliehen. Sie werden wie Tiere behandelt. Erwachsene und andere Kinder, die das mit ansehen, machen sich über sie lustig und lachen lauthals. Die armen Kinder werden sich aus Angst und Selbsthass in eine Ecke erbrechen.

Das sind Erinnerungen, die alle Überlebenden, die die Illuminaten verlassen haben, tief in ihrem Herzen bewahren. Aus diesem Grund schreibe ich und sage gegen diese Menschen aus, um sie anzuprangern. Ich bete aus ganzem Herzen, dass sie verhaftet werden können. Ich würde diese Erinnerungen gerne loswerden, aber sie sind da. Ich würde diese Bilder gerne nicht mehr in meinem Gedächtnis haben, aber sie gehen nicht weg.

Frage: Svali, wären Sie bereit, Fragen der Leser zu beantworten, aus denen sich eventuell weitere Artikel ergeben könnten? Ich glaube, sie hätten einige Fragen an Sie, die sich wahrscheinlich auf bestimmte Details Ihrer Aussage beziehen.

Antwort: Mir wäre es lieber, sie würden Ihnen ihre Fragen schicken und Sie würden sie an mich weiterleiten. Ich habe keine Lust, Schmäh- oder Drohbriefe zu erhalten! Denn die Themen, die ich anspreche, sind kontrovers. Es sind Dinge, die als „politisch inkorrekt" gelten und über die man im Allgemeinen nicht sprechen sollte.

Ich bin mir sicher, dass einige mir vorwerfen werden, dass ich versuche, die Aufmerksamkeit zu erregen. Wenn ich vor Schülern spreche oder Vorlesungen halte, sind die Zuhörer sicher gefesselt, und außerdem ist es für mich angenehmer! Ich ziehe die Aufmerksamkeit bereits durch die verschiedenen Artikel auf mich, die ich veröffentliche (zu anderen Themen als denen, die wir besprochen haben!) Außerdem verdiene ich mit diesen Artikeln Geld, was nicht der Fall ist, wenn ich gegen die Illuminaten aussage...

Sie können also sicher sein, dass ich nicht versuche, die Aufmerksamkeit auf mich zu lenken. Was ich will, ist, diese Leute anzuprangern. Einige Leser werden mir glauben, andere nicht. Ich akzeptiere das ohne Probleme. Wenn einige ihrem Unglauben freien Lauf lassen wollen, ist das ihre Sache. Aber ich persönlich lege keinen Wert darauf, Beschimpfungen und Flüche zu erhalten. Ich erhalte manchmal solche Briefe von Leuten mit schlechten Manieren.

Ich habe zwei Universitätsabschlüsse. Ich musste sie erwerben, weil ich zu dieser Sekte gehörte. Sie lassen sich nicht von Ignoranten leiten. Ich werde also nichts von dem widerrufen, was ich Ihnen gesagt habe! Sie können mir so viele E-Mails mit Leserfragen schicken, wie Sie wollen, und ich werde Ihnen sehr gerne sagen, wozu all diese s....ds in der Lage sind und was sie sind. Ich weiß, dass ich hier einen Begriff verwende, der nicht sehr christlich ist, aber Gott schätzt Ehrlichkeit, nicht wahr? Ich beschreibe sie nur so, wie sie in Wirklichkeit sind. Ich weiß, dass ich mich in Sachen Vergebung noch verbessern muss, wie Sie sehen können!

Frage: Svali, danke, dass Sie sich die Zeit genommen haben, Ihre Erfahrungen mit uns zu teilen. Ich bin mir sicher, dass es für Sie nicht einfach oder angenehm war. Ich wünsche Ihnen das Beste für sich und Ihre Familie. Vielleicht lesen viele Menschen diese Artikel und geben sie an andere weiter. Vielleicht gelingt es uns, all diese Gräueltaten und Misshandlungen, die Kindern angetan werden, zu beenden. Vielleicht gelingt es uns eines Tages, den Aktivitäten der Illuminaten ein Ende zu setzen. Es ist nie zu spät. Vielen Dank für die Interviews, Svali.

ZWÖLFTER TEIL

Die Spitze der Pyramide

Frage: Svali, ich bin sicher, dass alle unsere Leser sich eine sehr wichtige Frage stellen: Wer führt die Illuminaten an? Welche sind diejenigen, die an der Spitze der Pyramide stehen?

Antwort: Ich weiß nicht, wo ich anfangen soll, um Ihnen zu antworten! Das hängt von der Ebene ab, auf der man sich befindet. Ich würde gerne auf meine Erinnerungen zurückgreifen, um eine kleine Karte der Illuminaten zu erstellen. Aber das sind keine sehr angenehmen Erinnerungen! Ich werde auch versuchen, Ihnen ein paar Namen zu nennen, aber ich möchte sehr vorsichtig sein. Wenn ich zu viele Namen nenne, könnte ich schwere Angriffe seitens der Mitglieder dieser Gruppe auslösen!

Um Ihnen die Struktur der Illuminaten und die Art und Weise ihrer Hierarchie zu beschreiben, werde ich mit der Basis der Pyramide beginnen.

Die erste Ebene ist die der Stadt. Illuminaten gibt es in jeder Stadt. In den meisten Ballungsgebieten bilden sie zehn bis dreizehn „Bruder"-Gruppen. Das hängt von der Größe der Stadt ab. Je größer die Stadt, desto mehr „Brudergruppen" gibt es. Illuminatengruppen gibt es in jeder größeren amerikanischen Stadt, ebenso wie in jeder größeren Stadt in Europa. Diese erste Ebene wird als „Low Level" oder „Anarchic Level" (im etymologischen Sinne die unterste Ebene) bezeichnet. Jede Gruppe steht unter der Autorität eines Hohepriesters oder einer Hohepriesterin. Sie umfasst auch zwei oder drei Ausbilder. Die anderen sind mit verschiedenen Aufgaben betraut. Die verschiedenen Brüdergruppen treffen sich zu seltenen Anlässen. Sie kennen einander, aber jede Gruppe ist relativ unabhängig. Alle Gruppen unterstehen einem metropolitanen Vorstand.

Die zweite Ebene ist der metropolitane Vorstand. Er hat die Autorität über alle Ortsgruppen in seinem Wahlkreis sowie über kleinere Gruppen, die in ländlichen Gebieten verstreut sind.

Ein metropolitaner Vorstand besteht aus 13 Mitgliedern: einem „Baal" (Leiter), zwei Assistenten des Leiters, vier Verwaltern, die sich um die Finanzen und die laufenden Geschäfte kümmern, und sechs Haupttrainern, die alle Trainer im metropolitanen Gebiet anleiten und ausbilden. Die „Baalim" und ihre Assistenten unterstehen einem regionalen Führungsgremium.

Auf der dritten Ebene befinden sich die regionalen Führungsgremien. Die Vereinigten Staaten wurden in sieben verschiedene Regionen aufgeteilt. Jede Region wird von einem dreizehnköpfigen Rat geleitet, der alle Metropolitan Councils in seinem Zuständigkeitsbereich beaufsichtigt. Die Organisation der Illuminaten ähnelt sehr der von Amway oder der von gut organisierten Unternehmen. Jedes Mitglied erhält detaillierte Angaben über die genauen Aufgaben, die ihm zugewiesen sind. In der Regel umfassen diese Regionalräte dreizehn Sitze oder Lehrstühle, die den verschiedenen Interessensgebieten der Illuminaten entsprechen: militärischer Bereich (2 Lehrstühle), spiritueller Bereich (2 Lehrstühle), Bereich des Wissens und der Erkenntnis (2 Lehrstühle), Finanzen (2 Lehrstühle), Bildung und Erziehung (2 Lehrstühle), Wissenschaft (2 Lehrstühle). Zusammen mit dem Ratsvorsitzenden ergibt dies 13 Mitglieder.

Diese Regionalräte repräsentieren die verschiedenen Interessengebiete, mit denen sich die Illuminaten beschäftigen. Die Inhaber der Lehrstühle wechseln aufgrund von Beförderungen oder Degradierungen.

Die Vorsitzenden aller Regionalräte sind von einem Nationalrat abhängig. Alle europäischen Nationen haben ebenfalls einen Nationalrat, ebenso wie Mexiko, Kanada, Russland oder Volksrepublik China.

Der Nationalrat befasst sich mit denselben Interessensgebieten, jedoch mit einem wichtigen Unterschied: Sie bestehen in der Regel aus Mitgliedern alter Finanzdynastien, wie den Familien Rockefeller, Mellon, Carnegie, Rothschild und anderen. Ich weiß, dass ich sie nicht nennen sollte, aber ich tue es. In Frankreich und England hat die Familie Rothschild einen ständigen Sitz in den Nationalräten dieser Länder, ebenso wie die Nachkommen der Königsfamilien oder die Mitglieder der regierenden Königsfamilien. Ein Nachkomme der Habsburger-Dynastie hat ebenfalls einen ständigen Sitz in seinem Land. In den USA hat die Familie Rockefeller einen ständigen Sitz im Nationalrat.

Alle Nationalen Räte sind dem Obersten Weltrat unterstellt. Dieser Rat ist der Prototyp dessen, der die Welt beherrschen wird, wenn die Neue Weltordnung vollständig installiert ist. Er trifft sich regelmäßig, um über Finanzprobleme zu sprechen, politische Maßnahmen zu ergreifen und mögliche Schwierigkeiten zu beheben. Auch hier treffen Sie auf die Mitglieder der alten Finanzdynastien.

Jetzt verstehen Sie, warum die Illuminaten seit Jahrhunderten praktisch unantastbar sind! Die führenden Mitglieder auf höchster Ebene sind extrem reich und mächtig. Ich hoffe, dass Ihnen meine Enthüllungen helfen, dieses System besser zu verstehen.

Woher habe ich diese Informationen? Ich war als Haupttrainerin Mitglied eines Metropolitanvorstands. Ich traf mich also mit Mitgliedern des Regionalrats, dem ich unterstellt war. Außerdem wird allen Kindern der Illuminaten beigebracht, wer ihre wichtigsten Führer sind. Außerdem werden sie aufgefordert, ihnen und der Neuen Weltordnung die Treue zu schwören.

Frage: Wie stark sind die europäischen Königsfamilien in die Illuminaten verstrickt? Wie mächtig sind sie tatsächlich und wie sind ihre Beziehungen zu den USA, insbesondere in den Bereichen Politik und Finanzen? Sind es immer noch die Könige, die uns regieren?

Antwort: Es ist nicht leicht, Ihnen eine Antwort zu geben, aber ich werde es versuchen. Die Führer der Illuminaten behaupten, dass sie selbst von Königsfamilien abstammen, ebenso wie von Familien, die seit Generationen kontinuierlich in den Okkultismus involviert sind.

Es gibt also zwei Definitionen dessen, was man unter „königlichen Familien" versteht. Zum einen gibt es die königlichen Familien, die jeder kennt. Es gibt aber auch die geheimen Königsfamilien, diejenigen mit blauem Blut, die über große okkulte Macht verfügen. Manchmal verschmelzen die beiden Linien miteinander, wie im Fall des Prince of Wales.

Ich weiß nicht, welche dieser beiden Linien wirklich die Macht hat. Ich war nur eine kleine Sklavin, die ernsthaft ihre Arbeit machte. Aber ich hatte Folgendes verstanden: In Deutschland herrschen die Mitglieder der Familien Hannover und Habsburg über den Bruderheist (Deutscher Nationalrat). Ihnen wird auch nachgesagt, dass sie seit Generationen die stärkste okkulte Macht besitzen. Die britische Königsfamilie steht in der Hierarchie direkt darunter. Auf okkulter Ebene stehen die Rothschilds in Großbritannien über der Königsfamilie. Sie sind es, die zusammen mit der Königsfamilie über Großbritannien herrschen, auch wenn offiziell das Parlament regiert!

In Frankreich sind es die Nachkommen der königlichen Familie, die auf der okkulten Ebene die Macht innehaben. Aber auch hier ist die Familie Rothschild mächtiger als sie alle. Die amerikanischen Illuminaten gelten als „jünger" und weniger mächtig als ihre europäischen Kollegen. Aus diesem Grund werden die Kinder der amerikanischen Illuminaten immer nach Europa geschickt, um dort einen Teil ihrer Ausbildung zu absolvieren. Die europäische Ausbildung wird als besser angesehen. Außerdem wollen die Familien der amerikanischen Illuminaten ihre Zugehörigkeit zu ihren europäischen Senioren erneuern.

Alle Illuminaten in Europa werden von den Illuminaten Deutschlands, Frankreichs und Großbritanniens geleitet. Diese drei Länder bilden ein Triumvirat, das Europa regiert. Russland wird als wichtig angesehen, weil es über die größte militärische Macht verfügt und die wichtigsten militärischen Gruppen der Illuminaten beherbergt. Die Illuminaten haben Russland den vierten Platz in der Neuen Weltordnung versprochen, noch vor den USA. Denn Russland und die ehemalige UdSSR haben sich in den vergangenen Jahrzehnten bei der Umsetzung der Illuminaten-Agenda kooperativer gezeigt als die USA.

In der weltweiten Führung der Illuminaten finden Sie also die Mitglieder alter herrschender Familien ebenso wie die Mitglieder neuerer Familien. Marxismus existiert für die Illuminaten nicht. In der Reihenfolge der weltweiten Vorherrschaft wird man Russland finden, dann China und dann die Vereinigten Staaten. Viele der amerikanischen Illuminatenführer werden jedoch nach Europa auswandern, wenn die Neue Weltordnung eingeführt wird. Viele von ihnen verfügen dort bereits über Eigentum. Sie werden über Nacht ihre Nationalität wechseln.

Ich habe Ihnen das Wenige erzählt, an das ich mich erinnern kann. Ich hätte das alles gerne noch weiter studiert, als ich in der Sekte war, aber damals war ich zu sehr damit beschäftigt, mich selbst am Leben zu erhalten!

DREIZEHNTER TEIL

Die Vereinten Nationen oder der Oberste Weltrat

Frage: Svali, welche Rolle werden die Vereinten Nationen in Zukunft spielen, und wie sehen Sie diese Rolle? Wie sieht der Zeitplan der Illuminaten aus?

Antwort: Die Vereinten Nationen wurden gegründet, damit eines der größten Hindernisse bei der Errichtung der Neuen Weltordnung überwunden werden kann. Dazu muss eine militärische Ordnung herrschen und die Illuminaten müssen ihre Diktatur durchsetzen. Dieses Hindernis ist das des Nationalismus und des Patriotismus. Das ist der Grund, warum das Konzept der Neuen Weltordnung nicht populär war, als es anfangs eingeführt wurde. Es dauerte Jahre, bis die Medien eine Gehirnwäsche durchführten und das Gefühl des Nationalstolzes durch subtile Medienkampagnen zerstört wurde.

Das Programm der Illuminaten besteht darin, eine Organisation aufzubauen, die einen Vorgeschmack darauf gibt, was passieren wird, wenn der Oberste Weltrat offiziell die Macht übernimmt. Alle Botschafter, die bei den Vereinten Nationen im Amt sind, haben etwas getan, um sich bei den Illuminaten beliebt zu machen und von ihnen eine Belohnung zu erhalten. Oder es wurden prominente Persönlichkeiten ernannt, um die Organisation in einem guten Licht erscheinen zu lassen. Die Illuminaten und die Weltführer beschlossen, eine Organisation der Vereinten Nationen zu gründen, und arbeiteten hart daran, dies der Welt aufzuzwingen. Franklin Roosevelt war ihr Mann in den Vereinigten Staaten, denn er tat viel dafür, dass die Amerikaner die Vereinten Nationen akzeptierten. Er und seine Frau Eleanor waren sehr engagierte Illuminaten. Ebenso wie Shirley Temple Black. Tatsächlich waren die meisten unserer Präsidenten seit Beginn des letzten Jahrhunderts Illuminaten oder haben sich unter Eid verpflichtet, ihr Programm zu unterstützen, wenn sie im Gegenzug Geld für ihren Wahlkampf erhielten. Ich glaube, dass es heute unmöglich ist, eine Präsidentschaftswahl ohne die Unterstützung der Illuminaten zu gewinnen. Die Kennedy-Familie wurde „bestraft", weil sie versucht hatte, ihnen nicht zu gehorchen. Die Kennedys hatten einen unabhängigen Geist und waren zu schwer zu „kontrollieren".

Offiziell haben die Vereinten Nationen die Aufgabe, sich für den Weltfrieden einzusetzen. Sie wollen sowohl friedenserhaltende als auch militärische Herrschaftsfunktionen ausüben. Indem man den Vereinten Nationen diese Rolle zuweist, soll die militärische Macht der Nationen verringert und sie dazu ermutigt werden, sich zunehmend von externen oder internationalen Organisationen abhängig zu machen. Dadurch werden sie weniger Widerstand leisten, wenn die Illuminaten die Macht übernehmen.

Mir wurde gesagt, dass die Neue Weltordnung vor dem Jahr 2020 offiziell enthüllt werden würde. Aber es könnte sein, dass das nur Propaganda der Illuminaten ist, denn sie ändern ständig ihre Daten. Ich persönlich glaube, dass die Illuminaten sich noch vor der Mitte dieses Jahrhunderts offenbaren werden. Aber das ist nur eine persönliche Meinung.

Frage: Was ist der Plan der Illuminaten für den Nahen Osten und welche Folgen wird dies für den Rest der Welt haben? Werden wir einen Dritten Weltkrieg erleben?

Antwort: Der Nahostkonflikt ist für die Illuminaten von Vorteil. Sie hassen Israel. Sie hoffen, dass Israel eines Tages vernichtet wird, und warten auf ihre Chance. Sie werden die Vereinten Nationen nutzen, um einen Friedensplan für den Nahen Osten vorzuschlagen, ein Plan, der von vielen freudig begrüßt wird.

Gleichzeitig sind es aber die Illuminaten, die heimlich die Kriegsparteien bewaffnen, um den Konflikt aufrechtzuerhalten. Sie sind Menschen, die von Doppelzüngigkeit erfüllt sind. Beispielsweise haben sie in der Vergangenheit die UdSSR dazu benutzt, Waffen nach Palästina zu schmuggeln, im Namen der „Freundschaft" zwischen der UdSSR und den arabischen Nationen. Inzwischen haben die amerikanischen Illuminaten aus ähnlichen Gründen Waffen nach Israel geschmuggelt.

Die Illuminaten spielen gerne Schach. Sie unterhalten Kriege zwischen Nationen, um aus dem Chaos eine neue Ordnung hervorzubringen. Russland wird wieder mächtig werden. Es ist militärisch zu stark, um zu akzeptieren, dass es auf eine untergeordnete Rolle reduziert wird. Alle Illuminaten, die Ausbilder im militärischen Bereich waren, gingen nach Russland, um dort selbst ausgebildet zu werden. In der Neuen Weltordnung werden die Russen stärker und besser aufgestellt sein als die Amerikaner.

Sie wollen wissen, wie das Szenario am Ende aussehen wird, so wie es mir die Illuminaten beigebracht haben. Das war Propaganda, aber hier ist, wie sie glauben, dass die Neue Weltordnung eingeführt wird: Es wird einen ständigen Konflikt im Nahen Osten geben. Diese Feindseligkeiten werden in einer ernsthaften Bedrohung durch einen Atomkrieg gipfeln.

Es wird in den USA und in Europa zu einem wirtschaftlichen Zusammenbruch kommen, wie zur Zeit der großen Depression. Einer der Gründe, warum unsere Wirtschaft immer noch hinkt, sind die geldpolitischen Manipulationen der US-Notenbank, die die Zinssätze künstlich hochtreibt. Eines Tages wird dies jedoch nicht mehr funktionieren. Oder man wird dafür sorgen, dass es nicht mehr funktioniert, und dann bricht die Wirtschaftskrise aus. Alle Gläubiger, angefangen bei der Regierung, werden ihre Forderungen durchsetzen wollen. Es wird zu riesigen Konkursen kommen.

Es ist Europa, das sich zuerst stabilisieren wird. Deutschland, Frankreich und Großbritannien werden die stärksten Volkswirtschaften haben. Dies könnte für das letztgenannte Land eine Überraschung darstellen! Diese drei Länder werden durch die Vereinten Nationen eine einheitliche Weltwährung einführen lassen. Japan wird es auch schaffen, aber seine Wirtschaft wird geschwächt sein.

Internationale Streitkräfte unter der Flagge der Vereinten Nationen werden an verschiedene Orte entsandt, um Unruhen zu verhindern. Die Führer der Illuminaten werden sich offenbaren. Sie werden die Völker auffordern, sich zu verpflichten, ihnen in diesen Zeiten des Chaos und der Verwüstung treu zu dienen.

Das ist kein sehr angenehmer Plan, nicht wahr? Ich kenne den genauen Zeitplan für all diese Ereignisse nicht, und ich möchte auch gar nicht versuchen, ihn zu kennen. Was Ich Ihnen sagen kann, ist, dass alle, die keine Schulden haben, die weder der Regierung noch den Banken etwas schulden, die keine Kredite am Hals haben und die sich einigermaßen selbst versorgen können, denen wird es wahrscheinlich besser gehen als den anderen. Wenn ich Geld hätte, würde ich mich hüten, in Aktien zu investieren. Ich würde stattdessen Gold kaufen! Es ist das Gold, das wieder zu einem starken Wert in der Welt werden wird. Unsere Dollars werden nicht mehr viel wert sein. Denken Sie daran, was nach unserem Bürgerkrieg passiert ist. Unsere Währung wird nicht mehr wert sein als die Währung der Konföderierten nach ihrer Niederlage!

Abgesehen davon gebe ich zu, dass das alles nur Propaganda der Illuminaten sein könnte, um uns Angst zu machen. Vielleicht wird nichts von all dem passieren. Das hoffe ich aufrichtig. Ich glaube auch fest daran, dass Gott in der Lage ist, die Hand des Bösen zurückzuhalten und sich um unsere Nation wie auch um andere Nationen zu kümmern, wenn wir uns an ihn wenden.

*Frage: **Würden** Sie sagen, dass die Illuminaten in ihrer Gesamtheit Rassisten sind? Ich stelle Ihnen diese Frage, weil mir scheint, dass ihre Agenda der Vorherrschaft der weißen Rasse viel Platz einräumt!*

Antwort: Die Illuminaten sind Rassisten. Sie lieben den „arischen" Typus. Sie glauben fest daran, dass die „Reinen" und „Intelligenten" (nach ihren eigenen Maßstäben) die Welt beherrschen werden. Gelegentlich opfern sie in ihren Zeremonien Angehörige ethnischer Minderheiten. Sie streben danach, genetisch eine „überlegene Rasse" zu schaffen, die mit ihren Kindern und Nachkommen die Welt regieren wird. Sie bewundern auch Platons Republik und glauben, dass es ihnen mit ihrer Neuen Weltordnung gelingen wird, dieses Utopia zu errichten. Sie glauben, dass ihre intellektuellen Eliten regieren werden und dass die Massen ihren Führern wie Schafe folgen werden. So sehen sie die Welt. Sie glauben, dass die Okkultisten, die sie regieren, „erleuchtet" und intelligent sind, und dass die einfachen Leute „Schafe" sind, die man an der Nase herumführen muss.

Frage: Warum haben sie also einen Schwarzen an die Spitze der Vereinten Nationen gesetzt?

Antwort: Weil es im Moment ihren Plänen dient. Es handelt sich um Lügner. Sie sind bereit, einer populären Persönlichkeit eine wichtige Rolle zu geben, um das Image der Vereinten Nationen zu verbessern. Sie wollen sich als eine Gruppe darstellen, die sich für „Harmonie zwischen den Rassen", für „Einheit" und „Frieden" einsetzt.

Wahre Führungspersönlichkeiten erlauben es sich nie, in der Öffentlichkeit zu enthüllen, was sie wirklich denken. Die Vereinten Nationen bereiten lediglich den Boden für das, was dann umgesetzt wird. Es sind nicht die Vereinten Nationen, die die wahre Macht in der Welt ausüben. Die Vereinten Nationen werden eine relativ unbedeutende Organisation sein, wenn die Neue Weltordnung eingeführt wird. Diejenigen, die die wahre Macht ausüben, werden sich dann offenbaren. Die Vereinten Nationen sind derzeit nur ein Mittel, um die Weltöffentlichkeit dazu zu bringen, die Idee einer „Weltgemeinschaft" und einer „geeinten Welt" zu akzeptieren. Die Vereinten Nationen sind nur ein Schritt in ihrem Programm.

Frage: Streben sie eine Begrenzung der Weltbevölkerung an? Ich denke dabei insbesondere an die AIDS-Epidemie in Afrika. Kann es sein, dass die Illuminaten diese Epidemie verursacht haben?

Antwort: Ich habe Berichte gelesen, die besagen, dass die Illuminaten einige tödliche Viren verbreitet haben könnten. Aber ich bezweifle, dass sie es waren, die das AIDS-Virus verbreitet haben. Warum ist das so? Weil viele Illuminati-Führer offen homosexuell und pädophil sind und sie sich selbst in Gefahr gebracht hätten, denn dieses Virus ist in den USA ziemlich weit verbreitet. Die meisten Leiter, die ich kennengelernt habe, waren homosexuell. Das war auch bei mir der Fall. Es wird in diesen Kreisen als Lebensstil akzeptiert und sogar gefördert.

Wenn die Illuminaten Viren verbreiten, handelt es sich um Viren, die behandelt werden können, damit die Herrscher im Falle einer Epidemie geschützt werden können. Ich weiß jedoch, dass einige Gruppen der Illuminaten bakteriologische Waffen entwickeln, um Völker zu bedrohen, die sich weigern, die Neue Weltordnung zu akzeptieren. Darüber wurde manchmal bei Treffen von Funktionären gesprochen. Wie weit diese Pläne derzeit gediehen sind, kann ich nicht sagen, da es schon einige Jahre her ist, dass ich die Illuminaten verlassen habe.

VIERZEHNTER TEIL

Geschichte und Zukunft der Illuminaten

Frage: Es ist schon vorgekommen, dass ich in meiner E-Mail Einladungen von Neonazi-Gruppen erhalten habe. Ich habe ihre Literatur durchgesehen. Sie behaupten geschickt unter Berufung auf historische „Fakten", dass die Illuminaten nur eine jüdische Verschwörung seien und dass Hitler sie bekämpfen musste. Wir wissen, was danach geschah. Meine Frage ist einfach: Handelt es sich um eine jüdische Verschwörung?

Antwort: Absolut nicht! Tatsächlich waren Hitler und die Seinen, vor allem Himmler und Goebbels, hochrangige Illuminaten. Die Illuminaten sind extrem rassistisch. Als ich ein Kind war, wurde ich gezwungen, „Konzentrationslager" zu spielen, sowohl auf unserer Farm in Virginia als auch in Europa, in abgelegenen Lagern in Deutschland.

Historisch gesehen haben die Juden den Okkultismus bekämpft. Wir sehen im Deuteronomium und im Alten Testament, wie Gott durch das jüdische Volk versuchte, das Land Israel von allen okkulten Gruppen zu reinigen, die dort wirkten, wie diejenigen, die Baal, Astarte und andere kanaanäische und babylonische Götter anbeteten.

Da die Illuminaten ihren Ursprung auf diese Fruchtbarkeitsgötter zurückführen, sind sie von Natur aus zutiefst gegen die Juden eingestellt. Ich würde niemals der Literatur von Neonazis oder anderen extremistischen Gruppen vertrauen, da ihre Vorstellungen auf Rassismus und der Vorstellung einer überlegenen Rasse beruhen. Das sind Dinge, die den Illuminaten sehr am Herzen liegen. Diese Neonazi-Gruppe hat Ihnen also Lügen erzählt. Sie dachten, Sie wüssten nicht, dass der Nationalsozialismus von den deutschen Illuminaten gegründet worden war!

Frage: Offensichtlich ist dieser Traum von einem Mann, der die Welt beherrscht, historisch gesehen nicht neu. Die Geschichte ist voll von gescheiterten Versuchen, die Welt zu erobern und die Menschen zu beherrschen. Wie alt ist der Traum von einer Neuen Weltordnung für die Illuminaten?

Antwort: Die Illuminaten selbst lehren, dass sie seit Jahrhunderten und Jahrtausenden existieren, sogar seit der Zeit der Römer, und dass Alexander der Große einer ihrer „Prototypen" war. Ihr moderner Prototyp war Hitler. Die Illuminaten, wie wir sie heute kennen, wurden jedoch im 17. Jahrhundert unter dem Einfluss des Katholizismus, d. h. der Templer und der Rosenkreuzer, gegründet. Die Idee einer Neuen Weltordnung begann sich Anfang des 18. Jahrhunderts mit den Ideen von Weishaupt und anderen zu verbreiten. Sie arbeiten seit Mitte des 18. Jahrhunderts auf ihr heutiges Ziel hin.

Frage: Manipulieren die Illuminaten die Gesellschaft, indem sie sich der Geschichte bedienen, etwa der Geschichte Ägyptens, Roms oder des Britischen Empire? Wie weit reicht die Geschichte der Illuminaten genau zurück, auch wenn ihre Handlungen andere Formen hatten als heute?

Antwort: Die Illuminaten selbst sagen, dass sie auf Babylon um das Jahr 3900 v. Chr. zurückgehen. Dabei handelt es sich wahrscheinlich um Propaganda. Sie behaupten, auf den Geheimlehren aller antiken Religionen und auf okkulten und esoterischen Praktiken zu basieren. Sie scheinen jedoch direkter von den Templern, einem Ritterorden des Mittelalters, sowie von den Rosenkreuzern abzustammen, deren Gründung etwa zur gleichen Zeit erfolgte. Ich weiß nicht, wie viel „Programmierung" in das gemischt war, was uns als Kind über die Geschichte der Sekte gelehrt wurde. Ob es sich dabei um eine historische Wahrheit handelt, kann ich nicht sagen. Daher kann ich keine objektive Informationsquelle darstellen. Wie überall neigen auch die Illuminaten dazu, ihre Wurzeln zu idealisieren.

Frage: Da sie so intelligent sind, sollten die Illuminaten wissen, dass Imperien wie auch Zivilisationen in der Regel nicht sehr lange bestanden haben. Vielleicht 200 Jahre im Durchschnitt. War das Ende all dieser Reiche natürlich oder war es geplant? Waren die Illuminaten für den Untergang der Imperien verantwortlich? Zerstörten sie absichtlich Zivilisationen, um neue zu schaffen und ihre Herrschaft auszuweiten?

Antwort: Als ich ein Kind war, wurde mir beigebracht, dass die

Illuminaten alle Monarchen der alten Geschichte beraten und finanziert haben, so wie sie es auch mit den Monarchen der modernen Geschichte tun. Sie behaupten, dass sie es sind, die die Geschichte in den letzten 2000 Jahren manipuliert haben. Ich für meinen Teil glaube jedoch, dass die Völker auch einen freien Willen haben. Kein Illuminat kann die menschliche Natur vollständig kontrollieren. Sie wissen nicht genau, wie sich die Völker verhalten werden.

Ich glaube nicht, dass sie alles erreicht haben, was sie vorgeben, erreicht zu haben. Dennoch ist es wahr, dass sie vor allem in den letzten 200 Jahren einen tiefen Einfluss auf alle Regierungen der Welt und das internationale Leben ausgeübt haben. Ich sage dies auf der Grundlage dessen, was ich selbst bei ihnen beobachtet habe.

Frage: Svali, Sie haben gesagt, dass die Illuminaten hart daran arbeiten, ihr Ziel einer Neuen Weltordnung zu erreichen. Sie wollen die Führer dieser neuen Gesellschaft sein. Wann werden die Illuminaten also davon ausgehen, dass sie ihre Ziele erreicht haben? Welche Vision haben sie von dieser „glorreichen" neuen Ordnung? Welche Art von Politik werden sie betreiben? Wird sie diktatorisch, kommunistisch oder demokratisch sein? Wird ihr Wunsch, die Welt zu kontrollieren, erfolgreich sein?

Antwort: Mir wurde beigebracht, dass es in dieser Neuen Weltordnung zunächst eine Regierung geben wird, die stark diktatorisch und militaristisch ist. Deshalb unterziehen sie alle ihre Mitglieder dieser intensiven militärischen Ausbildung auf allen Ebenen, um ihre Politik durchsetzen zu können. Warum ist das so? Weil nicht alle ihre „aufgeklärte" Diktatur mit offenen Armen empfangen werden. Sie werden Gegner haben.

Sie trainieren ihre Armee in Techniken zur Kontrolle von Menschenmengen. Es wird Lager geben, in die sie Andersdenkende schicken. Denken Sie an Hitlers Deutschland, das ein Prototyp der Neuen Weltordnung war. Der Oberste Weltrat wird eine extrem autoritäre, hierarchische und zentralisierte Regierung errichten, wie es ihre derzeitige Organisation ist.

In einer zweiten Phase würden sie eine halbmarxistische Regierung einsetzen, die dem militaristischen Sozialismus der UdSSR nahesteht. Marx war ein Illuminatus. Ihm wurde diktiert, was er schrieb. Finanzielle Entscheidungen werden auf nationaler und internationaler Ebene getroffen werden. Man wird die Menschen auffordern, für einen geringeren Lohn zu arbeiten, für den Ruhm, der Neuen Weltordnung zu dienen. Je nach Loyalität und Leistung werden sie weitere Entschädigungen erhalten, genau wie im marxistischen und leninistischen Russland.

Sobald die Gegner zum Schweigen gebracht und überwältigt sind, glauben die Illuminaten, dass sie nicht mehr darum kämpfen müssen, die Welt zu beherrschen. Sie werden sie in ihrer Gewalt haben! Sie werden dann Programme zur „genetischen Selektion" durchführen, damit nur die Besten und Klügsten zur Fortpflanzung zugelassen werden. Diejenigen, die als „genetischer Abschaum" gelten, werden sterilisiert. In dieser Hinsicht haben sie die gleichen Vorstellungen wie Hitler. Es ist traurig, aber das ist es, was sie lehren. Man wird Kinder mit okkulten Veranlagungen aufspüren und sie in speziellen Kursen ausbilden, um diese Fähigkeiten zu entwickeln. Das tun sie jetzt schon, aber im Geheimen. Sobald sie an der Macht sind, werden sie es offen tun.

Frage: Haben die Illuminaten natürliche Feinde, Raubtiere oder Konkurrenten bei ihrem Ziel, die Welt zu kontrollieren?

Antwort: Nein. Zumindest kenne ich keine von ihnen. Sie wissen, dass es neben ihnen noch andere Gruppen gibt, wie die modernen Templer oder den oto (Ordo Templi Orientis, ein katholischer Geheimbund, der mit den Templern zusammenarbeitet), Gruppen, die wie sie in eine Vielzahl okkulter und illegaler Aktivitäten verwickelt sind. In einigen Punkten stimmen diese Gruppen nicht mit den Illuminaten überein. Im Allgemeinen verstehen sie sich jedoch sehr gut und tauschen Informationen aus.

Meiner Meinung nach sind ihre einzigen wirklichen Feinde die wahren Christen und die Kirche, die sich allem widersetzen, was sie tun. Weil sie auf einer okkulten Spiritualität beruhen, verachten die Illuminaten alles, was jüdisch oder christlich ist (ich meine die wahren Christen). Sie sind ihre Todfeinde. Denn wahre Christen lassen sich auf einen spirituellen Kampf ein, der ihr Handeln erheblich behindert.

Frage: Wie sehen Sie die Rolle Chinas und Russlands angesichts der jüngsten Ereignisse und auf der Grundlage dessen, was Sie wussten, als Sie in der Sekte waren?

Antwort: Russland wird die militärische Basis der Illuminaten bilden und die Quelle ihrer Macht in diesem Bereich sein. Die Illuminaten halten die militärischen Führer Russlands für die besten und diszipliniertesten der Welt. China wird als eine größere Macht als die USA angesehen, da es seine Wurzeln ebenfalls im östlichen Okkultismus hat. Doch die eigentliche Macht der Illuminaten wird von Europa ausgehen. Das hatte man mich in dieser Gruppe gelehrt.

China wird den Osten verwalten und Russland die nördliche Hemisphäre. Ich erzähle Ihnen, was ich gelernt habe. Aber vergessen Sie nie, dass es bei all dem auch eine gewisse „Programmierung" gab! Eine meiner schwierigsten Aufgaben, seit ich die Illuminaten verlassen habe, war es, zu beurteilen, was von dem, was mir beigebracht wurde, wahr ist und was nur Idealismus oder Propaganda war. Ich bin kein Spezialist für die Illuminaten. Betrachten Sie mich nicht als eine Autorität auf diesem Gebiet. Die Position, die ich innehatte, war keineswegs hoch. Ich war zwar mehrere Jahre lang Mitglied des Vorstands der Metropolregion San Diego, hatte aber nur wenige internationale Kontakte.

FÜNFZEHNTER TEIL

Das Fernsehen als perfektes Instrument der Gedankenkontrolle

Frage: Svali, welche Rolle spielt das Fernsehen? Sie waren Ausbilderin und Programmiererin bei den Illuminaten. Welche Rolle spielte das Fernsehen als Instrument der Bewusstseinskontrolle? Wie wirkt es auf der Ebene des Gehirns? Warum ist das Fernsehen das perfekte Instrument zur Bewusstseinskontrolle der Massen? Geben Sie uns einige Details.

Antwort: Es ist wichtig zu verstehen, dass das Gehirn beim Fernsehen beginnt, „Alpha"-Wellen auszusenden, die Wellen der Entspannung und Ruhe sind. In diesem geistigen Zustand ist man hochgradig prädisponiert für Suggestionen. Ist Ihnen schon einmal der glasige Blick von Menschen aufgefallen, die gerade eine Zeit lang ferngesehen haben? Das kommt daher, dass man sich längere Zeit in einem Alphawellenzustand befunden hat, in einem geistigen Zustand, der einer Persönlichkeitsspaltung nahe kommt. Und wieder spreche ich nur von Menschen, die nicht unter der Gedankenkontrolle der Illuminaten aufgewachsen sind!

Erinnern Sie sich auch an all die Studien, die vor einigen Jahren gezeigt haben, dass „Gewalt im Fernsehen das Verhalten von Kindern nicht beeinflusst". Raten Sie mal, wer sie finanziert hat! Sie sind nichts als ein Haufen von Lügnern. Es steht fest, dass das, was Kinder im Fernsehen sehen, ihr Verhalten beeinflusst. Die Psychologen der Illuminaten wissen das ganz genau! Sie setzen das Fernsehen bewusst ein, um „die Massen" zu beeinflussen. Sie können die Persönlichkeit der meisten Bürger nicht völlig verändern, aber sie können sie so desensibilisieren, dass sie Gewalt, Pornografie und Okkultismus immer mehr akzeptieren, während sie die Wahrnehmung von Kleinkindern beeinflussen.

Die meisten Zeichentrickfilme vermitteln eine subtile Botschaft sowie unterschwellige Botschaften, die darauf ausgelegt sind, die nächste Generation zu beeinflussen sowie Familienwerte und traditionelle

Moralvorstellungen zu zerstören, indem sie als veraltet und „politisch unkorrekt" dargestellt werden. Das Fernsehen übt heute einen tiefgreifenden Einfluss auf unsere Gesellschaft aus, insbesondere auf kleine Kinder. Wie viele Eltern haben es zugelassen, dass das Fernsehen als „Babysitter" für ihre Kinder fungiert, während sie selbst keine Ahnung haben, was ihre Kinder sich anschauen?

Manchmal bin ich entsetzt, wenn ich höre, wie mein 12-jähriger Sohn mir von den Filmen erzählt, die seine Klassenkameraden im Fernsehen gesehen haben, Filme, in denen Massaker, Gewalt und okkulte Schrecken geschildert werden. Ich würde leicht zu beeindruckenden Kindern niemals erlauben, Filme wie Matrix, Fight Club oder der neue Exorzist anzuschauen, oder wie die Filme, die manche Teenager so sehr mögen.

Die Illuminaten spielen auch mit Tönen und Bildern. Sie setzen auf Bildbombardements, wie sie in vielen modernen Werbespots zu sehen sind. Einige Fernsehsendungen verherrlichen regelrecht den Okkultismus oder zeigen junge, hübsche Hexen, Vampire und Zauberer, die ihre Gestalt verändern.

Frage: *Nennen Sie die wichtigsten von den Illuminaten inspirierten Sendungen im Fernsehen oder Sendungen, die die Ideen der Illuminaten vermitteln. An welchen Merkmalen erkennt man sie?*

Antwort: Die Medien sind so stark infiltriert, dass man eher fragen sollte, welche Sendungen nicht ihre Ideen vermitteln! Schauen Sie sich auch die Zeichentrickfilme am Samstagmorgen an, die voller Okkultismus und Hexerei sind und das Heidentum verherrlichen, oder Filme, die offen Techniken der Gedankenkontrolle anwenden. Schauen Sie sich die meisten Videospiele an, die Szenen der „mentalen Programmierung" zeigen, inklusive Folter. Es hat mich sehr traurig gemacht, das zu sehen. Der Held musste das Opfer „retten", bevor es zu Tode gefoltert wurde...

Ich würde sagen, dass 90 % der Zeichentrickfilme okkulte Themen aufweisen, die die Aufmerksamkeit der Kinder auf sich ziehen sollen. So werden sie auf subtile Weise indoktriniert, damit sie spirituelle „Führer" oder tierische „Führer" akzeptieren oder sich an okkulte Trainingstechniken gewöhnen. Selbst die „niedlichen" kleinen Pokémon, diese zahmen Geschöpfe, können zu wahren Dämonen werden, sobald ihr „Ausbilder" sie so „programmiert" hat, dass sie ihre Persönlichkeit verändern. All das klingt zu sehr nach dem, was die

Illuminaten mit folgsamen Kindern anstellen, als dass ich mich beruhigen könnte!

Ich persönlich schaue nicht viel fern. Manchmal schaue ich mir geografische Reportagen oder einen komischen Film an. Aber im Allgemeinen vermeide ich es, sie anzusehen. Ich habe zu viele Diskussionen bei den Illuminaten gehört, bei den Führungssitzungen und mit den Psychologen der Gruppe, wie sie das Fernsehen nutzen, um die Massen auf subtile Weise zu beeinflussen, ohne dass sie es überhaupt ahnen! Ich entschied mich also dafür, mich nicht beeinflussen zu lassen. Vergleichen Sie die Fernsehsendungen der 50er Jahre mit den heutigen Sendungen, und Sie erhalten einen guten Einblick in den moralischen Verfall unserer Gesellschaft!

Frage: Was ist über den Einfluss von Popmusik zu sagen? Wird sie auch als Mittel zur Bewusstseinskontrolle eingesetzt? Ich glaube, Cathy O'Brien, eine Überlebende der CIA-Methoden, hat Country-Musik und eine Reihe von Sängern beschuldigt, an diesen mentalen Manipulationen beteiligt zu sein, und bezeichnet Nashville, Tennessee, als das Zentrum dieser Manipulationen.

Antwort: Die Country-Musik ist zweifellos beeinflusst, aber es ist vor allem die Rockmusik, die von den Illuminaten kontrolliert wird. Ich habe mir einmal eine Rocksendung angesehen und konnte nicht glauben, was ich da sah! Ich war sprachlos! Einige Rocker haben Schmetterlingstätowierungen am ganzen Körper (der Schmetterling ist ein Zeichen für die Methode der Gedankenkontrolle namens Monarch). Ich hörte einen von ihnen singen: „Komm, mein Schmetterling... Lass uns in eine bessere Welt fliehen...!".

Dieses Lied war voller „Programmierer"-Symbole. Ich glaube, dass Britney Spears, Eminem und andere Sänger von den Illuminaten benutzt werden, um Lieder zu singen, die den Menschen gefallen. Einige von ihnen haben einen Neonazi-Look und transportieren hasserfüllte Texte. Das ist kein Zufall. Tatsächlich sind viele der besten Popsänger ehemalige Stipendiaten des „Mickey Mouse Club", einem weiteren Zweig des Imperiums des guten alten Illuminatus Walt Disney! Ich glaube, ihnen wurde ein Starstatus angeboten, als Gegenleistung für ihre Unterwerfung oder für ihre Bereitschaft, zur mentalen Kontrolle der Bevölkerung benutzt zu werden.

Wie viele Lieder preisen heute in der Pop- und Rockmusik Selbstmord, Gewalt, Verzweiflung oder New-Age-Spiritualität an! Machen Sie sich die Mühe, die Texte dieser Lieder zu lesen! (Aber ich bitte die Überlebenden der Gedankenkontrolle, vorsichtig zu sein und nicht zuzulassen, dass bestimmte Texte in ihnen „programmierte" Reaktionen auslösen)!

Frage: Was kann man tun, um den Schaden zu beheben, der bereits durch Fernsehen und Musik verursacht wurde?

Antwort: Hören Sie auf, sie anzusehen oder ihr zuzuhören! Aber das ist leichter gesagt als getan! Wenn man jedoch aufhört zu hören oder zu schauen, hört auch die Verstärkung der Konditionierung auf. Aber wie viele Menschen sind völlig abhängig von ihrem „Fernsehmoment"! Ich glaube auch, dass eine der besten Möglichkeiten, den entstandenen Schaden zu beheben, darin besteht, die negativen oder irreführenden Botschaften durch die Wahrheit zu ersetzen. Ich studiere täglich das Wort Gottes, um „meinen Verstand zu erneuern", wie es im Römerbrief heißt. Ich finde dieses Studium unendlich viel belebender und regenerierender als alles, was einem im Fernsehen oder im Radio geboten wird!

Frage: Svali, ich bin sicher, Sie erinnern sich noch daran, dass vor einigen Jahren gesagt wurde, dass bestimmte japanische Zeichentrickfilme, wie die Pokémon, bei Hunderten von Kindern epileptische Anfälle ausgelöst haben. Ahnten die Macher dieser Filme dies zunächst nicht, oder war dies ein Test zur geistigen Kontrolle der Bevölkerung? Sind sich die Programmierer der Illuminaten dessen bewusst? Tun sie es, um die Bevölkerung zu kontrollieren? Was denken Sie darüber?

Antwort: Ich weiß nicht, ob das beabsichtigt war oder nicht, da es nach meinem Austritt aus den Illuminaten geschah. Ich hatte nie davon gehört. Aber ich kann Ihnen sagen, dass ich meinen Sohn nie Pokémon gucken lasse, selbst wenn er mir sagt, dass „alle seine Freunde sie gucken". Ich glaube, dass diese Cartoons eine starke okkulte Konnotation haben. Man muss nur sehen, wie die Augen der Pokémon „rot" werden, wenn sie ihre Persönlichkeit ändern. Das ähnelt dem, was bei Menschen passiert, die sich einer von Dämonen beeinflussten Bewusstseinskontrolle unterzogen haben.

Ich kann diese Filme trotz ihrer Popularität nicht ertragen. Ich bin sehr traurig, wenn ich sehe, welche Wirkung sie auf Kinder haben. Ich möchte an den Effekt der Alphawellen erinnern, um zu sagen, dass die

Kinder in diesen Filmen völlig „abtauchen".

Haben Sie schon einmal beobachtet, wie kleine Kinder solche Zeichentrickfilme anschauen? Ihre Augen werden glasig, ihr Kiefer fällt herunter, sie werden völlig passiv und sogar ihre Atmung verlangsamt sich. Aus diesen Gründen bin ich überhaupt kein Fan des Fernsehens, vor allem wegen seiner Auswirkungen auf kleine Kinder. Wie viele von ihnen haben gelernt, über sinnlose Gewalt zu lachen und sie „lustig" zu finden! Ich kenne sogar eine sehr beliebte Sendereihe im Fernsehen, in der junge Leute ihre Eltern misshandeln und die Szene „nur zum Spaß" filmen!

Frage: Ich lese Ihnen einen Artikel vor, der Sie sicher interessieren wird: Vom 20. April 2001:

„Der [25]. Schlag in Pokémon-Cartoons entdeckt! Psychologen in der russischen Stadt Krasnodar haben die russische Regierung aufgefordert, die Pokémon-Cartoons im Fernsehen zu verbieten. Diese Cartoons waren bereits auf dem nationalen Staatssender ORT ausgestrahlt worden. Sie erinnerten daran, dass diese Filme bereits in vielen Ländern, darunter selbst in Japan, verboten worden waren. Die Psychologen in Krasnodar behaupten, dass in diesen Filmen das „System des [25]. Schusses" angewendet wird, das sich negativ auf das Unterbewusstsein der Kinder auswirkt. Dieses System führt eine regelrechte „neurolinguistische Programmierung" ein. Die Kinder werden wie „Zombies". Psychologen sprechen von einem „intellektuellen Genozid". Ihnen zufolge verleiten diese Zeichentrickfilme zu Grausamkeit und Aggressivität, und die Kleidung der Helden trägt viele Zeichen, die den Tod symbolisieren".

Antwort: Ich weiß nicht genau, worum es sich bei diesem „System des [25]. Schusses" handelt, aber es scheint mir offensichtlich, dass die Russen eine unterschwellige Methode der Gedankenkontrolle entdeckt haben, die negative Auswirkungen auf Kinder hat. Das überrascht mich nicht. Ich habe bereits gesagt, was ich von Pokémon halte. Ich kenne auch ein anderes Kartenspiel, das noch schlimmer ist und Magicke heißt. Vergessen Sie nicht die Rollenspiele, die Jugendliche in ihren Bann ziehen, wie Dungeons and Dragons Online, Diablo und viele andere. Die Liste ist lang!

SECHZEHNTER TEIL

Die „Einzeltäter"

Anmerkung des amerikanischen Herausgebers: Achtung! Dieser Teil enthält einige recht rohe Beschreibungen der „Programmier"-Methoden der Attentäter und der brutalen Folter, die die Illuminaten bei Kindern anwenden. Svali hat mich gebeten, ihre Aussage zu veröffentlichen, und ich habe mich entschieden, nichts an ihrer Erzählung zu ändern.

Frage: Svali, Sie haben von diesen „Einzeltätern" gehört, wie Timothy Mcveigh (der Mörder von Oklahoma City), Lee Harvey Oswald (der Mörder von Präsident Kennedy), Sirhan Sirhan (der Mörder von Robert Kennedy), John Hinkley (der ein Attentat auf Präsident Reagan verübte), Eric Harris und Dylan Klebold (die Mörder der Columbine High School). Ich bin sicher, Sie könnten noch weitere Namen nennen. Was denken Sie darüber? Viele dieser Attentäter haben Verbindungen zum Militär, entweder direkt oder über ihre Familien. Es gibt Gerüchte, dass sie Sklaven der Gedankenkontrolle sind. Es wurde sogar gesagt, dass Mcveigh ein Mikrochip in seinen Körper implantiert wurde.

Ist es möglich, dass diese Männer Sklaven der Gedankenkontrolle waren? Können Sie uns sagen, ob es einfach ist, diese Sklaven der Gedankenkontrolle zu programmieren? Wie wurden sie programmiert? Welche Anzeichen könnten Ihnen zeigen, dass diese Kriminellen „programmiert" worden sein könnten?

Antwort: Ich bin absolut davon überzeugt, dass einige dieser Attentäter durch eine mentale Programmierung vom Typ MK ULTRA gegangen sind. Es könnte sein, dass sie Opfer von militärischen Programmen zur Bewusstseinskontrolle sind, und dass sie „falsch gelaufen" sind. Tatsächlich weiß ich, dass dies bei einigen dieser Handlanger der Fall war. Wenn Sie ihre Geschichte lesen, werden Sie feststellen, dass sie fast immer mit Nazi- oder okkulten Gruppen in Verbindung gebracht werden und dass man bei ihnen oft Nazi-Symbole gefunden hat.

Warum bin ich davon überzeugt, dass sie einer mentalen

Programmierung unterzogen wurden? Zunächst einmal, weil diese Männer nicht eines Tages beschlossen haben, eine Waffe in die Hand zu nehmen und zu töten. Sie mussten lernen, sicher zu zielen und zu schießen. Wo haben sie diese Ausbildung durchlaufen? Wo entwickelten sie ihre mörderischen Fähigkeiten?

Als ich Ausbilderin bei den Illuminaten war, gab es einen Befehl, den die Ausbilder als allererstes lernen mussten, bevor sie mit ihren Probanden arbeiten durften. Sie müssen wissen, dass bei den Illuminaten ALLE Kinder ein Training erhalten, um zu Mördern zu werden. Ich selbst habe dieses Training durchlaufen und kenne kein einziges Kind der Illuminaten, das es nicht durchlaufen hat. Wie lautet dieser Befehl? Der Befehl „Halt!" ist der erste Befehl, der zukünftigen Attentätern, egal ob Kind oder Erwachsener, eingetrichtert wird. Sie werden so programmiert, dass sie sofort stehen bleiben und erstarren, wenn sie den Befehl „Halt!" hören.

Warum müssen Ausbilder ihren Schülern beibringen, diesen Befehl zu befolgen? Weil sie selbst in der realen Gefahr stehen, von ihren Schülern getötet zu werden. Durch die Programmierung dieses Befehls „Halt" wird jeder Wunsch nach Rache vollständig unter Kontrolle gebracht. Von klein auf werden diese Menschen allerlei grausamen Folterungen unterzogen, die ihnen beibringen sollen, ohne Widerspruch zu gehorchen. Ab dem Alter von fünf Jahren wird ihnen das Schießen beigebracht, zunächst mit Luftdruckwaffen und später mit echten Waffen. Sie werden auch mit Computerhardware trainiert, die die Realität simuliert (Virtual-Reality-Programme).

Es handelt sich also um Menschen, die von frühester Kindheit an darauf trainiert werden, kaltblütig und emotionslos zu töten. In diesen Computersimulationen wird ihnen befohlen, ihren eigenen Bruder oder ihre eigene Schwester zu töten. Da sie zu diesem Zeitpunkt auch noch unter Hypnose stehen, sind sie davon überzeugt, dass es sich um die Realität handelt. Auf diese Weise wird ihr Gehorsam getestet. Mein Sohn wurde diesem schrecklichen Training unterzogen. Er weinte, als er mir erzählte, wie schrecklich ängstlich er am nächsten Tag war, weil er glaubte, seine Schwester getötet zu haben. Er wäre vor Schreck fast gestorben, als er sie wieder lebend sah. Hätte er sie nicht wiedergesehen, wäre er völlig davon überzeugt gewesen, dass er sie in der Simulation getötet hatte!

Nachdem sie ihr Leben lang auf diese Weise gefoltert, missbraucht und vergewaltigt worden sind, empfinden diese armen Opfer eine entsetzliche Wut auf ihre Peiniger, die diesen Hass in ihnen entwickeln, um sie zu besseren Mördern zu machen. Diese Menschen werden also dazu ausgebildet und programmiert, „Feinde" und „Schwache" auf das erste Gebot hin zu eliminieren, zum Wohle der „Familie" und zu ihrem eigenen Ruhm. Doch manchmal sind diese Kinder oder Erwachsenen in „Ausbildung" aufgrund des starken Hasses, der sie antreibt, schwer zu kontrollieren.

Ich habe Ausbilder kennengelernt, die nachts von einigen ihrer „Schüler" getötet wurden, weil sie zu weit gegangen waren oder sich nicht ausreichend geschützt hatten. Dies wurde als eines der „Berufsrisiken" angesehen. Ich war immer sehr vorsichtig. Alle Ausbilder wissen, dass sich einige Schüler nachts ihrer Kontrolle entziehen können. Das kommt immer vor. Diese Revoluzzer wurden dann sehr hart bestraft, mehrere Tage lang eingesperrt und gefoltert, um ihnen beizubringen, wie sie sich zu verhalten hatten. Diejenigen, die besonders verstört und instabil wurden, konnten schließlich als „nicht wiederherstellbar" eingestuft und beseitigt werden. Man konnte sie auch in eine psychiatrische Anstalt schicken, wo niemand ihren „paranoiden Wahnvorstellungen" glaubte, wenn sie sagten, man wolle ihnen „das Morden beibringen".

So kam es vor, dass allzu brutale Ausbilder Schwierigkeiten hatten, ihre Schüler zu kontrollieren, und dass einige von ihnen schließlich ermordet wurden. Diese „Unfälle" wurden sorgfältig verschleiert. Jetzt wissen Sie vielleicht, warum das FBI nicht viel unternimmt, um die Schließung von Webseiten anzuordnen, die den Okkultismus verherrlichen, oder um gegen diejenigen zu ermitteln, die beschuldigt werden, einer organisierten okkulten Gruppe anzugehören!

Menschen werden nicht einfach so zu Mördern. Ihnen wird sorgfältig und schrittweise beigebracht, wie sie den Schrecken überwinden können, den man natürlicherweise empfindet, wenn man einen anderen Menschen tötet. Dieser Lernprozess beginnt bei den Illuminaten bereits in der Kindheit. Sie zwingen die Kinder, das Töten zu lernen.

Hier ist, wie sie es tun. So haben sie bei mir selbst gehandelt: Sie nehmen ein zweijähriges Kind und stecken es in einen Metallkäfig, der mit Elektroden verbunden ist. Sie setzen es schweren Elektroschocks aus. Sie holen es aus dem Käfig und drücken ihm ein Kätzchen in die Hand. Dann befehlen sie ihm, dem Kätzchen den Hals umzudrehen. Das Kind weint und weigert sich in der Regel. Sie setzen das Kind wieder in den Käfig und setzen es unter Strom, bis es fast das Bewusstsein verliert. Sie holen das Kind erneut aus dem Käfig und befehlen ihm erneut, das Kätzchen zu töten. Das Kind wird an allen Gliedern zittern und zu weinen beginnen, aber es wird das Kätzchen aus Angst vor der Folter töten. Dann geht es in eine Ecke und übergibt sich, während der Erwachsene es dafür lobt, dass es „gute Arbeit geleistet" hat.

Das ist nur der erste Schritt. Danach werden dem Kind immer größere Tiere gegeben, die es töten soll, je älter es wird. Dann wird ihm befohlen, ein Baby zu töten, entweder in einer „Virtual-Reality-Übung" oder in Wirklichkeit. Bis zum Alter von neun Jahren können diese Kinder eine Pistole spannen, zielen und auf ein Ziel schießen, sobald sie den Befehl dazu erhalten. Dann werden sie mit Puppen trainiert, die Menschen perfekt nachahmen. Dann mit Tieren. Dann mit Menschen, in der Regel mit „Unverbesserlichen". Sie werden auch mit Virtual-Reality-Simulationsprogrammen trainiert. Wenn sie „gute Arbeit" leisten, werden sie hoch belohnt. Aber sie werden gefoltert, wenn sie sich weigern zu gehorchen.

Je älter die Kinder werden, desto mehr werden sie trainiert. Bevor sie 15 Jahre alt sind, werden die meisten dieser Kinder gezwungen, in Anwesenheit von Zuschauern gegeneinander zu kämpfen. Hochrangige Illuminaten kommen, um diesen „Spielen" beizuwohnen, wie zu Zeiten der antiken Gladiatoren. Diese Kämpfe enden selten mit einer Tötung. Sie hören auf, wenn eines der Kinder besiegt und niedergeschlagen ist. Sie benutzen alle möglichen Waffen und müssen lernen, um ihr Leben zu kämpfen. Wenn ein Kind einen Kampf verliert, wird es von seinem Ausbilder hart bestraft, weil dieser „das Gesicht verloren" hat. Gewinnt es, wird es für seine „Stärke" und seine „Geschicklichkeit" im Umgang mit Waffen belohnt.

Als sie das Alter von 21 Jahren erreichten, waren diese Jugendlichen zu wahren Tötungsmaschinen geworden. Ihnen wurde eine ganze Reihe verschlüsselter Botschaften eingetrichtert, und sie wurden ständig getestet, um zu sehen, ob sie dem ersten Befehl gehorchen würden. Auf diese Weise wurden auch die Kinder der deutschen Illuminaten erzogen. Ich selbst musste diese Ausbildung durchlaufen.

Frage: Svali, Sie haben uns einmal gesagt, dass das Erlernen des Befehls „Halt!" das erste ist, das ein Kind durchlaufen muss. Woraus besteht dieser Befehl genau? Ist es nur ein kodiertes Wort oder etwas Komplizierteres?

Antwort: Normalerweise besteht dieser Befehl aus einem Code, der das so programmierte Kind oder den so programmierten Erwachsenen völlig lähmt. Normalerweise handelt es sich dabei um eine kurze

Zahlenreihe, z. B. „354!"'. Das ist nur ein Beispiel, es geht nicht um diesen konkreten Code! Oder es handelt sich um ein deutsches Wort, gefolgt von einer Zahlenkombination.

Alle Kinder versuchen, sich für das zu rächen, was ihnen von ihren Ausbildern angetan wird. Dies geschieht immer, wenn sie noch jung sind. Sie werden dann hart bestraft, eingesperrt und isoliert oder sogar geschlagen und mit Stromstößen traktiert, um ihnen beizubringen, dass sie das nicht mehr tun sollen.

Dann wird ihnen unter Hypnose der Befehl „Halt!" eingetrichtert, nachdem sie betäubt und extrem traumatisiert wurden. Auf diese Weise wird ihnen beigebracht, sofort auf den Befehl zu reagieren und ihren Körper vollständig zu fixieren. Man sagt ihnen, dass sie zur Strafe gefoltert werden, wenn sie das nicht tun. Dieses Lernen wird häufig verstärkt.

SIEBZEHNTER TEIL

Die Arbeit von Ausbildern und Programmierern

Frage: Svali, können Sie uns etwas über die unglaublichen Eigenschaften des menschlichen Gehirns erzählen? Welche Erfahrungen haben Sie zu diesem Thema gemacht, als Sie Mitglied der Illuminaten waren? Ich glaube, dass das fotografieähnliche visuelle Gedächtnis nur ein Teil dieser Eigenschaften ist.

Antwort: Die Forschung hat bewiesen, dass wir nur einen kleinen Teil der Fähigkeiten unseres Gehirns nutzen. Das wissen auch die Illuminaten und ähnliche Gruppen. Deshalb haben sie ihre Trainings- und Stimulationsprogramme entwickelt, um Kinder zu ermutigen, ihre normalerweise ungenutzten Gehirnkapazitäten einzusetzen.

In einem hypnotischen Trancezustand hat man festgestellt, dass das menschliche Gehirn zu einem fotografischen Gedächtnis fähig ist. Eine Person, die sich in Hypnose befindet, ist in der Lage, sich vollständig an Ereignisse bis ins kleinste Detail zu erinnern. Das Gehirn verliert nie etwas. In unserem bewussten Leben setzen wir lediglich „Filter" ein, um die auf uns einströmenden Informationen verarbeiten zu können. Andernfalls würden unsere Sinne zu sehr bombardiert werden und wir wären ständig abgelenkt.

Eine hypnotische Induktion kann all diese Filter entfernen, und zwar in dem Moment, in dem eine Suggestion in das Gehirn eingepflanzt wird. Die Person kann dann alle Informationen aus ihrem Gedächtnis „herunterladen" und sie an den Trainer weitergeben.

Andere Fähigkeiten, die entwickelt werden, sind unter anderem: Fremdsprachenlernen (Illuminati-Kindern werden zwei bis fünf Sprachen beigebracht, je nach ihren Fähigkeiten sogar noch mehr); Körperkraft (diese Kinder haben eine größere Körperkraft als andere Kinder ihres Alters); okkulte Fähigkeiten (diese sind sehr begehrt und werden maximal entwickelt).

So lernen Kinder Telekinese (das Bewegen von Gegenständen durch die „Kraft der Gedanken"), Wahrsagerei und die Fähigkeit, alle möglichen Informationen über andere zu erhalten, die Fähigkeit, durch die Zeit oder in andere geistige Dimensionen zu reisen, die Fähigkeit, ein Tier oder einen Menschen durch die „Kraft der Gedanken" zu töten, ohne sie auch nur zu berühren, oder Astralreisen (das Verlassen des Körpers im Geiste). So können Kinder ihren Körper im Geiste verlassen, unsichtbar einen Raum betreten, beschreiben, was sich darin befindet, Gespräche belauschen usw.

Auch die intellektuellen Fähigkeiten der Kinder werden gefördert. Ihr durchschnittlicher Intelligenzquotient kann mindestens 120, bis zu 200 und mehr betragen. Intelligenzquotienten von 160 und mehr sind bei den Illuminaten keine Seltenheit. Welche besonderen Fähigkeiten entwickelt werden, hängt von der zukünftigen Rolle des Kindes oder Erwachsenen innerhalb der Gruppe ab.

Frage: Svali, Sie kennen wahrscheinlich die aktuelle Fernsehserie mit dem Titel „The Pretender" (Der Freier, oder der Simulator). Nach dem, was Sie gerade gesagt haben, verstehe ich die Ziele dieser Serie besser! Vielleicht ist sie von Techniken der mentalen Programmierung oder der Geschichte der Illuminaten inspiriert?

Antwort: Ich habe mir diese Serie nie angesehen, denn als ich das vor einigen Jahren versuchte, lösten die ersten zwei Minuten zu viele „programmierte Reaktionen" in mir aus. Ich musste aufstehen und den Raum verlassen. Später sagte ich zu meinem Mann: „Ich kann nicht glauben, dass sie das offen im Fernsehen zeigen!" Ja, diese Serie ist direkt von den Techniken der mentalen Programmierung inspiriert. Aber in unserer Gesellschaft, die daran gewöhnt ist, alles zu leugnen, wird das als „Fiktion" abgetan. Die einzigen, die wissen, dass es wahr ist, sind diejenigen, die diese Programmierung durchmachen mussten!

Frage: Könnten diese Techniken der mentalen Programmierung eingesetzt werden, um unsere intellektuellen Fähigkeiten zu erweitern, ohne dass wir die Kontrolle über unser Gehirn verlieren? Vor einigen Jahren wurde viel über sogenannte „geistige Maschinen" gesprochen, die Helme für die virtuelle Realität beinhalten. Was wissen Sie darüber? Führen diese Maschinen zu Ergebnissen?

Antwort: Tut mir leid, aber ich kenne keine Methode der mentalen Programmierung, die zu „guten" Ergebnissen führt. Warum ist das so? Weil die meisten dieser Methoden traumatisierend sind. Aber selbst wenn sie es nicht wären, würden solche Maschinen und Methoden, wenn sie in die falschen Hände geraten, immer noch eingesetzt werden, um andere zu kontrollieren und zu beherrschen. Bei all diesen Methoden gibt es jemanden, der das Gehirn anderer programmiert, und jemanden, der programmiert wird. Die meisten dieser „mentalen Maschinen" und Virtual-Reality-Helme führen nicht zu besonders guten Ergebnissen. Damit sie gut funktionieren, müssten die trainierten Personen jung sein und außerdem stark traumatisiert sein. Das ist traurig, aber wahr.

Darüber hinaus sind die meisten Fähigkeiten, die bei den Illuminaten entwickelt werden, gefährlich und zerstörerisch. Die Fähigkeit, durch Zeit und Raum zu reisen, kostet den menschlichen Körper sehr viel Geld. Menschen, die diese Fähigkeit zu oft nutzen, zerstören ihre Gesundheit oder verkürzen ihre Lebenszeit erheblich. Ich habe Illuminaten im „spirituellen" Bereich kennengelernt, die dies praktizierten. Aber sie hatten bereits im Alter von 22 Jahren völlig graue Haare! Die meisten dieser Menschen altern sehr schnell, weil ihr Körper und ihre Psyche zerstört werden. Die Illuminaten selbst wissen das sehr wohl und vermeiden es, diese Fähigkeiten zu sehr zu nutzen.

Es ist wichtig zu wissen, dass es die Dämonen sind, die es ermöglichen, diese Fähigkeiten zu entwickeln. Manche Menschen, die diese Dinge praktiziert haben, sind sogar verrückt geworden. Ich würde sicherlich niemandem empfehlen, zu versuchen, diese Fähigkeiten zu entwickeln, niemandem, denn das wäre ein Spiel mit dem Feuer. Das ist eine sehr gefährliche Waffe! Aus diesem Grund lehne ich es absolut ab, diese Dinge anzufassen. Das ist einer der Gründe, warum ich vor einigen Jahren all diese spirituellen Türen in meinem Leben geschlossen und diese okkulten Fähigkeiten aufgegeben habe. Derzeit kann ich nicht mehr über Menschen weissagen, Astralreisen machen oder auch nur fünf Sprachen sprechen! Ich bin so froh, dass ich all das jetzt nicht mehr tun kann! Denn mein Leben gehört Jesus, und das ist hundertmal besser für mich! Es entwickelt mein geistliches Leben viel besser als all diese Methoden!

Frage: Können Sie uns ein wenig mehr über diese okkulten Fähigkeiten wie Telepathie, Telekinese oder Zeitreisen erzählen? Welchen Gebrauch machen die Illuminaten von diesen Fähigkeiten?

Antwort: Zunächst einmal ist es wichtig zu verstehen, dass Menschen, die durch die Zeit reisen, oft in einem anderen Bewusstseinszustand sind als in ihrem Normalzustand. Sie verlassen ihren Körper im Geiste und machen eine Zeitreise „rückwärts", auf der geistigen Ebene. Ich habe persönlich festgestellt, dass diejenigen, die diese Zeitreisen machen, in eine Art tiefes Koma fallen. Ihre Atmung und ihr Herzschlag verlangsamten sich, ihre Haut wurde blass und kalt. Außerdem muss man zunächst ein Opfer bringen, um „das Portal zu öffnen". Wer eine solche Reise macht, muss sich bei den ersten Malen fast immer von einem Führer begleiten lassen, der sie anleitet und ihnen bei der Rückkehr hilft. Das war immer etwas sehr Beängstigendes, denn man konnte sich „verlaufen" und nie mehr in die Gegenwart zurückkehren!

Ich habe das verabscheut. Jetzt glaube ich, dass es Dämonen sind, die das ermöglichen. Denn es handelt sich um etwas, das die Bibel verbietet. Das ist einer der Gründe, warum ich mich nicht gerne daran erinnere. Diese Zeitreisen fanden fast immer in der Vergangenheit statt. Es gab eine Art Barriere, die uns daran hinderte, in die Zukunft zu reisen. Man konnte nur über einen Zeitraum von einem oder zwei Tagen in die Zukunft reisen. Ich weiß nicht, aus welchem Grund es diese Barriere gab.

Aber es gab keine Schranken, um die Vergangenheit zu besuchen. Die Illuminaten reisen aus mehreren Gründen in die Vergangenheit. Zunächst einmal, um die Geschichte zu erfahren, um bestimmte große Persönlichkeiten, die in der Vergangenheit gelebt haben, um ihren Rat und ihre Meinung zu bitten und um anderen die „glorreiche" historische Kontinuität der Illuminaten zu beweisen. So habe ich an okkulten Zeremonien teilgenommen, die vor 1000 Jahren in Stonehenge stattfanden, und die Höfe der Monarchien besucht, die diese Rituale praktizierten. Heute glaube ich, dass das alles eine Verführung war, eine Lüge, die von Dämonen organisiert wurde. Keine der auf diese Weise erhaltenen „historischen" Informationen kann vertrauenswürdig sein.

Man konnte diese Zeitreisen nur für kurze Zeiträume machen. Die Illuminaten verboten es, dies länger zu tun, da diese „Reisen" gesundheitliche und psychologische Probleme verursachen würden. Diese Dinge sind extrem zerstörerisch.

Frage: Können diese Methoden verwendet werden, um Menschen, z. B. Politiker, Geschäftsleute, Militärführer usw., zu beeinflussen oder ihnen Gedanken zu injizieren?

Antwort: Nicht, dass ich wüsste. Es gibt eine Grenze für die Anwendung dieser Methoden. Es war für uns viel effektiver, die Leute zu erpressen oder zu bestechen. Ich glaube, dass die Wirksamkeit dieser okkulten Phänomene manchmal überschätzt wird, denn die Menschen haben einen freien Willen, außer denen, die direkt von den Illuminaten kontrolliert werden.

Frage: Wie sehr können sie das kollektive Bewusstsein der Welt verändern, insbesondere durch das Praktizieren dieser Zeitreisen? Wie viele Menschen müssten diese Techniken praktizieren, um dieses Ziel zu erreichen?

Antwort: Sie versuchen es nicht. Denken Sie daran, dass es Gott ist, der die Geschichte kontrolliert, und nicht die Illuminaten oder irgendeine andere Gruppe.

Frage: Haben die Illuminaten so etwas wie Spezialisten für diese Methoden oder Leute, die hauptberuflich in diesem Bereich beschäftigt sind?

Antwort: Sie haben Menschen, die dies häufiger praktizieren als andere. Das sind diejenigen, die zum „spirituellen" Bereich gehören und sich auf diese „spirituellen" Techniken spezialisieren, anstatt sich auf Wissenschaft, Bildung oder militärische Angelegenheiten zu spezialisieren. Diese Menschen altern immer schneller als andere und bekommen schnell graue Haare. Sie müssen selbst den Gebrauch dieser Techniken einschränken, da sie so zerstörerisch sind.

Einige dieser Methoden werden auch im Rahmen der „Theta-Programmierung" praktiziert, bei der es um die Programmierung von allem Okkulten geht. Erinnern Sie sich an die Kinder im Film The Matrix, die durch die „Kraft der Gedanken" lernen, Löffel zu verbiegen! Das ist reine „Theta-Programmierung", und ich war entsetzt, als ich das gesehen habe. Hier hat Hollywood eindeutig die Nase vorn! Diese Fähigkeiten werden genutzt, um zu lernen, wie man „mit Gedanken tötet".

Ich habe gesehen, wie Tiere auf diese Weise getötet wurden, und zwar von einer Gruppe von Menschen, die sich im Kreis um das Tier versammelt und sich auf das Tier „konzentriert" haben. Es wird angenommen, dass sie auch Menschen auf diese Weise töten können. Sie können auch aus der Ferne zuhören oder sehen.

Es handelt sich keineswegs um eine „neue Dimension" oder eine „angeborene Fähigkeit des menschlichen Körpers", die entdeckt werden sollte. Es sind in Wirklichkeit Dämonen, die Menschen beeinflussen und ihnen ihr Wissen offenbaren. Dies endet jedoch immer mit der Zerstörung derjenigen, die diese Dinge intensiv praktizieren. Die Dämonen wollen die menschliche Spezies vernichten, weil sie wissen, dass Gott die Menschen liebt. Die Dämonen hassen Gott und die Menschen, weil wir seine geliebte Schöpfung sind.

Die Bibel spricht von all diesen okkulten Techniken, wie z. B. Astralreisen oder Zeitreisen. Die Bibel nennt all dies Hexerei und Spiritismus. Gott verbietet uns, diese Dinge zu praktizieren, und zwar aus gutem Grund: um uns zu schützen. Ich habe von Menschen gehört, die von diesen „Reisen" nie zurückgekehrt sind, die gestorben sind oder die verrückt geworden sind, nachdem sie diese Dinge praktiziert haben. Niemals würde ich jemandem raten, sich mit diesem Bereich zu beschäftigen, wo doch das Leben auf dieser Erde voller guter Dinge ist, die nicht zerstörerisch sind.

Ich bin so froh, dass ich solche Dinge nicht mehr miterleben und praktizieren muss! Ich habe all das in meinem Leben für immer aufgegeben. Ich habe alle Türen für Dämonen und ihre Aktivitäten geschlossen. Ich habe auch alle meine Fähigkeiten in diesem Bereich verloren, und das ist eine große Erleichterung für mich!

ACHTZEHNTER TEIL

Fragen von Lesern (1)

Frage: Geht der Ursprung der Illuminatenfamilien auf bestimmte Städte in Europa zurück?

Antwort: Ja, aber das hängt von der jeweiligen Familie ab. Es gibt den deutschen Zweig, den französischen Zweig, den englischen Zweig und den russischen Zweig. Jeder Zweig hat seine Wurzeln in bestimmten Städten und Regionen Europas. Die Städte in Mitteldeutschland und Österreich sind die Wiege des deutschen Zweiges. Dieser geht auf die Templer zurück, die zur Zeit der Kreuzzüge die europäischen Nationen vereinten.

Frage: Glauben die Illuminaten an Gott? Halten sie ihn für einen Lügner?

Antwort: Die Illuminaten glauben an die Vergöttlichung des Menschen durch Wissen. Sie wissen, dass es übernatürliche Wesen gibt, die ihnen bei diesem Prozess helfen. Sie teilen diese übernatürlichen Wesen jedoch nicht unbedingt in „gut" und „böse" ein. Sie sprechen vielmehr von „erleuchteten" und „vernebelten" Wesen. Sie glauben an die Existenz des Gottes der Christen. Aber sie glauben, dass Christen nicht „erleuchtet" sind und nicht wie sie „das große Ganze im Blick haben". Sie glauben, dass Christen Schafe sind, die eine schöne Geschichte „geschluckt" haben, die ihnen helfen soll, sich besser zu fühlen, weil sie „zu schwach" sind, um „die ganze Wahrheit" zu kennen. So würden die Illuminaten auch mit Ihnen reden. Sie neigen dazu, dem Gott der Christen gegenüber zynisch zu sein. Sie glauben, dass er nur ein „Placebo" für die Schwachen ist!

Frage: Betrachten sie ihren Gott auch als Lügner, selbst wenn er „zum Guten" lügt? Wie können sie ihrem Gott vertrauen?

Antwort: Sie glauben an mehrere Götter. In der Tat glauben sie, dass ihre „Götter" Lügner sind. Diese Götter sind in der Lage, ihnen Macht, Reichtum, Ruhm und alles, was sie sich wünschen, zu geben. Aber sie wissen, dass sie für all das einen Preis zahlen müssen, einen schrecklichen Preis. Sie sagen, dass man nichts von nichts bekommt und dass das, was sie bekommen, umso wertvoller ist, je mehr sie dafür bezahlen müssen. Es ist schwierig, diese Art der Argumentation Menschen zu erklären, die nicht zu den Illuminaten gehören. Die meisten Menschen denken, dass sie einfach nur schreckliche Satanisten und Feinde des Christentums sind. Sie selbst sehen sich nicht als solche. Zwar machen sie sich über Christen lustig und verachten sie, aber nur, weil sie ihren Anhängern klarmachen wollen, dass es die Christen sind, die „verführt" werden. Es ist Satan, der „Gott dieser Welt", der sie verblendet hat. Die Illuminaten vertrauen ihren Göttern also genauso wenig wie jeder anderen Person.

Denken Sie daran, dass es bei ihnen kein Vertrauen gibt. Sie werden von klein auf gelehrt, dass „Verrat das höchste Ideal ist"! Wenn Sie sie fragen würden, ob sie ihren Göttern vertrauen, würden sie Sie erstaunt anschauen und sagen: „Man muss schon ein Idiot sein, um etwas zu vertrauen, das man nicht kennt!"

Frage: Betrachten sie den Gott der Christen als einen Gott, der von naiver Liebe erfüllt ist?

Antwort: Ja, ja! Sie glauben, dass er sehr naiv ist und Seine Anhänger in die Katastrophe führt. Begreifen Sie das Ausmaß ihrer Arroganz?

Frage: Wenn sie diejenigen foltern und terrorisieren, die sie lieben und die einen niedrigeren Rang haben, welchen Unterschied machen sie dann zwischen Liebe und Hass?

Antwort: Sie machen keinen Unterschied zwischen Liebe und Hass. Wenn sie ihre eigenen Kinder quälen, sagen sie ihnen: „Ich tue das, weil ich dich liebe!" Für sie ist der größte Liebesbeweis, ihre Kinder mit allen Mitteln stark zu machen, damit sie in der Lage sind, die Gruppe zu führen und voranzukommen.

Wenn ein Leiter ein Mädchen ausfindig macht und es zur Prostituierten machen will, werden die Eltern des Mädchens es ihm nur zu gerne anvertrauen, weil sie wissen, dass es eine „bessere" Position in der Gruppe erreichen wird. Während sie ihren Kindern weiterhin beibringen, dass „Verrat das höchste Ideal" ist und dass man niemals jemandem vertrauen sollte!

Ich erinnere mich, dass ich Hunderte von Verratsfällen erlitten habe. In dem Moment, in dem ich litt, sagten sie zu mir: „Das ist es, was im Herzen des Menschen ist!" Sie dachten, sie würden mich etwas sehr Wichtiges lehren, das mir im Leben helfen würde. In gewisser Weise hatten sie Recht, denn alle Mitglieder dieser Gruppe sind böse und lasterhaft. Diejenigen, die naiv sind, werden gnadenlos niedergetrampelt und verletzt. Ich kannte einige Eltern, die ihren Kindern bestimmte allzu harte „Ausbildungen" ersparen wollten, weil sie sie liebten. Sie wurden jedoch oft gnadenlos von den herrschenden Familien aussortiert, die diese Eltern als „Schwächlinge" betrachteten, die nicht in der Lage seien, ihre Kinder richtig zu unterrichten.

Frage: Könnten Sie uns ein wenig mehr über ihre religiösen Überzeugungen erzählen? Glauben sie an Reinkarnation? An den Himmel und die Hölle? An die Sünde und die Vergebung der Sünden?

Antwort: Die Illuminaten haben viele verschiedene religiöse Überzeugungen. Es gibt solche, die Anhänger des Druidentums sind, solche, die Rosenkreuzer sind, solche, die babylonische oder ägyptische Mysterien praktizieren, und solche, die Okkultismus praktizieren. Die Kinder müssen all diese Dinge im Laufe ihrer Ausbildung lernen.

Die Illuminaten glauben, dass es ihnen gelungen ist, aus all diesen Religionen das Beste herauszupicken und zu einer Synthese zusammenzufügen. Es gibt also nicht nur eine einzige Religion bei den Illuminaten. In Washington waren die wichtigsten Ausbilder Druiden, ebenso wie diejenigen, die den babylonischen Traditionen folgten. In San Diego praktizierten sie eher die ägyptischen Mysterien, was zum Teil daran lag, dass Oberst Aquinos diese Gruppe leitete und ein Anhänger des Tempels von Set war.

Was ich Ihnen sage, ist nur ein kurzer Überblick. Sie glauben, dass Reinkarnation möglich ist, aufgrund der Zeitreisen, die sie praktizieren, aber sie betonen das nicht in ihren Lehren. Sie glauben, dass es eine „letzte Sphäre" aus „weißem Licht" geben wird. Dies stellt für sie eine „vollständige Erleuchtung" dar. Das ist ihre Vorstellung vom Paradies. Sie glauben, dass sie vor der Hölle geschützt sind, weil nur sie „erleuchtet" werden. Die Hölle ist für sie für diejenigen reserviert, die nicht wie sie „erleuchtet" sind, für diejenigen, die noch „in der Finsternis" sind. Ihr Konzept der Hölle unterscheidet sich daher von dem der Bibel. Für sie besteht die Hölle darin, für immer in einer niedrigeren spirituellen Situation zu bleiben, ohne jemals die Erleuchtung im Jenseits erreichen zu können. Sie glauben auch, dass es nach dem Tod verschiedene Stufen der spirituellen Entwicklung gibt, je nachdem, welche Fortschritte sie auf der Erde gemacht haben.

Für sie bedeutet Sünde, schwach und dumm zu sein. Es bedeutet, die im Menschen verborgenen Fähigkeiten nicht zu nutzen. Es bedeutet, es nicht zu schaffen, sich weiterzuentwickeln. Ich habe noch nie etwas von „Vergebung der Sünden" gehört. Wenn Sie versagen, müssen Sie bestraft oder getötet werden. Es ist ganz einfach. Die Mitglieder des Druidenzweiges glauben auch an die Existenz von Elfen und Elementargeistern. Sie glauben, dass das Leben in allen Bereichen der Schöpfung existiert.

Frage: Einige Forscher glauben, dass die Illuminaten die allgemeine Bevölkerung dazu bringen, Substanzen oder Dinge zu sich zu nehmen, die ihre Feinde schwächen sollen. Wissen Sie, ob die Illuminaten ihren Mitgliedern raten, z. B. Folgendes zu vermeiden: Zusatzstoffe, die Wasser und Lebensmitteln beigemischt werden, Impfstoffe, bestimmte Medikamente, manipulierte Lebensmittel, in der Mikrowelle gekochtes Essen, Implantate, bestimmte Zahnpräparate und bestimmte Strahlungen oder Chemikalien?

Antwort: Im Allgemeinen werden Führungskräfte vor all diesen Dingen, die Sie gerade genannt haben, geschützt. Sie sind angewiesen, niemals zu trinken oder Drogen oder andere schädliche Produkte zu nehmen. Sie gehen nicht so weit, dass sie bestimmte Lebensmittel oder in der Mikrowelle zubereitete Speisen meiden müssen. Sie beschäftigen sich nicht damit. Aber bei ihren Treffen wird gesundes Essen serviert, und sie wissen, wie wichtig eine gute Ernährung ist.

Sie lassen ihre höchsten Führungskräfte wegen der damit verbundenen Risiken nicht alle ihre Experimente zur mentalen Programmierung durchlaufen. Diese Erwachsenen und ihre Kinder müssen spezielle Programme durchlaufen, die sich von den Programmen unterscheiden, die für die niedrigeren Ebenen konzipiert sind. Sie lassen sich impfen. Aber auch wenn ihre Kinder krank werden, wenden sie sich an einen Heiler. Außerdem nehmen sie bei Bedarf Medikamente wie Antibiotika usw. ein.

Frage: Manche glauben, dass Mormonen, Zeugen Jehovas, Heiden, New-Age-Anhänger, Satanisten und sogar Charismatiker alle zu

Religionen oder Bewegungen gehören, die von denselben okkulten Verschwörern ins Leben gerufen wurden. Werden diese Gruppen oder zumindest ihre Führer von den Illuminaten als Verbündete betrachtet?

Einige dieser Gruppen haben sich heimlich den Illuminaten angeschlossen, aufgrund des Geldes, das sie von ihnen erhalten haben, oder aufgrund bestimmter kostenloser „Schulungen", die sie in Anspruch nehmen konnten. Andere sind einfach nur Sympathisanten. Die Mormonen schlossen sich in den 1950er Jahren den Illuminaten an. Dasselbe gilt für die Zeugen Jehovas. Ich habe noch nie gehört, dass sich Charismatiker oder Heiden angeschlossen hätten. Die Heiden werden von den Illuminaten als „Amateure" betrachtet. New-Age-Leute und Satanisten sind Sympathisanten.

Frage: Respektieren sie die Wissenschaft oder die Geschichte, indem sie davon ausgehen, dass sie dadurch in ihren eigenen Überzeugungen gestärkt werden?

Antwort: Nein. Sie respektieren die Wissenschaft, aber sie versuchen, die Geschichte auf ihre Weise neu zu schreiben. Sie führen Theaterstücke für ihre Kinder auf, um ihnen die „wahre" Geschichte näher zu bringen. Sie praktizieren auch Zeitreisen, aber ich traue den „historischen" Informationen, die sie auf diese Weise erhalten, nicht, da ich glaube, dass es sich um eine dämonische Verführung handelt.

Die Illuminaten lehren ihre Kinder, dass mächtige Illuminaten seit Beginn der Geschichte alle Monarchen Europas und sogar alle Monarchen der Erde heimlich beraten. Ist das wahr oder handelt es sich um Propaganda? Ich weiß es nicht. Sie erzählen ihren Kindern auch, dass es unterhalb von Stonehenge einen großen Raum gibt, der mit den Skeletten der Menschen gefüllt ist, die als Opfer dargebracht wurden. Realität oder Fiktion? Ich weiß es nicht, und ich kann keine archäologische Expedition finanzieren, die das überprüfen könnte!

Ich zweifle daher an der Wahrheit ihrer Lehren, da sie die Rolle des Glaubens an Gott ausschließen und seine Fähigkeit, das Böse abzuwehren, leugnen. Ich persönlich glaube, dass es Gott und nicht der Böse ist, der die Geschichte der Menschheit stets kontrolliert hat.

NEUNZEHNTER TEIL

Leserfragen (2)

Frage: Ich bin sehr besorgt über den Plan der Neuen Weltordnung und möchte wissen, ob es mögliche Wege gibt, um die Illuminaten an der Umsetzung dieses Plans zu hindern.

Antwort: Ich weiß, dass ich Ihnen zynisch vorkommen werde, aber ich wünsche Ihnen viel Glück! Ich wünsche Ihnen aufrichtig, dass Sie es schaffen! Ich glaube, es müssten sich viele Menschen zusammenschließen, um sie zu stoppen, und sie müssten über viel Geld und ausgezeichnete Anwälte verfügen!

Ich persönlich kenne keine Gruppe, die wirklich daran arbeitet, sie zu stoppen. Ich lebe in einer ländlichen Gegend und habe keine derartigen Kontakte. Ich würde es begrüßen, wenn sich Christen dafür einsetzen würden, dass die schreckliche Folter, die sie an kleinen Kindern verüben, aufhört, und ich wäre bereit, für sie zu beten. Aber es handelt sich auch um einen spirituellen Kampf. Alle, die sich mit diesen okkulten Themen beschäftigen, müssen sich dieses spirituellen Kampfes sehr bewusst sein. Die Illuminaten kämpfen auch auf der spirituellen Ebene. Alle, die sie aufhalten wollen, ohne auf das Gebet zurückzugreifen, wären meiner Meinung nach sehr verwundbar.

Frage: Haben Sie schon einmal darüber nachgedacht, einen Plan wie den der Anonymen Alkoholiker zu entwickeln, um Opfern von rituellem Missbrauch zu helfen, sich aus der Situation zu befreien? Meine persönliche Erfahrung hat mir gezeigt, dass ein solcher Plan funktionieren kann, sofern er spirituell ist.

Antwort: Ich glaube, dass es bereits ähnliche Gruppen gibt. Sie kümmern sich bereits um Inzestopfer, und viele haben sich mit dem Problem des rituellen Missbrauchs befasst. Wie ich bereits sagte, lebe ich in einer ländlichen Gegend. Mein Dorf hat eine Bevölkerung von 100 Personen, wenn man die Eichhörnchen und Kühe mitzählt! Ich könnte Gruppen, die sich mit rituellem Missbrauch beschäftigen, nicht wirklich helfen. Diese Gruppen befinden sich in der Regel in großen Metropolen. Tatsächlich muss ich selbst jeden Monat zwei Stunden fahren, um an einer Therapie teilzunehmen. Ich kann keine besuchen, die näher an meinem Wohnort liegt!

*Frage: **Konnten Sie** alles lesen, was Sie wollten, als Sie bei den Illuminaten waren? Waren Ihnen bestimmte Dinge verboten? Wenn nichts verboten ist, könnten einige Illuminaten feststellen, dass ihnen Lügen erzählt werden...*

Antwort: Nein, Sie irren sich. Ich konnte alles lesen, was ich wollte. Sie müssen die Geisteshaltung der Illuminaten verstehen. Als ich klein war, erzählten mir meine Eltern, dass jeder insgeheim zu den Illuminaten gehöre und dass das scheinbare Verhalten der Menschen nur eine Fassade sei.

Wenn sie mich zum Abendessen zu Freunden brachten und am Ende des Essens eine okkulte Zeremonie abhielten, dachte ich, dass alle anderen es ihnen gleich taten. Ich hatte schon als Kind immer geglaubt, dass alle Menschen so handeln. Ich konnte sehen, dass in manchen Büchern von Liebe, Zärtlichkeit und Vertrauen die Rede war. Aber ich glaubte, dass das alles nur gespielt war und dass diejenigen, die diese Bücher schrieben, sich nicht an der Realität orientierten.

Ich lebte also in zwei völlig verschiedenen Welten: der „Tageswelt" und der „Nachtwelt"! Um etwas in Frage zu stellen, muss man zunächst eine gewisse Distanz einnehmen. Ich hatte nie zuvor eine solche Reife erreicht. Ich hatte keinen Grund, ihre Lehren in Frage zu stellen. Ich begann erst damit, als ich erwachsen wurde. Denken Sie darüber nach. Außerdem war unsere Gesellschaft voll von Filmen und Fernsehsendungen, die das, was die Illuminaten uns lehrten, nur noch verstärkten, angefangen mit den Walt-Disney-Filmen. Ich hörte „Heavy Metal"-Rockbands, und ihre Werte entsprachen den Werten, die mir beigebracht wurden. Tatsächlich findet man außer christlichen Büchern nicht viel in dieser Welt, das uns lehren könnte, anderen zu vertrauen!

Frage: Ich war schockiert, als ich hörte, dass Sie gezwungen wurden, eine Ihrer Freundinnen zu entfernen oder zu töten. Werden viele Illuminaten im Laufe ihrer Ausbildung dazu gezwungen, oder ist das nur für Bestrafungsfälle vorgesehen? Sind es nur Fremde, die auf diese Weise getötet werden? Können Sie darüber sprechen, oder ist das zu schwierig für Sie?

Antwort: Diese Freundin war ebenfalls Mitglied der Illuminaten. Sie war jedoch als „unrettbar" eingestuft worden. Bei den Illuminaten werden die Menschen nur in zwei Gruppen eingeteilt: diejenigen, die „nützlich" sind, und diejenigen, die „unrettbar" sind. Jeder arbeitet sehr hart, um nützlich zu sein! Dennoch handelt es sich hierbei nicht um eine häufig vorkommende Bestrafung. Tatsächlich sind solche Situationen eher selten. Aber meine Mutter war eine sehr ehrgeizige Person.

Sie war Hauptausbilderin und hatte den „spirituellen" Lehrstuhl des Regionalrats der Region Washington inne. Die anderen Lehrstühle waren: der Lehrstuhl des Militärs, der Lehrstuhl der Regierung, der Lehrstuhl für Führungspositionen, der Lehrstuhl für Bildung und der Lehrstuhl für Wissenschaft. Der Lehrstuhl der Armee wurde von dem Vorgesetzten meiner Mutter im Pentagon besetzt, wo sie arbeitete. Der Codename dieses Mannes war Ashtoth.

Normalerweise holen die Illuminaten ihre Opfer von außerhalb der Gruppe, um sie in ihren Ritualen zu opfern oder um sie zu töten. In meinem Fall ging es darum, mir eine Lektion zu erteilen, die ich nie vergessen sollte. Das war auch der Fall, denn danach hatte ich keine Freunde mehr! Ich mochte niemanden, der höher stand als ich, und ich hatte keine Lust, mich mit denjenigen anzufreunden, die meine Mutter als „würdig" für die „Führerin", die ich war, ansah.

Manchmal, aber nur selten, wurden bei militärischen Übungen die Schwachen oder diejenigen, die zu weit zurücklagen, entfernt, um den anderen eine Lektion zu erteilen. Ich habe das selbst einmal erlebt. Aber die Kinder der Hauptverantwortlichen wurden nie unterdrückt. Man unterdrückte nur die Kinder der Mitglieder, die am unteren Ende der Leiter standen.

Frage: Sie haben gesagt, dass Sie Gott jeden Abend anflehen, Ihnen ein besseres Zuhause zu geben. Aber Sie waren verbittert über Gott, weil er Sie nicht erhörte. Richteten sich Ihre Gebete an den wahren Gott oder an den Gott der Illuminaten? Wenn es der wahre Gott war, woher hatten Sie dann gelernt, dass es einen guten Gott gibt?

Antwort: Das ist eine große Frage! Ich betete nicht zu den Göttern der Illuminaten, weil ich wusste, dass sie grausam, sadistisch und furchteinflößend waren. Ich betete zu einem guten Gott, von dessen Existenz ich durch Lektüre, Fernsehen und auch durch das angeborene Wissen, das alle Kinder haben, erfahren hatte, dass es irgendwo da oben einen guten Gott gibt.

Ich hatte auch einige Erfahrungen mit Engeln gemacht. Als Kind wurde ich bei einem schrecklich traumatischen Erlebnis beschützt, und das brachte mich dazu, zu glauben, dass es auch Gutes gibt. Die Illuminaten haben nie versucht, mich vom Beten abzuhalten, da sie glaubten, dass eine „positive" Spiritualität Hoffnung gibt und Selbstmord verhindern kann.

Tatsächlich wurde mir verboten, mich bei meinen täglichen Aktivitäten zu sehr mit Okkultismus zu beschäftigen, weil das Selbstmordrisiko dadurch erhöht würde. Sie glauben, dass man auch in diesem Bereich ein „Gleichgewicht" wahren muss.

Frage: Sie haben gesagt, dass „Papa Brogan" der einzige „nette" Erwachsene war, den Sie in Ihrer Kindheit gekannt haben. Meinen Sie damit, dass er Ihnen Zuneigung entgegengebracht hat? Auf welche Weise?

Antwort: Dr. Timothy Brogan war Professor an der George Washington University. Er war Spezialist für Neuropsychologie und einer der wichtigsten Ausbilder unter den Illuminaten in der Region. Er war auch ein enger Freund von Sidney Gottlieb, einem der „Freunde" meiner Mutter.

Er konnte sehr freundlich, aber auch sehr grausam sein. Er nahm mich auf seinen Schoß, nannte mich seine „Kleine" und lobte mich herzlich, wenn ich mich „gut benommen" hatte. Er brachte mir das Schachspielen bei und las mir aus der Literatur vor. Er sagte mir, ich sei seine „Adoptivtochter" und er sei stolz auf mich. Wir führten bis spät in die Nacht intellektuelle Diskussionen, und er war es, der mir seine Ideen über Führungsstile und Ausbildung vermittelte. Nicht alle Aktivitäten der Illuminaten sind grausam und unmenschlich. Dieser Mann konnte Zuneigung und Liebe zeigen. Ich spielte mit seinen Kindern, die älter waren als ich. Er beantwortete geduldig meine Fragen zu Wissenschaft, Geografie und anderen Themen. Ich war völlig mit ihm verbunden, was die Folter und den sexuellen Missbrauch, die er auch an mir verübte, für mich besonders unerträglich machte.

Frage: Sie haben gesagt, dass Ihre Persönlichkeit völlig fragmentiert war und aus mehr als 7000 Fragmenten und 16 inneren Systemen bestand. Meinen Sie damit, dass Sie viele verschiedene Persönlichkeiten hatten, von denen sich nicht jede der anderen bewusst war? Haben einige Ihrer Persönlichkeiten ihre Existenz wirklich genossen?

Antwort: Ja, meine Persönlichkeit war in multiple Persönlichkeiten zersplittert. Die meisten Illuminaten, die ich kannte, hatten viele verschiedene Persönlichkeiten. Ich glaube sogar, dass jeder Mensch eine Persönlichkeit besitzt, die mehr oder weniger dissoziiert ist. Selbst unsere lokalen und regionalen Führer wie Jonathan ließen sich regelmäßig ihre Persönlichkeit durch einige Sitzungen „einstellen" und „programmieren". Ich pflegte sie zu diesem Zweck anzurufen. Die größte Dissoziation fand zwischen unserem „Tag"- und unserem „Nacht"-Leben statt. Die meisten meiner Nachtpersönlichkeiten konnten mit den anderen Teilen kommunizieren. Die „entwickelteren" Teile meiner Persönlichkeiten gaben Informationen an die weniger „entwickelten" Teile weiter. Ich kann sagen, dass viele meiner Persönlichkeiten ihre Existenz wirklich genossen. Ich besaß etwa 140 verschiedene Persönlichkeiten, die sich um alle meine täglichen Aktivitäten kümmerten, um meine Arbeit, meine Freunde und meine Freizeit.

Ich machte nicht nur schlechte Erfahrungen, wie zum Beispiel mit Doktor Brogan. Einige gratulierten mir und sagten mir, dass ich einen wichtigen Posten in der Neuen Weltordnung bekommen würde. Es stimmt, dass sie es jedem erzählten! Ich sollte aufgrund meiner sprachlichen und psychologischen Fähigkeiten als Vermittler zwischen Regierungen verschiedener Nationen fungieren. Viele meiner inneren Persönlichkeiten waren sehr stolz auf ihre Fähigkeiten und Leistungen, und sie waren sehr traurig, als ich ging!

(Anm.: Wir glauben, dass all diese verschiedenen „Persönlichkeiten", die in Svali wirkten, in Wirklichkeit die vielen Dämonen waren, von denen sie aufgrund ihrer okkulten Aktivitäten und der Türen, die ihnen geöffnet worden waren, besessen war. Svali wurde von diesen Dämonen befreit, als sie dem Herrn ihre Sünden beichtete und alle Türen schloss, die den Dämonen durch Okkultismus und Hexerei geöffnet worden waren).

Frage: Sind alle Illuminaten, die keine Deutschen sind, auch rassistische Nazis und Völkermordbesessene? Wenn die Führer aller Länder der Welt Illuminaten sind, bedeutet das, dass sie allen Rassen angehören. Sind die weißen Illuminaten gegen die schwarzen Illuminaten?

Antwort: Nicht alle Illuminatengruppen sind so fanatisch rassistisch wie die deutschen Illuminaten, obwohl viele es sind. Diese Leute sind in der Regel extrem rassistisch. Aber sie haben auch viel praktischen Sinn. Sie haben verstanden, dass sie die Welt nicht ohne die Hilfe und Kooperation anderer Rassen als der weißen Rasse beherrschen können. Diejenigen unter den anderen Rassen, die ihnen gegenüber loyal sind, werden in ihren Ländern in Führungspositionen befördert. Sie werden aber immer noch von den großen Führern der Illuminaten (die Weiße sind) beaufsichtigt.

Außerdem haben sie gegenüber den Orientalen nicht die gleiche Meinung wie gegenüber anderen nicht-weißen Rassen. Denn die Orientalen haben eine lange Tradition des Mystizismus und des Okkultismus, wie zum Beispiel in Tibet. Sie haben auch eine sehr alte Kultur und sind sehr intelligent. Aus diesem Grund sind die östlichen Zweige der Illuminaten auch in Europa sehr angesehen. Aber alle Illuminaten glauben, dass der eigentliche Sitz der Weltregierung in Europa sein wird.

Selbst in Ländern, in denen die Mehrheit nicht weiß ist, sind die wichtigsten Führungspersönlichkeiten sehr häufig Weiße. In Südamerika zum Beispiel sind die wichtigsten Führungspersönlichkeiten weißer Abstammung oder kaum gemischt. In Afrika sind viele Herrscher in Wirklichkeit Weiße, aber im Geheimen, obwohl viele schwarze Herrscher extreme Loyalität gegenüber den Illuminaten bewiesen haben. Letztere setzen Schwarze ein. Aber kein Schwarzer wird zugelassen, um Führungspositionen auf globaler Ebene zu übernehmen. Diese Positionen werden bereits von Weißen besetzt.

Abgesehen davon halte ich die rassistische und hasserfüllte Politik der Illuminaten für äußerst verachtenswert. Ich habe mich mit meinen Vorgesetzten oft über diese und andere Rassismusfragen gestritten.

Ich hoffe, ich konnte einige Ihrer Fragen beantworten.

WER IST SVALI?

Svali ist eine ehemalige Okkultistin, die im Auftrag der „Illuminati" als Ausbilderin tätig war. Sie brachte den Mitgliedern dieser Geheimgesellschaft die Techniken der Bewusstseinskontrolle bei. Nachdem sie sich unter Wahrung ihrer Anonymität zu Jesus Christus bekehrt hatte, beschloss sie, alles, was sie über dieses Netzwerk und die Gefahren dieser luziferischen Bewegung wusste, offenzulegen.

Sie verließ die Gruppe, der sie in San Diego angehörte, im Alter von 38 Jahren. Svali verschwand im Juli 2006 von der Bildfläche. Ihre Website (www.suite101.com) wurde gelöscht und ihre Telefonleitung gekappt. Ein Teil der Artikel auf ihrer Website ist als PDF unter dieser Adresse archiviert: www.fichier-pdf.fr/2012/11/24/ritual-abuse/

Im Januar 2006, sechs Monate vor ihrem Verschwinden, gab sie Greg Szymanski ein exklusives Radiointerview: www.dailymotion.com/video/xx76t4_svali_news

Wie die Sekte die Programmierungen vollzieht

Dieser Artikel, der mit den bereits geschriebenen Artikeln korreliert, ist für mich sehr schwierig. Warum ist das so? Weil er einige der Dinge anspricht, für die ich mich im Leben am meisten schäme. Ich wurde Sektenprogrammiererin oder „Trainerin", wie sie es nannten, und hier werde ich einige Dinge mitteilen, die ich getan habe oder die ich gelegentlich miterlebt habe. Ich habe das als Kind auch durchgemacht, daher ist dieser Artikel auch autobiografisch. Eine Autobiografie kann eine Gelegenheit zum Prahlen, zur Freude oder auch zum Leid sein. Was mich betrifft, so falle ich, gelinde gesagt, in die letzte Kategorie. Aber ich hoffe von ganzem Herzen, dass das Teilen meines Leids anderen helfen wird, es zu vermeiden, oder der Gesellschaft helfen wird, besser zu verstehen, was die Überlebenden durchgemacht haben.

Dieser Artikel wird in keiner Weise die Gesamtheit des Themas behandeln. Die Programmierung einer Sekte ist ein komplexes Thema, das Bände und Bände füllen würde, wenn man den Dingen auf den Grund gehen würde. Ich werde daher nur aus meiner eigenen Erfahrung mit den Illuminaten schreiben, die eine von vielen Gruppen sind, die heute ihr Unwesen treiben, und nur die Techniken behandeln, die in der Gegend von Washington, DC und San Diego, Kalifornien, angewandt werden. Es ist möglich, dass in anderen Orten andere Techniken verwendet werden.

Dieser Artikel ersetzt NICHT die Beratung durch einen qualifizierten Therapeuten und dient lediglich der Information. Wenn Sie ein Überlebender des Missbrauchs in einer Sekte sind, seien Sie sich bitte bewusst, dass dieser Artikel und das behandelte Thema extrem auslösend sein können, und schützen Sie sich daher.

Worin besteht die Ausbildung einer Sekte oder die Programmierung von Menschen? In früheren Artikeln habe ich die Ziele genannt:

➢ Geld verdienen

➢ Geheim bleiben

➢ Bedingungslose Loyalität gegenüber den Gruppenmitgliedern zeigen

Die Programmierung oder Ausbildung ist eine Methode, die die Sekte gefunden hat, um sicherzustellen, dass diese Ziele erreicht werden. Bei den Illuminaten werden Programmierer als „Ausbilder" bezeichnet, weil man ihnen weismachen will, dass sie keine Misshandlungen vornehmen, sondern nur die nächste Generation „ausbilden". Die Ausbilder glauben wirklich, dass sie gute Arbeit leisten, dass sie die Kinder „stärken" und ihnen helfen, ihr „Potenzial" zu betonen.

Einige dieser Methoden werden seit Hunderten, vielleicht Tausenden von Jahren praktiziert. Ich werde das Programmieren in fünf große Kategorien unterteilen und jede davon gesondert behandeln:

1. Übung in Stille

2. Krafttraining

3. Loyalitätstraining

4. Training, um in der Gruppe zu funktionieren

5. Training des Geistes

Die erste Kategorie, das Schweigen-Training, beginnt bereits im frühen

Kindesalter, oft noch bevor das Kind sprechen kann. Dies geschieht je nach Kind und Ausbilder auf unterschiedliche Weise und kann Folgendes beinhalten: Befragung des Kindes nach einer Zeremonie, um zu erfahren, was es gesehen und gehört hat. Das sehr kleine Kind, das über diese „hässlichen Dinge" spricht, wird streng und brutal bestraft und es wird ihm gesagt, dass es diese Dinge nicht gesehen hat. Das wird in häufigen Abständen wiederholt, bis das Kind lernt, die Zeremonien auszublenden.

Häufig entsteht durch Misshandlung ein Alter, ein „Beschützer" oder „Wächter", dessen Aufgabe es ist, dafür zu sorgen, dass sich das Kind nicht an das erinnert, was es gesehen hat. Diesem Beschützer wird gesagt, dass das Kind, wenn es sich erinnert, anschließend brutal bestraft wird.

Eine andere Methode ist, dem Kind einen Elektroschock zu verpassen und es in eine tiefe hypnotische Trance zu versetzen, in der man ihm sagt, dass es vergessen wird, was es gesehen oder gehört hat, dass es nur ein „böser Traum" war. Das Kind WILL vergessen und wird dem sehr schnell zustimmen.

Man kann psychologische Folter anwenden, in einen Käfig sperren, aussetzen, man hängt ihn über eine Brücke, später „rettet" man ihn und sagt ihm, dass er wieder bestraft wird, wenn er denunziert.

Man kann sie zwingen, sich eine Parodie auf eine Strafe anzusehen oder eine echte Strafe oder den Tod eines Verräters, der „geredet" hat.

Als ich vier Jahre alt war, wurde ich gezwungen, eine Frau zu beobachten, die bei lebendigem Leib gehäutet wurde. Ihr Verbrechen: Sie hatte einem Außenstehenden von den „Familienangelegenheiten" erzählt. Mit Außenstehenden zu sprechen wird als eines der schlimmsten Verbrechen oder Verrats angesehen, die eine Person begehen kann. Der „Tod eines Verräters" ist in seiner Schreckenhaftigkeit eines der schlimmsten Dinge, die man sich vorstellen kann, und es reicht von der Kreuzigung mit dem Kopf nach unten bis hin zu anderen, ebenso entsetzlichen Szenarien.

Kleine Kinder vergessen nicht, was sie gesehen haben, und sie werden davon überzeugt, dass stumm zu bleiben der sicherste Weg ist, am Leben zu bleiben.

Diese Inszenierungen sollen sicherstellen, dass das Kleinkind die kriminellen Aktivitäten, denen es während der Gruppenaktivitäten beiwohnt, nicht aufdeckt, oder sogar, wenn es erwachsen ist, wenn sie sich darin aktiver engagieren.

Eine weitere häufig verwendete Inszenierung ist die des „Niemand wird deine Geschichte glauben" (dies wird normalerweise mit Schulkindern praktiziert). Dem Kind wird immer und immer wieder gesagt, dass ihm niemand glauben wird, selbst wenn es etwas enthüllt. Das Kind wird in eine psychiatrische Klinik gebracht, wo es kurz mit einem Internierten zusammentrifft. Später erzählt man dem Kind, dass Menschen, die reden, als „verrückt" eingestuft und in Institute gesteckt werden, wo sie hart bestraft werden und nie wieder gehen dürfen. Diese Lügen werden erzählt, um die Bedeutung des Schweigens noch einmal zu verstärken.

Ein anderes Szenario kann sein, dass „alle mitmachen". Man erzählt dem Kind, dass in Wirklichkeit jeder heimlich zur Gruppe gehört, die Leute tagsüber aber nur so tun, als ob. Man wird das Kind zum Abendessen zu einem Mitglied der Gruppe bringen, wo sich alle normal verhalten, und dann folgt ein Ritual oder eine Zeremonie. Das Kind wird dann glauben, dass es kein Entkommen gibt, da alle zur Gruppe gehören. Da die meisten Erwachsenen, die seinen Eltern nahe stehen, ebenfalls zur Gruppe gehören, hat es keinen Grund, das, was man ihm gesagt hat, in Frage zu stellen.

Die Inszenierungen und psychologischen Konditionierungen, um das Sprechen zu verbieten, sind unendlich, wobei die Kreativität der Erwachsenen um ihn herum die einzigen Grenzen darstellt.

Krafttraining

Diese Art des Trainings beginnt ebenfalls in einem sehr jungen Alter, oft schon als Baby. Das Kind wird einer Reihe von Konditionsübungen unterzogen, deren Ziele:

➢ Erhöhung der Schmerzresistenz

➢ Die körperliche Fitness steigern

➢ Die Dissoziationsfähigkeit steigern

➢ Zwingen zum schnellen Einprägen von Gegenständen (für Schulkinder)

➢ Angst und Wunsch zu gefallen erzeugen

Zu diesen Übungen können gehören: simuliertes Militärtraining mit Märschen und „Gendarmerie und Gefangene"-Spielen; das Erleiden von Schocks; körperliche Misshandlung und Folter, Drogen für Kinder und Erwachsene; das Kind in einen Käfig stecken, wo es brutal misshandelt wird; Nahrungs-, Wasser- oder Schlafentzug; unterschiedlich lange Vernachlässigung; die Verpflichtung, Brutalitäten und Misshandlungen anderer mit anzusehen. Dem Kind wird beigebracht, während dieser Zurschaustellungen völlig still zu sein, da es sonst schnell und unbarmherzig bestraft wird, wenn es seine Meinung äußert.

Die Szenen dauern immer und immer wieder an. Das oben Gesagte ist nur ein kleiner Teil der Methoden, die angewandt werden.

Loyalitätstraining

Der dritte Lernbereich nimmt einen großen Raum im Verhalten ein. Loyalität verpflichtet zu einer Übereinkunft mit der Gruppe, indem man sich ihre Doktrinen und Überzeugungen zu eigen macht. Dieses Training ist manchmal subtiler, aber es ist auch einer der mächtigsten Einflüsse auf die Gruppe. Die Erwachsenen in der Gruppe geben ihren Kindern ein Beispiel für uneingeschränkte Loyalität. Zu fliehen, wegzugehen oder die Überzeugungen der Gruppe in Frage zu stellen, wird nur selten gesehen und die Vergeltung für ein Infragestellen der Autoritätspersonen ist schnell und brutal. Eine Person, die die Richtigkeit bestimmter Dinge in Frage stellt oder sich sträubt, ihre Arbeit zu tun, kann zurückkehren, um „umzutrainieren", d. h. sie wird schockiert und gequält, bis sie sich unterwirft.

Aber die Erwachsenen finden oft, dass die Ziele der Gruppe GUT sind. Sie sind überzeugt, dass sie den Kindern helfen, und im Unterricht wird den Kindern beigebracht, warum diese Überzeugungen gut sind; man spricht mit ihnen über die Entwicklung der Gruppe, in der sie die neuen Führer sein werden. Es wird viel darüber diskutiert, wann die Gruppe „die Welt regieren" wird, um zu beweisen, dass sie tatsächlich eine neue Ordnung ankündigt, wenn die Dinge „für alle besser" laufen werden.

Position und Führung sind Karotten am Ende der Peitsche, damit die Gruppenmitglieder härter arbeiten und Erfolg haben. Die Belohnungen in Form von Führung und Aufstieg sind real und jeder versucht, sich zu verbessern. Eine höhere Position zu haben, bedeutet weniger Misshandlung, andere führen zu können und mehr Kontrolle in einem Leben, das so wenig von dieser wertvollen Kontrolle hatte. Eine Inszenierung, bei der ein Kind auf dem Stuhl einer Führungskraft sitzen darf und gesagt bekommt, dass es eines Tages auch die Führung übernehmen wird, wird oft praktiziert, um die Loyalität zur Gruppe zu erhöhen. Häufig werden auch Belohnungszeremonien durchgeführt, bei denen diejenigen, die gut arbeiten, vor allen anderen Abzeichen, Schmuck oder andere Belohnungen erhalten.

Ein Kind, das hart arbeitet und ein guter Ausführender ist, wird gelobt und darf sich unter den neidischen Blicken der anderen Kinder zu den Erwachsenen auf einen Kaffee oder ein Essen gesellen.

Kinder, die im System Fortschritte machen, steigen im Rang auf, aber ein Erwachsener hat immer einen höheren Rang als ein kleines Kind. Nun kann das heranwachsende Kind jüngere Kinder anführen, ihnen sagen, was sie tun sollen, und sie mit Billigung der Erwachsenen sogar misshandeln. Sehr jung zu sein bedeutet für diese Gruppen, sehr schlecht behandelt und verletzt zu werden; das Erwachsenwerden bietet tatsächlich die Chance, die Wut über die Misshandlung abzureagieren. Das Kind beginnt, sich mit den misshandelnden Erwachsenen zu identifizieren, da es weniger verletzt wird, und wird dann in der Sekte mit einer Identität als Henker ausgestattet. Dies wird stark gefördert, solange sich die begangene Tat nicht gegen Mitglieder richtet, die älter oder höher sind als das Kind oder der Jugendliche.

Das Kind wird eingesperrt, indem es „einer von ihnen" wird, es ist „wie sie" und wird durch seine eigene Schuld und Scham sowie durch das Bedürfnis, seine Wut und seinen Schmerz mit Erlaubnis der Gruppe loszuwerden, mit der Gruppe in Verbindung gebracht.

Das Kind kann Ambivalenz, aber auch extreme Loyalität erleben.

Die Gruppe oder der Trainer wird dem Kind auch sagen, dass sie die einzigen sind, die das Kind wirklich kennen, da sie es bei seinen Handlungen beobachtet haben.

Dass sie die Einzigen sind, die ihn sehen können, und dass sie ihn immer noch lieben, dass niemand sie so sehr liebt wie die „Familie".

Das Kind wird mit Nachrichten bombardiert, die besagen, dass die Gruppe es wirklich akzeptiert, sie alle akzeptiert, das Schlimmste über es weiß, um die Loyalität zu zementieren. Die Gruppe setzt ausgefeilte Techniken auf der Grundlage der Verhaltenspsychologie ein, um sicherzustellen, dass das Kind/der Jugendliche/der Erwachsene gar nicht erst auf die Idee kommt, die Gruppe zu verlassen.

Eine andere Form der Programmierung auf Loyalität ist das „Sonderprogramm". Hier sagen die Erwachsenen oder der Ausbilder dem Kind, dass sie „höher" sind oder von einem verborgenen Königtum kommen oder ein geheimes oder adoptiertes Mitglied einer hohen Familienlinie sind. Man kann dem Kind sagen, dass es ein Weltführer sein wird, der für den Moment verborgen gehalten wird, ein Sonderagent der CIA oder ein Wunderkind, das führen wird, wenn es ein Erwachsener ist. Man kann ihm sagen, dass es nur sehr wenige wie ihn gibt; dass niemand sonst seine außergewöhnliche Rolle ausfüllen kann; dass er aus einer Linie stammt, die seit Tausenden von Jahren fortgesetzt wird! Das soll die Loyalität des Kindes zur Gruppe erhöhen. Wenn das Kind glaubt, es müsse nur heute darauf warten, dass ihm eines Tages seine hohe, tatsächliche Position offenbart wird, wird es eher eine Loyalität zur Gruppe entwickeln. Dies ist einer der grausamsten Streiche, die die Gruppe den Kindern spielt, denn ihnen wird die normale Liebe und Aufmerksamkeit vorenthalten und durch die falsche Vorstellung ersetzt, etwas „Besonderes" zu sein oder eine Stellung zu haben. Nur sehr wenige Überlebende, die aus diesen Gruppen herausgekommen sind, denken an irgendeine Art von Minderwertigkeit; fast alle glauben aus diesem Grund, dass sie überlegen sind oder dass sie adoptiert wurden, aber dass ihre wahre Familie überlegen ist. Ich habe das auch erlebt und als Erwachsener, wenn ich Kindern solche Lügen erzählen musste, war ich am Boden zerstört, was einer der vielen Gründe war, warum ich mich tatsächlich dafür entschieden habe, das Land zu verlassen. Ich konnte es nicht mehr ertragen, den anderen Trainern und Wissenschaftlern zuzuhören, die über die Naivität der Menschen lachten, mit denen sie arbeiteten. Ich war einst ein Kind gewesen, das es eilig hatte, zu gefallen, und selbst naiv. Ich hatte den Lügen geglaubt und es war ein böses Erwachen, als ich feststellen musste, dass ich NICHT von einer königlichen Linie adoptiert worden war, wie man mir erzählt hatte. Dass ich wissentlich manipuliert und getäuscht worden war, um meine Loyalität zur Gruppe zu erhöhen!

Ausbildung für eine Arbeit in der Sekte

Die vierte Kategorie des Trainings oder der Programmierung ist auf eine Arbeit innerhalb der Sekte ausgerichtet.

Jeder Mensch hat eine bestimmte Aufgabe, die ihm von klein auf bei den Illuminaten zugewiesen wird. Das Kind wird in den ersten Lebensjahren regelmäßig auf seine Fähigkeiten und Fertigkeiten getestet. Der Status der Eltern sowie die Intelligenz des Kindes und seine Fähigkeit, sich zu dissoziieren, spielen ebenfalls eine Rolle für die endgültige Arbeit. Mögliche Arbeiten in einer Sekte sind unter anderem: Diejenigen, die aufräumen (nach Zeremonien, Inszenierungen) Diejenigen, die sich um das Spirituelle kümmern (Leitung von Konferenzen, Priester oder Priesterinnen oder Akolythen) Diejenigen, die bestrafen (Mitglieder, die Grenzen überschreiten oder Fehler machen) Diejenigen, die lehren (die Geschichte der Sekte, tote Sprachen, Vorträge und historische Inszenierungen)

➢ Prostituierte

➢ Die Boten

➢ Die Mörder

➢ Die Ausbilder

➢ Wissenschaftler (in Verhaltenswissenschaften geschult)

➢ Ärzte, Krankenschwestern, medizinisches Personal

➢ Militärischer Leiter (für militärische Übungen)

Die Liste lässt sich endlos fortsetzen. Die Illuminaten sind eine komplexe Gruppe mit austauschbaren Rollen. Die Länge des Trainings, das ein Kind für seine zukünftige Rolle als Erwachsener benötigt, hängt oft von der Komplexität seines endgültigen Jobs ab. Manchmal überschneiden sich die Jobs oder eine Person wird für mehrere Jobs trainiert. Ein Kind, das mit Pornografie aufgewachsen ist, kann später z. B. lernen, wie eine Kamera funktioniert. Eine Krankenschwester oder ein Arzt kann auch als Ausbilder fungieren oder Naturwissenschaften unterrichten. Eine Person, die zum militärischen Führer ausgebildet wurde, wird oft auch die Ausbildung zum Attentäter (MK-ULTRA) absolvieren.

Man lehrt diese Jobs durch Konditionierungsprinzipien schon in der frühen Kindheit. Man zeigt dem Kind, wie ein Erwachsener oder ein Jugendlicher seine Rolle erfüllt, d. h. man macht ihn zu einem „Modell" für sein Verhalten. Das Kind sieht auch die Jobs, die es während seiner Teilnahme in der Gruppe gemacht hat. Sobald man die Verhaltensmuster visualisiert hat, sagt man dem Kind, dass man ihm etwas beibringen wird. Man gibt ihm klare Anweisungen, was von ihm erwartet wird. Die Arbeit wird in mehrere Schritte zerstückelt und jeder Schritt erfolgt mit einem zeitlichen Ablauf. Man kann das Kind brutal behandeln oder quälen, um einen „jungfräulichen Zustand" oder eine

Tabula-rasa-Persönlichkeit (wo man reinen Tisch gemacht hat, Anm. d. Red.) zu schaffen, die alles tut, was man von ihr verlangt. Anschließend wird ein Verhalten provoziert. Wenn das Kind sich gut verhält, wird es gelobt und verhätschelt. Wenn nicht, wird es hart bestraft. Das Kind lernt, dass es viel weniger schmerzhaft ist, das zu tun, was man von ihm verlangt. Dann, wenn das Verhalten verinnerlicht ist, bindet der Trainer das Kind durch Belohnungen an sich und sagt ihm, wie gut es ist und was für eine wunderbare Arbeit sie beide für die „Familie" leisten. Man gibt dem Kind die Belohnungen und die Fürsorge, nach denen es sich verzweifelt sehnt, und es wird eine Traumabindung geschaffen. Ein Persönlichkeitszustand des Kindes WILL gut sein, es besteht eine Bindung an den Ausbilder oder Erwachsenen und es sucht ständig nach Anerkennung. Diese Bindung wird sein ganzes Erwachsenenleben lang anhalten, und man sieht oft, dass nach Anerkennung suchende Persönlichkeitszustände im Anfangsstadium im Körper eines Erwachsenen verbleiben.

Wenn die „Arbeit" erledigt ist, werden diese Zustände des ständigen Suchens nach Anerkennung von Zeit zu Zeit wieder eingefordert. Eine weitere Belohnung wird bei Erwachsenen in Form eines Statusanstiegs wahrgenommen, wenn sie sich gut verhalten.

Spirituelle Bildung

Von Anfang an waren die Illuminaten eine intensiv spirituelle Gruppe. Sie verehren alte Gottheiten wie die von Babylon und Assyrien (Baal und Astarot) und von Ägypten (Ra, Horus, Isis usw.). Sie glauben, dass das Spirituelle die nährende Wurzel vieler heutiger Erscheinungsformen ist. Aus diesem Grund werden alle Kinder irgendeine Form von spirituellem Training oder Programmierung durchlaufen. Dies dient auch dazu, ihre Bindung an die Gruppe sicherzustellen sowie sie zu zwingen oder zu ängstigen, damit sie Angst haben, wegzugehen.

Die spirituelle Programmierung beginnt mit einer ersten Zeremonie, bei der das Kind einer Gottheit gewidmet wird, und zwar schon im vorgeburtlichen Stadium, wo der Fötus in utero einer „himmlischen Mutter" oder einer anderen Gottheit gewidmet wird. Die Welt des Kleinkindes wird Visionen von Erwachsenen um es herum beinhalten, die an Zeremonien teilnehmen, und es wird gezwungen, die gesehenen Aktivitäten nachzuahmen.

Es kann auch Taufen mit Tierblut geben. Es wird viele Weihen und

Rituale geben, darunter die Übertragung von Familiengeistern auf das Kind, den Geist der Mutter, des Vaters oder des Großvaters. Es kann zu stark erschreckenden Erfahrungen kommen. Ich möchte hier nicht über die Existenz des Dämons diskutieren, aber ich würde sagen, dass die Gruppe ihn wirklich für real hält und dass die Manifestationen, die man bei diesen Riten sieht, alles übertreffen, was man wissenschaftlich oder rational erklären kann. Als Kind glaubte ich fest an die Realität des Dämons, wie alle Erwachsenen um mich herum.

Es werden Zeremonien abgehalten, bei denen der Dämon beschworen und seine Macht manifestiert wird, z. B. durch Channeling, Vorhersagen oder medial vermitteltes Töten von Tieren. Unter Berufung auf dämonische Fähigkeiten bewegten sich Gegenstände von selbst oder wurden Bäume zu Boden geworfen. Erwachsene beteiligten sich an übersinnlichen Machtkämpfen, Menschen wurden „vorgelesen". Und jede Trainings-/Programmierungssitzung rief den Dämon herbei, um den Trainer zu führen oder der laufenden Programmierung Energie einzuhauchen. Und oft wurde vor einer wichtigen Programmierungssitzung eine Beschwörungszeremonie durchgeführt. Dem Kind wurde gesagt, dass der Dämon in ihm sei und dass der Dämon kommen und es töten würde, wenn es versuchen würde, zu gehen oder die Programmierung zu verderben. Jedes verängstigte Kind wird das glauben. Es konnte eine „Operation mit bloßen Händen" geben, bei der ein „Auge" in den Bauchraum injiziert wurde und dem Kind gesagt wurde, dass das Auge es überall sehen könne, wohin es gehe, und es verraten würde, wenn es versuche, zu fliehen oder die Gruppe in Frage zu stellen. Man konnte Implantate einführen, dünne Metallstäbe, die dazu dienten, die dämonischen Kräfte zu rufen. Wenn die Person versucht zu gehen oder die Programmierung abbricht, verursachen die Implantate starke Schmerzen.

Das Kind wird gezwungen, an den Riten teilzunehmen, zu denen auch die Verstümmelung oder Tötung von Tieren oder sogar eines Babys gehört.

Es kann Besuche in Waldern oder an heiligen Orten geben, wo Statuen von Gottheiten mit Blumen geschmückt werden und wo vor dem Ritual die Teilnehmer in Gewändern gekleidet singen.

In einigen Gruppen wird ein bestimmtes Programm das Kind gegen das Christentum ausrichten. Da das Christentum der Gegenpol zu den okkulten Praktiken der Illuminaten ist, wollen sie oft, dass ihre Mitglieder nicht in der Lage sind, mit der Hoffnung, die es bringen würde, in Kontakt zu treten. Besondere Sitzungen können beinhalten, dass das Kind gefoltert wird. Das Kind wird oft um Hilfe bitten oder Gott anrufen. Zu diesem Zeitpunkt wird der Programmierer dem Kind sagen: „Gott hat dich verlassen, Er konnte dich nicht lieben, deshalb hast du Schmerzen. Wenn Er so mächtig wäre, könnte Er das beenden".

Sie werden das Kind sogar bitten, zu Gott zu beten, dass es damit aufhört. Das Kind wird das tun und dann wird der Ausbilder das Kind noch mehr schlagen. Das wird bei dem Kind ein tiefes Gefühl der Verzweiflung hervorrufen. Es wird wirklich glauben, dass es von Gott verlassen wurde und dass es seinem Ruf taub gegenübersteht. Man kann das Kind foltern oder schlagen, wenn der Name Jesus ausgesprochen wird, um eine Barriere gegen die Erwähnung Seines Namens zu errichten. Abneigung kann auch durch die Verwendung von Hymnen in den Sitzungen erzeugt werden. Die spirituelle Programmierung wird eine Vielzahl von Bereichen umfassen. Ich habe nur einige davon kurz beschrieben.

Dies ist nur ein Überblick über die Programmbereiche der Sekte, speziell der Illuminaten. Es ist keineswegs erschöpfend, es gibt sehr viele Varianten spezifischer Techniken. Ich bin mir auch sicher, dass die verschiedenen Gruppen unterschiedliche Methoden anwenden. Wenn ein Überlebender Erinnerungen hat, die sich von dem unterscheiden, was ich gerade beschrieben habe, müssen sie ihren eigenen Erinnerungen vertrauen. Ich teile nur mit, woran ich mich über die Illuminaten erinnere, eine spezifische Gruppe, der ich zwischen 1957 und 1995 in Washington, DC und San Diego, Kalifornien angehörte.

Ich hoffe, dass dieser Artikel denjenigen hilft, die mit Überlebenden arbeiten oder mehr darüber erfahren möchten, wie diese Gruppen funktionieren. Er wird das Mitgefühl für die enorme Menge an Leid erhöhen, die ein Mitglied dieser Gruppen erfährt, und für den Kampf, den es nach jahrelanger Konditionierung, die bis in die Kindheit zurückreicht, nach dem Austritt zu bewältigen hat. Es erfordert einen bemerkenswerten Mut, eine solche Gruppe zu verlassen, „Nein" zum Druck der bekannten Leute zu sagen, sich zu entscheiden, Werte in Frage zu stellen, die jahrelang akzeptiert wurden. Den der Programmierung zugrunde liegenden Schmerz zu betrachten und wegen der seit der Kindheit vollzogenen Manipulationen und Betrügereien zu weinen.

ZEUGNIS EINER ÜBERLEBENDEN

Kim Campbell

Vorbemerkung von Svali: Ich wollte einen ebenso anregenden wie mutigen Artikel veröffentlichen, der von einem ehemaligen Illuminatus verfasst wurde, der noch immer dabei ist, sich von den satanischen rituellen Misshandlungen, die er erlitten hat, zu heilen. Dieser Artikel wird mit Erlaubnis des Autors, Kim Campbell, verbreitet. Meine Hoffnung ist, dass er dazu beiträgt, Christen aufzuklären und anderen Opfern des Satanismus ein Thema der Hoffnung zu geben. Der Artikel selbst wurde im April 1999 verfasst.

Zeugnis meiner Befreiung

Mein Name ist Kim Campbell. Ich bin 49 Jahre alt und lebe in Tulsa, Oklahoma. Ich bin verheiratet und glücklich verheiratet.

Ich arbeite als medizinischer Assistent und gehöre der Morning Star Testimony Church in Tulsa an. In den vergangenen Jahren habe ich die Realität meiner Bekehrung zu Christus durch meine persönliche Entscheidung erfahren.

Im April 1993 erfuhr ich, dass ich an einer schweren Persönlichkeitsstörung litt, die darauf zurückzuführen war, dass ich in eine satanistische Familie hineingeboren worden war und satanistischen rituellen Misshandlungen ausgesetzt gewesen war. Ich litt an einer Aufspaltung meiner Persönlichkeit, die in multiple Persönlichkeiten dissoziiert war.

(**Anmerkung des Übersetzers**: Diese Persönlichkeitsstörung ist sehr häufig bei Menschen, die rituell missbraucht wurden.

Diese Traumata zielen darauf ab, ihre Persönlichkeit in eine Reihe unterschiedlicher Persönlichkeiten aufzuspalten, die jeweils eine eigene Identität und ein eigenes Verhalten haben. Diese unterschiedlichen Persönlichkeiten mit ihren eigenen Wertesystemen, Überzeugungen,

Emotionen und Erfahrungen können im Dienste von Satans Plan abwechselnd die Kontrolle über den Körper übernehmen. Diese verschiedenen Persönlichkeiten sind keine Dämonen, obwohl sie von Dämonen kontrolliert werden können. Diese Aufspaltung der Persönlichkeit ermöglicht es den Opfern des rituellen Missbrauchs, die sehr heftigen Traumata, die sie erlitten haben, besser zu verkraften und Handlungen auszuführen, zu denen ihre scheinbar „normale" Persönlichkeit sie nicht befähigen würde. Nur der Herr kann diese Opfer vollständig heilen und wiederherstellen. Siehe die Seite: http://www.pedopolis.com/pages/themes/mk-mind-kontrol-sous-pages/dossier-trouble-dissociatif-de-l-identite-anciennement-nomme-trouble-de-la-personnalite-multiple.html)

Ich muss sagen, dass meine Befreiung von dieser satanischen Kultur die größte Prüfung meines Lebens war. Die Jahre, die ich nun hinter mir habe, waren schwierig, aber ich glaube, dass meine Probleme vor etwa drei Jahren zum größten Teil gelöst wurden. Diese tiefe Krise in meinem Leben war der Beginn eines echten Glaubens an Jesus Christus, den Erlöser und Herrn meines Lebens. Ich hatte mir immer gewünscht, einen solchen Glauben zu leben, aber es war mir nie zuvor gelungen.

Dieser Artikel ist also mein Zeugnis. Ich habe ihn 1995 zum ersten Mal geschrieben. Ich hoffe, dass er diejenigen belehren kann, die einen Dienst für die Überlebenden der Illuminaten ausüben, insbesondere das Shield of Faith Ministry in Minneapolis, das mich eingeladen hat, mein Zeugnis mitzuteilen. Vor allem möchte ich Zeugnis ablegen von der Liebe Gottes für mich und für alle Mitglieder des Leibes Seines Sohnes. Ich bin absolut begeistert von diesem Gott, Vater, Sohn und Heiliger Geist, der Seine göttliche Herrlichkeit zum Vorschein bringen möchte, eine Herrlichkeit, die Er gerne mit mir, Seinem Sohn, teilen möchte. Mit mir und mit allen Seinen Kindern! ! Was für eine wunderbare Gnade in Wahrheit!

Meine satanischen Wurzeln gehen auf die beiden Zweige meiner Familie zurück. Meine „offizielle" Familie besteht aus Texanern aus Westtexas, die mir beigebracht haben, mir die Schuhe zu binden, meine Rechenaufgaben zu erledigen und höflich zu sein. Das sind ganz normale Dinge, die die meisten Eltern für ihre Kinder tun. Dennoch hätte ein geübter Beobachter die Neigung zu Depressionen, Unruhe und unausgeglichenem Verhalten bemerkt, die für mich charakteristisch waren. Aber in gewisser Weise war ich privilegiert. Niemand hatte zu diesem Zeitpunkt meine schweren Persönlichkeitsstörungen diagnostiziert. Ich war also scheinbar ein Kind wie alle anderen, wenn auch ein sehr seltsames.

Hinter dieser scheinbaren Fassade war ich jedoch auch der direkte Nachkomme einer sehr alten Familie, die in eine uralte satanische Kultur eingetaucht war. Diese Kultur hat im Geheimen Tausende von Jahren überlebt. Sie ist so alt wie die Menschheit. In dieser Kultur beten die Menschen Satan als ihren Gott an. Die Verehrung, die sie ihm entgegenbringen, sowie ihr gesamter Lebensstil waren schon immer von schrecklicher Gewalt durchdrungen.

Durch meine Zugehörigkeit zu dieser Kultur war ich allen Arten von Misshandlungen, Traumata und dämonischen Einflüssen ausgesetzt, die für den Satanismus typisch sind. Diese Kultur ist unglaublich bösartig, weil sie vom Genius des Bösen kontrolliert wird. Fast alles, was in dieser Kultur praktiziert wird, ist darauf ausgelegt, Menschen zu zerstören.

Ich reagierte, wie alle Kinder in dieser Kultur reagieren: mit der Dissoziation meiner Persönlichkeit.

Mein ganzes Leben lang, von frühester Kindheit an, habe ich Traumata erlitten, die darauf abzielten, meine Fähigkeit zu entwickeln, meine Persönlichkeit zu fragmentieren. Ich habe alle Arten von erzwungener Gewalt erlebt, sowohl als Opfer als auch als Täter. Ich wurde durch hochentwickelte Programme zur mentalen Programmierung geschleust, hier in den USA oft in Kliniken und öffentlichen Einrichtungen und auch im Tavistock-Institut in England. Ich wurde mit der Kabbala indoktriniert und durch alle möglichen okkulten Einweihungen geführt, um mich in die älteste Form des Satanismus einzuführen, die sumerisch-akkadische Mysterienreligion, die in Babylon praktiziert wurde.

Man hat also meine Persönlichkeit bewusst in dissoziierte Elemente fragmentiert und all diese multiplen Persönlichkeiten, die meine Gesamtidentität ausmachten, aufgebaut und weiterentwickelt.

Diese Kultur ist natürlich völlig durchdrungen von der Macht der dämonischen Geister. All diese Dämonen sind zu einem Teil meines Lebens und sogar meiner Natur geworden. In einer Kultur, die sich dem Streben nach Macht verschrieben hat, stellen die Dämonen die letzte Zuflucht dar. In der amerikanischen Kultur streben die Menschen nach Bequemlichkeit, sozialem Status und Prestige. In der satanischen Kultur jedoch suchen die Menschen gierig nach der Macht der Dämonen.

Der Satanismus hat die gesamte westliche Zivilisation durchdrungen. Der Satanismus ist die Grundlage dessen, was wir heute als

„Heidentum" bezeichnen, sowohl in seinen antiken als auch in seinen zeitgenössischen Formen. Der Satanismus hat sich im Laufe der Jahrtausende entwickelt und ist allmählich in die Kultur und die Machtstrukturen aller westlichen Nationen eingedrungen. Er hat seine Anhänger in allen Bereichen der Gesellschaft, auf allen Ebenen und in allen sozialen Schichten. Der Satanismus hat in den vergangenen Jahrhunderten einen tiefen Einfluss auf das intellektuelle Leben des Westens ausgeübt. Seine Lehren und Schriften haben das westliche Denken geformt, angefangen bei den griechischen Philosophen, über Augustinus, Thomas von Aquin, die christlichen Mystiker des 13. Jahrhunderts bis hin zur modernen charismatischen Bewegung. Descartes, Spinoza, Kant, die Philosophen der Aufklärung und viele andere sind aus dieser satanischen Kultur hervorgegangen. Die polynesische Religion, der Animismus, der Spiritismus, die Religion der amerikanischen Indianer, die Kulturen der Maya und Inka, die Kultur des antiken Ägyptens und Griechenlands sind alle aus dem Satanismus hervorgegangen.

Zu glauben, dass die satanische Kultur auf rituelle Misshandlungen hinausläuft, zeugt von einer grundlegenden Unwissenheit in Bezug auf den Satanismus und seinen zerstörerischen Einfluss in der Geschichte der Menschheit. Der Satanismus hat die Politik, die Wirtschaft, die Kunst und die Musik beeinflusst. Um seinen Einfluss auszuweiten, hat sich der Satanismus stets jenes psycho-spirituellen Prozesses bedient, der als „Dissoziation der Persönlichkeit" bezeichnet wird. Diese Praxis der Dissoziation ist so alt wie die Menschheit selbst.

Das war die Kultur, in die ich hineingeboren wurde und in der ich aufgewachsen bin. Das Mindeste, was ich sagen kann, ist, dass diese Kultur dem Königreich Gottes völlig entgegengesetzt ist. Diese beiden Kulturen haben nie aufgehört, sich gegenseitig zu bekämpfen. Und ich kann sagen, dass ich seit meiner Geburt inmitten dieses Kampfes gelebt habe. Obwohl ich ein praktizierender Satanist war, habe ich 1976 auch einen Master in Theologie erworben! Ich behauptete offen, Christ zu sein, aber mein öffentliches Leben zeigte die Widersprüche, die dadurch entstanden, dass ich in zwei unversöhnlichen Kulturen lebte. Meine Liebe zum Herrn war oberflächlich. Ich sehnte mich zutiefst danach, ihn zu lieben und von ihm geliebt zu werden, aber ich war unfähig, meine Ängste sowie meine Zweifel an der Existenz und dem Charakter Gottes zu überwinden. Mein gesellschaftliches Leben war relativ erfolgreich, aber mein geistliches Leben und meine Beziehungen zu anderen waren gescheitert.

Als ich erfuhr, dass ich an dieser durch rituellen Missbrauch verursachten Persönlichkeitsstörung litt, erlebte ich einen tiefen emotionalen Schock. Aber es war für mich auch der eigentliche Startpunkt auf dem Weg zum Herrn. Zum ersten Mal in meinem Leben beschloss ich, dass die Priorität für mich darin bestand, der Christ zu werden, der ich schon immer sein wollte. Ich wusste, dass dies sehr schwierig werden würde, aber ich wusste, dass ich, wenn ich ein Jünger Jesu Christi werden wollte, vollständig vom Okkultismus befreit und von der Fragmentierung meiner Persönlichkeit geheilt werden musste.

Wenn ich mich auf die besten Methoden und Techniken der Psychologie und Psychiatrie hätte verlassen müssen, wusste ich, dass ich weder das Geld noch die Zeit dafür gehabt hätte. Außerdem hätten die traditionellen Spezialisten nichts für mich tun können. Bis heute bin ich davon überzeugt, dass es keinen traditionellen Ansatz gibt, um die Probleme einer durch satanistischen rituellen Missbrauch zersplitterten Persönlichkeit zu lösen. Um befreit zu werden, hatte ich keine andere Wahl, als von Jesus Christus befreit zu werden.

Aus diesem Grund nahm ich meine Beziehung als Jünger Jesu Christi sehr ernst. Ständig rief mich der Herr zur Heiligkeit auf und erzählte mir von der Macht seiner Liebe. Er hatte mir durch Seinen Sohn vergeben und konnte mich von der Macht der Sünde befreien. Anstatt „normal zu leben", blieb ich jeden Tag nach der Arbeit zu Hause, um zu lesen, zu beten, Dämonen zu vertreiben und meine Menschlichkeit zu behaupten. Ich trat in Beziehung zu meinen verschiedenen gespaltenen Persönlichkeiten, denjenigen, die mir zugänglich waren, um sie zu verschmelzen und in meine Lebensrealität zu integrieren. Ich lernte alles, was ich über die Themen Persönlichkeitsspaltung, rituellen Missbrauch und den Heilungsprozess lernen konnte, um all dieses Wissen auf meine eigene Befreiung anzuwenden. Ich schloss mich einer Kirche an, um vom Herrn zu hören, denn mein himmlischer Vater hatte sich dafür entschieden, die „Torheit der Kreuzpredigt" als ultimatives Mittel zur Umstrukturierung meiner Persönlichkeit einzusetzen. Ich nahm an Gebetsversammlungen teil, wo die Gegenwart und die Macht des Herrn Wunder an mir und anderen bewirkten. Ich durchkämmte mein Leben im Licht des lebendigen Wortes Gottes. Ich unterwarf jede Sünde, die von meinen verschiedenen Persönlichkeiten bewusst oder passiv begangen wurde, dem heiligenden Werk des Herrn. Schließlich war diese Zersplitterung meiner Persönlichkeit nichts anderes als die Sünde schlechthin. Als Sünder brauchte ich vor allem Umkehr und Vergebung. Daher empfing ich meine Befreiung im Gehorsam gegenüber dem Herrn.

Wenn ich mich in einer Sackgasse befand oder die Hindernisse für mich zu schwierig waren, verbrachte ich Zeit mit meinem Pastor Doug Riggs, der mir die Liebe und Kraft des Herrn vermittelte. Anstatt Stunden damit zu verbringen, meine verschiedenen Persönlichkeiten zum Sprechen zu bringen, erlaubte uns der Herr, tief bis zu den Ereignissen vorzudringen, die meine Persönlichkeit geformt hatten. Im Grunde bestand dies darin, dass ich die Dämonen kräftig austrieb und zum Vater betete, er möge mir erlauben, meine verschiedenen Persönlichkeiten zu verschmelzen. Mein Pastor zeigte mir auch anhand der Bibel und im Licht der Person Jesu Christi, wie die Misshandlungen, die ich erlitten hatte, mein Leben geformt hatten. Der Herr erlaubte mir durch meinen Pastor, viel tiefer zu gehen, als wenn ich allein gewesen wäre. Er benutzte ihn, um mir, einem Menschen mit dissoziierter Persönlichkeit, sein Wort der Gnade zu übermitteln. Durch die Stimme und die Gegenwart meines Pastors wurde der Herr für mich realer. Oft gab der Herr meinem Pastor Offenbarungen und Führung, die für mich bei der Lösung der Krisen, die ich durchmachte, von entscheidender Bedeutung waren. Der Herr benutzt Männer wie ihn und viele andere im Leib Christi, um Menschen wie mir zu helfen.

Der Herr lässt sich von der Finsternis keineswegs einschüchtern. Schließlich besteht die Gute Nachricht darin, dass er mich geliebt hat, als ich noch in der Finsternis war. Der Herr tat all dies im Rahmen einer kleinen, scheinbar unbedeutenden Ortsgemeinde von dreißig oder vierzig Personen (die Kinder mitgerechnet), von denen die meisten satanisch rituell missbraucht worden waren oder eine dissoziierte Persönlichkeit hatten! Wir hatten uns zusammengeschlossen, um daran zu arbeiten, die Rückkehr des Herrn für Seine Braut zu beschleunigen, während es im Okkultismus unsere Aufgabe war, gegen den Willen Gottes für die Kirche zu kämpfen und das Kommen des Antichristen zu fördern. Als Christen beteten wir füreinander, ermahnten und berieten uns gegenseitig, während wir als Satanisten uns gegenseitig beherrschten und verfolgten.

Indem wir „mit Furcht und Zittern an unserer Errettung arbeiteten", wurden wir oft durch das lebendige Wort Gottes gezwungen, die Balken in unseren eigenen Augen zu entfernen, während wir uns bemühten, die Strohhalme in den Augen unserer Brüder zu entfernen. Der Herr reinigte uns, um uns die Buße zu lehren. Es war der lebendige Christus, der in Seinem Leib wirkte, wie Er es in Kapernaum vor Seiner Kreuzigung oder in Korinth nach Pfingsten tat.

So wirkte der Herr in meinem Leben, in dem ich einer Seiner Jünger war. Nach und nach befreite mich mein himmlischer Vater buchstäblich von der moralischen und dämonischen Macht der Sünde durch die

Person Seines Sohnes, des auferstandenen und lebendigen Jesus von Nazareth. Während dieses Prozesses war ich immer wieder erstaunt über die Gnade und Macht Gottes durch Seinen Sohn Jesus Christus.

Nach achtzehn Monaten harter Arbeit hatte ich immer noch eine multiple Persönlichkeit. Der Herr hatte uns gesagt, wir sollten kühn sein. Ich hatte gelernt zu erkennen, dass das einzige wirkliche Hindernis ich selbst war. Nicht das verborgene innere spirituelle Selbst, sondern das bewusste äußere Selbst. Ehrlich gesagt, hatte ich Angst davor, zu erfahren, wie schlecht ich gewesen war und vielleicht immer noch war. Der Herr gab mir zu verstehen, dass ich mir selbst ins Gesicht sehen und akzeptieren sollte, dass ich mit dem konfrontiert werden sollte, was ich am meisten fürchtete.

Ich war viel schlimmer, als ich dachte!

In meinem Denken betrachtete ich den rituellen Missbrauch durch Satanisten folgendermaßen: Es handelte sich um extrem böse Menschen, die süße kleine Kinder nahmen, um sie zu Satanisten zu machen. Ich hatte mich geirrt. Wir hatten achtzehn Monate lang daran gearbeitet, die Oberfläche abzutragen. Aber darunter, im Kern meiner menschlichen Persönlichkeit, befand sich tatsächlich die Natur eines Satanisten! In Wahrheit und soweit ich mich erinnern konnte, war ich in einer Kultur wie in Sodom und Gomorrha indoktriniert worden, in einem kleinen Backsteinhaus in Westtexas. Die satanischen Misshandlungen, die ich erlitten hatte, änderten nichts an der Tatsache, dass ich bereits inmitten einer „normalen" heidnischen Kultur lebte! Alles, was ich in den ersten achtzehn Monaten meiner Befreiungsarbeit erlebt hatte, war in Wirklichkeit nur ein Mittel, um die wahre Natur meines wahren fleischlichen Selbst zu schützen und zu verbergen. Jetzt war ich mit dem Kern des Problems konfrontiert: Ich gehörte zu Generationen von Satanisten. Hier ging es um weit mehr als dämonische Besessenheit. Ich berührte die tiefste Realität meiner menschlichen Persönlichkeit. Es war die Welt, in der ich gelebt hatte. Ich war der historische Nachkomme von Vorfahren, die alle Inzest, Gewalt und Gotzendienst praktiziert hatten. Als solcher war ich genauso dämonisiert wie der schlimmste Kanaaniter!

Aber auch hier war die Gnade des Herrn wunderbar. Was auch immer man getan hat, mein Gott, mein himmlischer Vater, glaubt absolut an die Wirksamkeit des Opfers Seines eigenen Sohnes am Kreuz, um all unsere Sünden reinzuwaschen. Trotz des Ekels und der Abneigung, die ich gegen mich selbst empfand, änderte dies nichts an der Liebe und Zärtlichkeit des Herrn für mich. Ganz im Gegenteil: Diese Zärtlichkeit und Liebe wurde tiefer, reicher und mächtiger. Der Herr Jesus wollte meine Sünde nicht anders nennen als das, was sie war. Er erlaubte mir keine Ausreden und duldete keine Verantwortungslosigkeit meinerseits. Er brauchte die Schwere meiner Sünde nicht zu mindern, denn Sein Opfer war mehr als genug, um sie auszulöschen und mir ein neues Leben zu geben.

Ich lernte also, dass das Böse nicht die größte Macht im Universum ist. Als Gottes Gnade und Macht meine Fähigkeiten freisetzten, damit ich seine Stimme hören und glauben konnte, konnte ich die Natur seiner Beziehung zu mir besser verstehen. Nur dank dieser Ermutigung konnte ich der Wahrheit über mein Leben weiterhin ins Auge sehen und auf dem Weg der Befreiung beharren.

Hier ist also die Struktur meiner Persönlichkeit, wie der Herr sie mir offenbart hat. Zunächst gab es an der Oberfläche ein „gutes Ich", das aus meinen verschiedenen Persönlichkeiten bestand, die arbeiteten, handelten, durch Ehe und Scheidung gegangen waren und nun zusammenlebten und sich „christlich" verhielten. Es war auch dieses „Ich", das meine gesamte tiefere Vergangenheit wiederentdeckt haben musste. Unterhalb dieser Oberfläche befand sich etwas, das ich als „dissoziative Schicht" bezeichnen möchte. Sie bestand aus den restlichen Folgen all der dämonischen Gewalt und Traumata, die ich erlitten hatte und die dazu bestimmt waren, meine multiplen dissoziierten Persönlichkeiten zu stärken. Es war diese „Schicht", die den verschiedenen Therapeuten, die sich mit mir befasst hatten, große Schwierigkeiten bereitete, da sie glaubten, einer Lösung näher zu kommen, während der Kern des Problems unerkannt im Verborgenen blieb. Auf der tiefsten Ebene befand sich schließlich das verborgene Zentrum meiner menschlichen Persönlichkeit, das all die abscheulichen Dinge verwahrte, die meine Vorfahren in den vergangenen Generationen praktiziert hatten. Ich hatte vergessen, dass dieses „verborgene Zentrum" dem oberflächlichen „guten Ich", das ich für meine wahre Persönlichkeit hielt, völlig entgegengesetzt war.

Manche behaupten, dass Menschen durch das definiert werden können, was sie einschränkt oder in Ketten legt, und ich glaube, dass das stimmt. Der Kern meiner Persönlichkeit war durch meine emotionale und gefühlsmäßige Bindung an die Menschen geprägt worden, die in meinem Leben die wichtigste Rolle gespielt hatten. Meine ursprüngliche Identität war durch die emotionalen Bindungen an die Menschen, die mir am nächsten standen, geprägt worden.

Der Name meiner Mutter war Lula Vieta Pauline Russel Campbell. Sie wurde 1917 in Farmersville, Texas, geboren und starb 1977. Derjenige, den ich als meinen Vater kennengelernt habe, war nicht mein wirklicher biologischer Vater. Mein eigentlicher Vater, der Mann, den ich liebte und den ich „Papa" nannte, war Édouard Philippe de Rothschild. Ich war sein leiblicher Sohn und wurde Philippe Eugène genannt. Dieser Mann war mein Vater. Ich war die Frucht eines okkulten Inzests und einer von hunderttausenden legitimen und illegitimen Nachkommen dieser mächtigen Finanz- und Okkultdynastie.

Wie war mein Leben in dieser Familie? Während des größten Teils meiner Kindheit und Jugend lebte ich mit meinem Vater auf seinem Landgut in Frankreich. Ich kann mich daran erinnern, wie er mit mir sprach, als ich noch ein kleiner Junge war. Ich erinnere mich an seine Liebe zum Leben und seine Leidenschaft für alles, was menschlich war. Sein Gott war die Menschheit. Daran glaubte er mit seiner ganzen Seele. Er konnte stundenlang über die phänomenalen Errungenschaften der menschlichen Spezies sprechen. Er nahm mich mit in seine Bibliothek und verbrachte lange Zeit damit, mir von den Wundern zu erzählen, die der Mensch vollbracht hatte. Ich mochte auch die körperliche Beziehung, die wir hatten. Er glaubte fest an die emotionale Kraft des Inzests. In seiner Kultur war das etwas „Normales", das sogar bewundernswert war. Ich hörte ihm zu und er übertrug seine intensive Lust an der Macht und sogar seinen Hass auf Gott auf mich. Dieser Mann genoss es, Gott zu hassen, und ich war sein leiblicher Sohn. Das war die tiefe Natur der Ungerechtigkeit, die ich von meinen Vorfahren geerbt hatte. Als Nachkomme der Rothschilds hätte ich nicht mehr von Dämonen bewohnt sein können!

Wie kann es also sein, dass ein Kind aus einer solchen Familie Christ werden kann? Das Besondere an satanistischen Familien ist, dass sie ihre eigenen Kinder mit dem Evangelium in Berührung bringen, um später alles zu zerstören, was die emotionale Kraft des wahren Glaubens ausmacht. Ich weiß noch, wie mein Vater mich auf Anraten von Dr. Joseph Mengele selbst zu Christus führte (Dr. Joseph Mengele war ein berüchtigter Nazi-Arzt, der die Vernichtung der Juden in den Todeslagern organisierte und die abscheulichen „medizinischen" Experimente an den Gefangenen leitete). Er blieb nach dem Krieg unauffindbar).

Seine ersten ungeschickten Versuche scheiterten oft, was ihm die bitteren Vorwürfe des Herrn Doktor einbrachte. Doch eines Tages gelang es ihm. Ich verstand dieses Wunder, durch das Gott unser Vater werden kann. Mein Herz öffnete sich inbrünstig für diesen heiligen Gott, der zu meinem Vater, meinem „Abba", wurde. Dann führten mich mein Vater und Dr. Mengele durch eine Perversion der Botschaft der Heiligen Schrift dazu, „den alten Menschen zu töten" (unsere nicht regenerierte menschliche Natur, gemäß der Theologie des Apostels Paulus). Sie führten mich tatsächlich durch einen klinischen Tod und „erweckten" mich mit medizinischen Mitteln wieder zum Leben. Ich war gerade einmal im zarten Alter von zwei Jahren. Dann stellten sie mich vor die „Wahl", meinen himmlischen Vater, der mich in den Tod geführt hatte, oder meinen irdischen Vater, der mich wieder zum Leben erweckt hatte, zu lieben. Lange Zeit verstärkte mein Vater diese beiden widersprüchlichen Wünsche in mir: dem Herrn zu gehören oder meinem irdischen Vater zu gehören. So arbeitete er daran, in mir eine unglaubliche innere Spannung zwischen diesen beiden diametral entgegengesetzten Gefühlsbindungen zu erzeugen. Er erlaubte mir nicht, diese Spannung auf der Ebene meiner Persönlichkeit zu regulieren. Das war der größte Kampf meines Lebens, der in mir ein emotionales und psychologisches Chaos ersten Ranges verursachte. Zu diesem Konflikt kamen später noch geplante Misshandlungen und eine sorgfältig kontrollierte Konditionierung meiner Persönlichkeit mithilfe ausgeklügelter medizinischer Techniken hinzu.

All das führte schließlich zu einer regelrechten Spaltung meiner Persönlichkeit.

Obwohl ich also wirklich Christ geworden war, die wunderbare Erfahrung der Gegenwart des Heiligen Geistes in mir gespürt und das ewige Leben in Christus empfangen hatte, wurden mir diese herrlichen Realitäten sofort absichtlich vorenthalten, sodass sie mir nicht mehr als Grundlage für meine Persönlichkeitsentwicklung zur Verfügung standen. Nachdem ich meine Identität als Christ wirklich erfahren hatte, wurde ich sofort wieder in die satanische Kultur indoktriniert. Die rituellen Misshandlungen, denen ich anschließend unterzogen wurde, sollten dazu dienen, auf diesem christlichen Fundament ein vollständig satanisches Gebäude zu errichten!

Ich war dabei, als mein Vater 1988 starb. Ich erhielt seine Macht und er betraute mich mit der Aufgabe, mein Schicksal in der großen Familienverschwörung zu verfolgen. Wie die anderen Kinder der Rothschild-Dynastie spielte ich eine wesentliche Rolle bei der Revolte meiner Familie gegen Gott. Wenn ich die Nachrichten im Fernsehen sehe, bin ich erstaunt, wie viele bekannte Gesichter in allen Bereichen der Politik, der Kunst, der Finanzwelt, der Mode und der Geschäftswelt die Hauptrolle spielen. Ich bin mit all diesen Leuten aufgewachsen und traf sie an Orten, an denen wir unsere satanischen Rituale praktizierten, sowie in den „Kraftzentren".

Finanziers, Künstler, Mitglieder von Königsfamilien und sogar Präsidenten und Staatsoberhäupter - sie alle waren Menschen mit dissoziierter Persönlichkeit, die heute daran arbeiten und sich verschwören, die Menschheit in eine Neue Weltordnung einzuführen, in der der Mensch den höchsten Platz einnimmt und Gott nur eine gesichtslose Abstraktion ist. Alle diese Menschen waren wie ich einem satanischen rituellen Missbrauch unterzogen worden, durch den ihre Persönlichkeit dissoziiert wurde. Wie hunderttausende andere leibliche Kinder meiner okkulten Familie hatte ich meinen Platz und meine Funktion in unserem Familienprojekt zur Kontrolle der Welt. Meine Bemühungen, wie auch die meiner Familie, waren ständig darauf ausgerichtet, ein Mitglied des europäischen Adels aus der Familie der Habsburger zu rekrutieren, um ihm den ersten Platz an der Spitze der Menschheit zu verschaffen - ein Platz, der nichts anderes ist als der des Antichristen aus der Bibel.

Während andere Mitglieder meiner Familie damit beauftragt waren, die Regierung, die Universitäten, die Wirtschaft und die Kunst zu infiltrieren, war mir der Platz innerhalb der Kirche, des Leibes Christi, zugewiesen worden. Ich sollte ein Zentrum der spirituellen Macht sein und die satanischen Aktivitäten in der Kirche kontrollieren. Mein ganzes Leben lang hatte ich Kontakt zu Menschen gehabt, die Teil der Kirche waren, während ich gleichzeitig die satanische Macht des Falschen Propheten und des Antichristen über die Rothschild-Familie kanalisiert und verbreitet hatte. Seit meiner Kindheit war ich der lebenswichtigen Aufgabe gewidmet und ausgebildet worden, sorgfältig den Kontakt mit der uralten spirituellen Macht des Falschen Propheten und des Antichristen zu halten. Wir alle, die wir in satanistische Familien hineingeboren und jahrzehntelang ausgebildet worden waren, um diesen Einfluss in der Kirche auszuüben, standen alle in einer lokalen Kirche in Kontakt. Unser Ziel war es, die Kirche, den Leib Christi, als Mittel zu benutzen, um den Falschen Propheten und den Antichristen zu manifestieren. Erstaunlich!

In der Kirche gibt es viele Christen mit abgespaltener Persönlichkeit, die ähnliche okkulte spirituelle Positionen innehaben und für die satanische Neue Weltordnung arbeiten. Ich repräsentierte Luzifers „Morgenstern", der in die Kirche eingeschleust worden war. Ich war der Vertreter aller anderen Satanisten, die mit mir in Verbindung standen und die zusammen diesen „Morgenstern" bildeten. In der Kirche waren ihre Geister in mir präsent.

Ich war also im Leib Christi nicht nur ein einfaches menschliches Wesen, sondern auch ein spirituelles Zentrum kollektiver satanischer

Energie. Ich war durch alle Arten von Ritualen dazu ausgebildet worden und wurde von mächtigen Legionen böser Geister bewohnt.

Es waren die Rothschilds in meiner Familie, die mich für diese okkulte spirituelle Position als „Morgenstern" ausbildeten. Dieses ganze satanische Gebäude war auf dem Fundament meiner ursprünglichen Erfahrung als Christ errichtet worden! Äußerlich war ich ein falscher Christ, der darauf programmiert war, hyperfrömmig, heuchlerisch und superspirituell zu sein.

Aber als Satanist, der der Rothschild-Familie angehörte, hatte ich im zarten Alter von zwei Jahren und vier Monaten dennoch eine echte Erfahrung machen müssen, als ich Jesus Christus als meinen Herrn annahm. Das war das Fundament meiner Persönlichkeit.

Allerdings war gerade diese Erfahrung entscheidend für meine Befreiung sowie für mein Leben als Christ.

Meine Bekehrung zu Christus war immerhin das grundlegende Ereignis in meinem Leben. In der Folgezeit hatte man mir bewusst die Vorteile dieses Ereignisses und meine wahre Identität vorenthalten. Man hatte mich daran gehindert, meinen christlichen Glauben in meinem Verhalten zum Ausdruck kommen zu lassen. Ich hatte also die wichtigste Triebfeder meiner Persönlichkeit verloren.

Ich frage mich, ob meine Befreiung schneller erfolgt wäre, wenn sich meine Berater zuerst mit meiner biologischen und emotionalen Identität als Rothschild und meiner Bekehrung zu Christus als Kind mit all den Ereignissen, die diese Bekehrung begleiteten, befasst hätten. Denn diese Elemente stellten die anfänglichen Faktoren dar, die die Ursache für die Dissoziation meiner Persönlichkeit gewesen waren. Wenn wir dieses Grundproblem gelöst hätten, wäre meine dissoziierte Persönlichkeit meiner Meinung nach aller dämonischen, psychologischen und biologischen Elemente beraubt worden, aus denen sie bestanden hatte, und dieses dämonische System wäre praktisch zusammengebrochen.

Meine Erfahrung ist alles andere als einzigartig. Jeder, der durch eine ähnliche Befreiung gegangen ist, hat die gleichen Erfahrungen gemacht. Wir alle haben Christus in unserer Kindheit empfangen und waren dann enormen emotionalen Konflikten ausgesetzt, hin- und hergerissen zwischen unserer Bindung an Gott und unserer Bindung an unsere Eltern. Dieser Konflikt führte zu einem Bruch, einer Dissoziation unserer Persönlichkeit. Das führte dazu, dass wir von Legionen böser Geister überrannt wurden. Es waren die durch diese

Dissoziation entstandenen multiplen Persönlichkeiten, die von Satan benutzt wurden. In der Folge wurden neue Persönlichkeiten geschaffen, die ein ganzes komplexes psychologisches System bildeten, das dem Bösen diente.

Für die Rothschilds wie auch für Satan selbst, da bin ich mir sicher, war diese Handlungsweise Ausdruck der Perfektion dämonischer Ironie und dämonischen Sadismus. Es ist eine Form von satanischer Genialität, Christen zu benutzen, um auf die Manifestation des Antichristen hinzuarbeiten! Durch die Infiltration des gesamten Leibes Christi mit seinen dem Okkultismus verschriebenen Dienern war Satan in der Lage, die geistigen und soziologischen Kräfte zu erzeugen, die erforderlich sind, um die Herrschaft des Falschen Propheten und des Antichristen zu errichten. Eine solche Verschwörung hindert den Leib Christi auch daran, in dem Maße zu wachsen, wie es der vollkommenen Statur Christi entspricht, und das Herz Gottes in Bezug auf Sein Volk vollständig zu befriedigen. Es sind all diese satanischen Infiltrationen innerhalb und außerhalb des Leibes Christi, die die Quelle der dämonischen Energie, der Häresien und all der Handlungen sind, die zu dem großen Abfall führen werden, der in 2. Thessalonicher 2:3 angekündigt wird. Dann wird sich der Antichrist, der Sohn des Verderbens, offenbaren.

Innerhalb aller historischen Denominationen, in der Ökumenischen Bewegung, in der Wort-des-Glaubens-Bewegung, in Teilen der Vineyard-Bewegung und ganz besonders in den charismatischen Häresien, die innerhalb der „geistlichen Erneuerung" unter Methodisten und Presbyterianern (neben vielen anderen) weitergegeben wurden, in allen „okkulten christlichen" Praktiken der Bewegungen, die „die Einheit der Kirche durch Zeichen, Wunder und Zeichen" suchen, deren Initiator das häretische Amt von Oral Roberts war, überall ist es Satan gelungen, Menschen zu verführen und sich selbst als Gott anbeten zu lassen.

Die Visionen und Botschaften, die von all diesen „Diensten" verkündet werden, sind nichts anderes als dämonische Projektionen verführerischer Geister, die sich durch den Mund all dieser falschen Propheten äußern. Ihre Wunder sind nur die Taten, die von Zauberern hervorgebracht werden, die weder den Vater noch den Sohn kennen. In Matthäus 7 sprach Jesus über diese falschen Propheten und sagte:

„Viele werden an jenem Tag zu mir sagen: Herr, Herr, haben wir nicht in deinem Namen geweissagt? Haben wir nicht durch deinen Namen Dämonen ausgetrieben? Und haben wir nicht in deinem Namen viele

Wunder getan? Dann werde ich offen zu ihnen sagen: Ich habe euch nie gekannt, weicht von mir, die ihr Unrecht tut" (Matthäus 7,22-23).

Wie aufrichtig die Menschen, die diesen Bewegungen folgen, auch sein mögen, wie erhaben, wunderbar und ekstatisch die Erfahrungen sein mögen, die sie machen, diese Bewegungen kommen nicht von Gott. Wenn das Gericht mit dem Haus Gottes beginnt, dann gibt es dafür gute Gründe. Satan hat okkulte rituelle Misshandlungen und das Phänomen der Persönlichkeitsdissoziation genutzt, um die Kirche mit seinen falschen Propheten, begleitet von ihren falschen Geistesgaben, zu infiltrieren. Der Teufel hat es praktisch geschafft, die Kirche zu übernehmen und sie als Geisel für seine Zwecke zu halten, so wie ein Luftpirat ein Passagierflugzeug kapert.

Somit sind nicht nur alle Bereiche der Politik, des sozialen Lebens und der Wirtschaft bereit, den Antichristen zu empfangen, sondern auch die Bereiche der Religion und des spirituellen Lebens, einschließlich der sichtbaren Kirche Christi.

Das Bild einer Welt, die auf die Hölle zusteuert und dabei die Kirche mit sich reißt, ist ein ziemlich trostloses und entmutigendes Bild. Aber die Bibel ist in dieser Hinsicht völlig klar: Die Zeit unmittelbar vor der Wiederkunft Jesu Christi entspricht diesem Bild, das vor unseren Augen liegt. Wenn Sie glauben, dass die wahre Kirche etwas anderes sein wird als ein schwacher, treuer Rest inmitten von Gewalt und tiefer Finsternis, dann irren Sie sich gewaltig und können die Heilige Schrift nicht lesen.

Gott der Herr weiß, was er tut. Seine Allwissenheit und die Gnade, die aus Seinem Wesen fließt, sind mehr als genug, damit Seine wahre Kirche im Glauben verharrt und eine solche Macht des Bösen erträgt. Mein Leben ist der lebende Beweis dafür. Was könnte also meine Befreiung und die anderer Menschen wie ich, die in einer so kleinen Kirche befreit wurden, anderes bedeuten, als dass Jesus Christus heute lebt und handelt? Und dass er in seiner souveränen Gnade beschlossen hat, den unbegreiflichen Reichtum Christi den Gelähmten, den Lahmen, den Verachteten und denen, deren Leben zerbrochen ist, zu gewähren, um uns zum Volk Seines Bundes zu machen, „und dass die Herrschaften und Gewalten in den himmlischen Örtern heute durch die Kirche die unendlich mannigfaltige Weisheit Gottes erkennen" (Epheser 3:8-10).

Der vollständige Sieg wurde nicht allein durch die Überwindung der dämonischen und dissoziativen Bindungen erreicht, die aus dieser satanischen Verschwörung stammen. Ich glaube, dass die wahre

Freude, die unser Vater empfand, als er uns dazu brachte, unsere Probleme loszuwerden und eine solche Aufgabe zu erfüllen, ihm dadurch gegeben wurde, dass er selbst uns diesen moralischen Sieg über Satan und seine bösen Mächte durch unsere Beziehung zu unserem himmlischen Vater und durch unsere gegenseitigen Beziehungen geschenkt hat. Dieser moralische Sieg kann sich in der Liebe zeigen, die wir in unserer kleinen Gemeinde füreinander empfinden.

Die Hürden sind zwar gewaltig, wenn es darum geht, von unseren zutiefst dämonischen Wurzeln befreit zu werden und dem Herrn inmitten einer Welt, die auf die Hölle zusteuert, weiterhin treu zu sein. Aber all das ist die Mühe wert.

Denn unser Vater hat uns aus dem Sumpf, in dem wir versunken waren, herausgeführt und zu Jüngern geformt, die in ihrem persönlichen Leben wie auch in ihren Beziehungen untereinander Satan eine moralische und geistige Niederlage zugefügt haben. In diesem Kampf, der sowohl persönlich als auch kollektiv ist, erfüllt der Herr seinen Wunsch: „damit alle eins seien, wie du, Vater, in mir bist und ich in dir bin, damit auch sie in uns eins seien, damit die Welt glaubt, dass du mich gesandt hast. Ich habe ihnen die Herrlichkeit gegeben, die du mir gegeben hast, damit sie eins seien, wie wir eins sind, - ich in ihnen und du in mir, - damit sie vollkommen eins seien und die Welt erkenne, dass du mich gesandt hast und dass du sie geliebt hast, wie du mich geliebt hast" (Johannes 17:21-23).

Aufgrund der Zersplitterung meiner Persönlichkeit war es mir nie möglich gewesen, in ein echtes christliches Leben oder in Gottes Willen für mich einzutreten. Durch die Gnade Gottes bin ich nun hineingegangen und habe mich dafür entschieden, das Böse in mir zu besiegen.

„Wer überwindet, wird diese Dinge erben; ich werde sein Gott sein, und er wird mein Sohn sein" (Offb. 21:7). Trotz der Manipulationen und des Verrats, denen ich zum Opfer gefallen war, war die Entscheidung, Jesus Christus zu vertrauen, die ich in meiner frühen Kindheit getroffen hatte, die richtige. Ich bin ein gewöhnlicher Mensch. Als Christ bin ich kein Übermensch. Es gibt Menschen in unserer kleinen Gemeinde und in anderen Gemeinden, die größere Qualitäten wie Ausdauer, Mut, Ehrlichkeit und Demut bewiesen haben. Es gibt viele andere Christen mit oder ohne dissoziierte Persönlichkeit, die, indem sie auf den Ruf Jesu, Seine Jünger zu sein, geantwortet haben, zu außergewöhnlichen Tiefen des Leidens und der Liebe für den Namen Jesu Christi geführt wurden. Die Welt ist solcher Christen nicht würdig.

Mein ganzes Leben lang hat der Herr mich dazu aufgerufen, ihm zu vertrauen und ihm zu gehorchen, so wie er jeden Menschen dazu aufruft.

Wie könnte ich Ihm sagen: „Nein!"? Der Sohn Gottes, unseres Vaters, hat mich in Seiner Gnade „eingesperrt" und mich gefangen gehalten. Nur weil er mein Leben für sich beanspruchte, konnte ich mir genug Realitätssinn bewahren, um zu glauben, dass er wirklich existiert, dass ich ihm mein Leben und die Liebe verdanke und dass seine Gnade alles übertrifft, was jemals existiert haben könnte.

DIE POLYFRAGMENTIERUNG

Anpassungsmechanismus für den Überlebenden

Anmerkung: Der folgende Artikel mag jemandem, der noch nie zuvor von Dissoziation und voneinander unabhängigen Alternativen gehört hat, wie Kauderwelsch vorkommen... Ich kann mir vorstellen, dass es für den Autor des Artikels (*Svali - 2000*) schon kompliziert ist, diese verschiedenen möglichen Persönlichkeiten eines Wesens in Worte zu fassen, und die Übersetzung ins Deutsche ist es ebenso.

Das Thema der mentalen Programmierung durch Fragmentierung einer Persönlichkeit ist wahrscheinlich eines der am schwierigsten zu erfassenden Themen. Einige werden es von vornherein als zu weit hergeholt abtun. Diesen Personen empfehlen wir, sich zunächst mit der in der Psychiatrie als Dissoziative Identitätsstörung (DIS) bezeichneten Störung zu beschäftigen, die früher als *„multiple Persönlichkeit"* *bezeichnet wurde*. Dies ist ein Ausgangspunkt, um verstehen zu können, dass ein Mensch möglicherweise methodisch programmiert werden kann, indem er wiederholte Traumata erleidet, die voneinander unabhängige Persönlichkeiten schaffen. Wenn Sie sich weiter mit diesem Thema beschäftigen möchten, um herauszufinden, ob es sich dabei um Fantasie oder Realität handelt, können Sie diese Seiten besuchen und uns Ihre Reaktionen mitteilen:

Wichtiger Hinweis: Dieser Artikel ist nicht als Therapie gedacht und ersetzt auch nicht die Betreuung durch eine qualifizierte und kompetente Person, die für die Heilung eines schweren Traumas unerlässlich ist. Dieser Artikel stellt lediglich die Meinung einer Überlebenden dar. Triggerwarnung: Inhalte zu rituellem Missbrauch, Dissoziation und Trauma.

Um den rituellen Missbrauch zu überleben, lernt ein Kind, sich zu dissoziieren, es dissoziiert stark. Das Kind erlebt den schrecklichsten Missbrauch, den man sich menschlich vorstellen kann, und die meisten finden einen Weg, sich zu *schützen*. Ein Mittel, das in einigen Gruppen gefördert wird, ist der Aufbau eines komplexen Abwehrsystems.

Psychologisch ausgedrückt geht es darum, das Kind zu fragmentieren, immer und immer wieder.... Schließlich wird das Kind polyfragmentiert.

Was ist Polyfragmentierung? Der Begriff leitet sich von der Wurzel „poly" ab, was „mehrere" Fragmente bedeutet. Bei einer komplexen Polyfragmentierung hat das Opfer ein Altsystem, Hunderte oder sogar Tausende von Fragmenten. Das sind Teile ihres Geistes, die isoliert und geschaffen wurden, um eine Arbeit effizient und ohne nachzudenken zu erledigen.

Häufig wäre diese Arbeit etwas, das der Hauptpersönlichkeit zuwider ist. Je weiter man von den Überzeugungen/Moralvorstellungen dieser Hauptpersönlichkeit, dem Kern, entfernt ist, desto eher muss es zu einer Dissoziation/Fragmentierung kommen.

Mit anderen Worten: Eine Person muss viele Traumata erleiden, um sie dazu zu bringen, Dinge zu tun, zu denen sie sich nie bereit erklärt hätte. Und die Person muss sich sehr weit von sich selbst entfernt fühlen, wenn sie diese Handlungen ausführt. Der Kult/Sekt wird diese Polyfragmentierung aus genau diesem Grund absichtlich herbeiführen, und es ist auch ein Mittel, um die Kontrolle zu erleichtern.

Wie sind diese polyfragmentierten Systeme strukturiert?

Sie sind Individualitäten und variieren nicht nur von Person zu Person, sondern auch in Bezug auf die Gruppe, der die Person angehört, in Bezug auf den Ausbilder, die Fähigkeiten des Kindes und die Aufgaben, die das Kind zu bewältigen hat. Es gibt kein Standardrezept für die Schaffung einer Polyfragmentierung, aber es gibt einige Merkmale, die allen gemeinsam sind.

Wie sieht ein polyfragmentiertes System aus?

Ich werde Ihnen einige Grundlagen aus meinen Erinnerungen mitteilen, als ich selbst Ausbilderin in dieser Gruppe war, sowie einige Dinge über meine eigene Heilung.

1 - Schützende Alter

Es sind Fragmente, die geschaffen wurden, um die Arbeit zu tun, die getan werden muss, und das Leben des kleinen Kindes zu retten.

Die Beschützer müssen furchterregend aussehen, genau wie die Peiniger des Kindes. Sie werden ebenfalls zu Peinigern, wenn das Kind erwachsen ist, da sie keine andere Wahl haben. Sie können gnadenlos sein, zornig oder es so aussehen lassen, als wären sie Dämonen. Manche knurren, pfeifen oder denken, dass sie mächtige Tiere sind. Ursprünglich waren sie alle ein kleines Kind, das aufgefordert wurde, das Undenkbare zu tun, das zu einer Handlung gezwungen wurde, die er oder sie nicht wollte. Sie machen sich über Verletzlichkeit lustig und trauen niemandem, und das aus gutem Grund, nämlich aufgrund ihrer eigenen Erfahrungen in der Sekte, dem Kult. Mit Therapie und Zeit können sie auch dem Opfer helfen, sich vor den Peinigern in Sicherheit zu bringen.

2 - Die intellektuellen Aliens

Die Sekte WILL intellektuelle Aliens, die beobachten, von einem System zum anderen wechseln und schnell Informationen lernen können, um sie nach außen zu senden. Dies kann durch Aufzeichnungsgeräte, Computer oder Forscher geschehen. Sie können mehrere Sprachen beherrschen und sich mit verschiedenen Philosophien auskennen. Brillant und kognitiv, denken sie oft, dass sie ihre Umgebung, einschließlich der Therapeuten, überlisten können. Sie kennen die *„Geschichte des Lebens"* sehr gut, besser als jeder andere, da sie selten starke Gefühle haben. Diese Aliens können *„die Geschichte des Lebens lesen"*, ohne eine Träne der Rührung zu vergießen. Wenn sie ausgetreten sind, wirkt die Person gelinde gesagt „flach".

3 - Die Aliens der Verleugnung

Sie sind Intellektuelle und werden geschaffen, um zu leugnen, dass irgendwann einmal etwas Schlimmes passiert ist. Das Leben war wunderbar, die Eltern perfekt und liebevoll und für diese Alters sind Selbstmordgedanken und PTSD: http://www.pedopolis.com/blog/l-etat-de-stress-post-traumatique-espt.html seltsame Artefakte ohne wirklichen Grund. Eine Person kann eine erfüllte Abreaktion haben, und fünf Minuten später wird die Verleugnung kommen und sagen, dass alles Fabulierkunst war. Sie haben oft Angst vor dem Schmerz, den die Person empfinden könnte, wenn sie sich an die schweren Traumata erinnert, das ist ihr Antrieb.

4 - Die alternativen Controller/"Head Honchos"/"Top Dogs".

Sie sind die Führer des Systems und wissen, was zu jeder Zeit im System passiert. In einem militärischen System könnte dies der General sein. In einem Schutzsystem: der mächtigste Beschützer. In einem Metallsystem: das Platin. Oder in einem Schmucksystem der höchste Schmuck wie der Diamant, der Rubin oder der Smaragd.

Gewöhnlich gibt es mehrere Anführer, die sich die Verantwortung in einem System teilen. Sie können im Laufe der Zeit auch zu einer wertvollen Hilfe werden, wenn sie sich dafür entscheiden, die Treue zur Sekte, zum Kult aufzugeben.

5 - Die Alerkinder

Diese wollen das Lob ihrer erwachsenen Betreuer, die oft Belohnungen oder Süßigkeiten verteilen... Sie sind auch „das Herz" eines polyfragmentierten Systems und können Liebe, Freude oder Schrecken empfinden. Oft wollen sie eine Umarmung/Umarmung und gesagt bekommen, dass sie „okay" (auf dem richtigen Weg) sind.

6 - Alters, die bestrafen

Warum darauf warten, dass jemand von außen kommt und bestraft, wenn man im Inneren jemanden schaffen kann, der das tun kann? Kinder werden sich oft stark mit ihrem Peiniger identifizieren, und wenn die Strafe hart und häufig ist, verinnerlichen sie diesen Peiniger, um zu versuchen, sich „auf dem rechten Weg" zu halten und die Bestrafung von außen zu vermeiden. Die Sekte wird auf diesen Punkt setzen und oft wird der Programmierer als *„Visitenkarte"* einen von ihm selbst ernannten Alter hinterlassen. Dieser wird ein interner Ausbilder, ein „Bestrafer" oder ein Vollstrecker sein. Ihre Aufgabe wird es sein, zu versuchen, die Dinge auf dem rechten Weg zu halten, und sie werden oft versuchen, die Therapie zu sabotieren. Sie haben oft Angst vor äußerer Bestrafung, wenn sie ihre Arbeit nicht ausführen. Der bestrafende Alter wird auch Sequenzen der Selbstbestrafung aktivieren: Programmierung auf *„Flood"*, Selbstzerstörung oder Selbstmord, wenn die Person beginnt, mit der Sekte/dem Kult und ihren Regeln zu brechen. Es kann eine Weile dauern, bis diese Fragmente/Alter davon überzeugt sind, dass sie diese alten Verhaltensweisen ändern können, da sie dem Programmierer gegenüber zur Rechenschaft gezogen werden, wenn die Dinge nicht in die richtige Richtung laufen.

7 - Gefühlsalternativen

Die Gefühle waren in der Kindheit überwältigend und unendlich traumatisierend. Sie bedrohten das Überleben und die geistige Gesundheit. Wie lautete die Lösung? Das Gefühl in mehrere innere Teile/Fragmente aufteilen. Das Gefühl so aufteilen, dass es bewältigt werden kann. Diese Alter-Gefühle sind oft tief vergraben, und wenn sie in der Therapie herauskommen, kann das zunächst gewalttätig sein. Ein kindlicher Alter kann schreiend, verängstigt oder vor unkontrollierbarem Schmerz stöhnend herauskommen, bis er wieder in den gegenwärtigen Moment zurückgeholt wird. Häufig werden Gefühle in der Sekte schwer bestraft, sodass es psychologisch notwendig war, sie tief in der Psyche zu vergraben, um zu überleben. Diese Fragmente können sehr getrennt/entfernt von anderen Aliens sein, die wissen, was passiert ist, um solche Gefühle hervorzurufen, sodass sie scheinbar aus dem Nichts auftauchen, ohne jeglichen Grund. Mit der Zeit und der Heilung können sie sich mit intellektuellen Aliens verbinden, die dies von innen heraus beobachtet haben, und mit anderen, die das gleiche Trauma durchgemacht haben, was den Gefühlen einen Sinn verleiht und hilft, sie aufzulösen.

8 - Interne Ratschläge

Die meisten Sekten haben Räte und viele Mitglieder haben sie verinnerlicht, direkt in sich. Dies ist ein weiteres Beispiel für die Verinnerlichung der Henker, und diese Aliens haben ein Interesse daran, die Dinge an Ort und Stelle/auf dem rechten Weg zu halten, bis sie erkennen, dass sie die Sekte/den Kult verlassen können, um sicher zu sein. Dann können sie zu einer immensen Kraft für die Heilung werden. Eine Person kann einen verinnerlichten lokalen Vorstand haben oder einen spirituellen Rat, der Außenstehende vertritt, wie z. B. einen *internen* Druidenrat oder eine Gruppe *aufgestiegener Meister, die* dabei helfen, die Dinge von innen heraus am Laufen zu halten.

9 - Sexuelle Aliens

Sie werden geschaffen, um mit der sexuellen Mündigkeit Traumata/Verletzungen aus der frühen Kindheit verarbeiten zu können.

Sie haben das Gefühl, dass es für ein kleines Kind zu schmerzhaft ist, dies zu verstehen. Einige mussten lernen, den Missbrauch zu „genießen" oder so zu tun, als ob sie ihn genießen würden, und wurden so stark dafür belohnt.

10 - Amnestische Alters

Diese werden als *„die Verwirrten"*, *„die, die nichts wissen"* usw. bezeichnet. Sie haben die Aufgabe, sich nicht zu erinnern, sonst werden sie, wie ein Kind, schwer bestraft. Normalerweise sind sie sehr glücklich darüber, sich an nichts erinnern zu können, und manchmal beneiden andere Aliens, die misshandelt wurden, sie oder mögen ihren „geschützten" Weg nicht. Dies kann zu Feindseligkeit oder Krieg innerhalb des Systems führen, bis die Aliens mit Amnesie anfangen zu akzeptieren, dass es Gewalt gegeben hat. Erinnern Sie die Aliens, die Gewalt erfahren haben, daran, dass die Amnesie das Kind (und ihr Leben) gerettet und damit dem System geholfen hat.

11 - Arbeiteralternativen

Diese haben Jobs im täglichen Leben und sind in der Regel Teil des Repräsentantensystems (Public Mode/*"political correctness"*). Sie bewältigen die Hausarbeit, haben geheiratet, kümmern sich um die Kinder und können Jobs mit hoher Verantwortung übernehmen. Sie sind kompetente Aliens, die geschaffen wurden, um die Tatsache zu verbergen, dass sie traumatische Gewalt und Erniedrigungen/Schädigungen erfahren haben. Diese Parteien können eine große Hilfe für andere, am stärksten traumatisierte und verschüttete Aliens sein, da sie zeigen, dass das Leben *„gut"* sein kann.

12 - Die Alt-Hosts

Es kann einen *„Tagesgastgeber"* (siehe oben), einen *„Nachtgastgeber"* (für den Gottesdienst) oder Gastgeber für verschiedene Momente im Leben der Person geben. Gelegentlich kann der Überlebende zu seiner Bestürzung feststellen, dass ein großer Teil seines Lebens sektiererischen Aktivitäten gewidmet war, oder der „Nachtwirt" ist stärker als der „Tagwirt". Genau das ist mir passiert. Glücklicherweise war mein nächtlicher Gastgeber derjenige, der die Sekte verlassen hatte, und er hatte viel Kraft, um uns aus der Gruppe herauszuziehen. Ich hatte auch einen Wirt, der in den Sommern, die ich als Kind in Europa verbracht hatte, entstanden war. Ebenfalls einen *„versteckten* Wirt", der sich nie ganz zu erkennen gab, um sich vor anderen zu schützen (er manipulierte die Arbeitsalters, um ihnen zu sagen, was sie tun sollten). Jedes System wird diese Aufgabe anders übernehmen. Generell gilt: Je schwerer das Trauma, desto größer das

Misstrauen der Außenstehenden und desto mehr Fassade, starker Schutz für den Wirt.

13 - Der Basiskern

Es ist das Ursprungskind, das alle anderen im Inneren geschaffen hat. Das System des Kindes hängt von den Traumata und der Kreativität des Ursprungskindes ab, ebenso wie von seinem Bedürfnis, sich vor dem Missbrauch durch andere zu schützen, der es hätte zerstören können. In manchen Systemen ist der Kern sehr jung, wenn der Missbrauch und die Strenge in einem extrem frühen Alter begonnen haben. An diesen Kernen sind häufig die Eltern oder Elternfiguren beteiligt, die diese schweren Traumata verursacht haben. Dazu gehören auch Formen der Vernachlässigung, Folter und andere Grausamkeiten gegenüber dem Kleinkind.

14 - Der geteilte Grundkern

Dies kann wiederum durch schwere Traumata in der frühen Kindheit geschehen. Dies wird normalerweise von bestimmten Gruppen praktiziert, um größere, noch stärker dissoziierte Systeme zu schaffen. (Fragmentierung von Persönlichkeitsfragmenten...)

15 - Funktionscodes, Zugangscodes

Dies sind Fragmente, die geschaffen wurden, um bestimmte Aufgaben zu erfüllen. Sie werden geschaffen, um eine Arbeit nur dann auszuführen, wenn sie durch einen Auslöser (Trigger), wie Buchstaben, Zahlen, Ausdrücke oder andere akustische Reize, aufgerufen wird. Diese werden mit einem tiefen Trauma geschaffen.

16 - Spirituelle Aliens

Diese Aliens können eine Vielzahl von Überzeugungen haben, die verschiedene Spiritualitäten abdecken. Es kann einen dominierenden spirituellen Glauben innerhalb des Systems geben oder sogar mehrere. Zum Beispiel kann ein von der Sekte geschaffenes spirituelles System Aspekte des Luziferianismus, des Druidentums, der Lehren des Set-Tempels, der babylonischen Mysterienreligionen ... usw. beinhalten. Ein „Gastgeber"- oder „Arbeiter"-Alter kann ein völlig widersprüchliches Glaubenssystem haben, und es kann zu Feindseligkeiten zwischen Altern mit gegensätzlichen Glaubensrichtungen kommen. In meinem eigenen Leben waren meine „Gastgeber" (arbeitende Aliens, öffentliche Figur) gläubige Christen, was Stabilität für die Heilung der verschütteten Alters brachte. Dies ebnete auch den Weg für die Vergebung, eine der schwierigsten und wichtigsten Aufgaben in diesem Heilungsprozess.

Dies war ein Überblick über einige der Persönlichkeitstypen, die sich in einem polyfragmentierten System befinden können. Es ist wichtig zu verstehen, dass jeder Mensch einzigartig ist und dass Menschen auf ihre eigene Weise mit einem Trauma umgehen. Es geht nicht darum zu sagen, dass jeder Überlebende dieser Sekten all diese Persönlichkeiten/Altersgruppen in sich trägt... Meine Hoffnung ist, dass dieser Artikel Ihnen hilft, andere über dieses Thema und diese Frage aufzuklären.

INTERVIEW MIT BRICE TAYLOR

Brice Taylor ist eine Überlebende des MK-ULTRA-Programms, dessen rituellen Missbrauch sie aufgedeckt hat. Sie ist die Autorin des Buches „Thanks for the memories: the truth has set me free" (Danke für die Erinnerungen: die Wahrheit hat mich befreit), in dem sie die Intrigen der Regierung und die Beschäftigung von „Sexsklavinnen" durch hochrangige Personen aufdeckt. Sie ist außerdem Eigentümerin von EEG Spectrum, einem Zentrum für Gehirnwellenarbeit in North Carolina. Sie hat sich freundlicherweise bereit erklärt, für diesen Artikel interviewt zu werden und ihre Gefühle zu diesem Thema mitzuteilen. Es lohnt sich, ihr zuzuhören. Sie ist eine mutige Person und ihr Kampf für sich selbst und ihre Tochter ist höchst inspirierend.

Frage: Brice, wie bist du dazu gekommen, rituellen Missbrauch und/oder Gedankenkontrolle anzuprangern? Was hat deine Entscheidung motiviert? Wie hast du den Mut gefunden, zu sprechen?

Antwort: Ich habe damit begonnen, rituellen Missbrauch anzuzeigen, weil ich mich von meiner Vergangenheit als Opfer erholte und meine Genesung dies zu erfordern schien. Als Mutter von drei Kindern fühlte ich mich verpflichtet, darüber zu sprechen, um die Öffentlichkeit darauf aufmerksam zu machen, was vor sich ging, und um anderen zu helfen, die unter demselben Missbrauch litten. Ich habe nie die Wege der Vorsicht beschritten. Mein Leben schien mir immer noch in Gefahr zu sein, und so redete ich weiter, um mich in Sicherheit zu bringen und meinen Kindern und anderen Hilfe zu bringen. Ich weiß nicht, ob ich bei diesen Anzeigen mit dem gehandelt habe, was man als „Mut" bezeichnet, aber mein Mutterinstinkt war und ist immer noch so tief, dass ich nur das tat, was ich tun musste - und das verlangte von mir, Dinge zu tun, die die meisten Menschen als erschreckend empfinden würden. Zum Beispiel, dass ich mein Leben riskieren wollte, indem ich die Dinge öffentlich aussprach. Nichts zu tun war für mich viel schrecklicher, denn ich wusste, dass dieser Missbrauch immer weitergehen würde, wenn er nicht aufgedeckt und gestoppt wurde. Die Liebe zu meinen Kindern und zur Menschheit bleibt mein einziger

Antrieb. Und Gott bleibt meine Stärke.

Frage: Auf welche Weise hast du begonnen, die Erinnerungen an dein eigenes Trauma abzurufen? Welche Faktoren haben den Prozess dieser Erinnerungen ausgelöst? Hast du versucht, deine Erinnerungen zu bestätigen? Wenn ja, was hast du gefunden?

Antwort: In den frühen 80er Jahren habe ich wohl begonnen, mich „unbewusst" zu erinnern, aber zu dieser Zeit war es immer noch schwierig, Erinnerungen in meinen bewussten Geist zu bringen, aufgrund des Programms zur Gedankenkontrolle, das zu dieser Zeit mein Leben bestimmte. Die ersten Versuche meines bewussten Geistes, die Aktivitäten, in die ich verwickelt war, offenzulegen, endeten mit Migräneanfällen, die mit dem Programm in Verbindung standen. Sobald die Erfahrungen meines Unterbewusstseins eine Bedrohung durch die Offenlegung von gut verschlossenen Geheimnissen aus Gründen der nationalen Sicherheit geschaffen hatten. Ich hatte einen Unfall, einen Frontalzusammenstoß, bei dem mein Kopf auf die Windschutzscheibe des Autos prallte. Obwohl ich äußerlich nicht schwer verletzt war, schien dieser Schlag auf die Stirn eine beginnende Kommunikation zwischen meinen beiden Gehirnhälften auf eine neue Art und Weise hervorzurufen. Die Erinnerungen begannen in mein Bewusstsein zu strömen, dicht gefolgt von programmierten Befehlen, die mich denken ließen, ich sei verrückt, mir Kopfschmerzen bereiteten, mich dazu brachten, meine Kontrolleure anzurufen und zu berichten, woran ich mich erinnerte, und/oder mich dazu brachten, Selbstmord zu begehen.

Am Anfang musste ich mich mit meinen Eltern auseinandersetzen. Es war schwierig, aber die Wahrheit war ausgesprochen. Meine Mutter weinte, als ich ihr meine Erinnerungen erzählte. Ich sagte ihr, dass sie und der Rest der Familie alle Teil des Missbrauchs waren, an den ich mich erinnerte. Sie leugnete meine Erinnerungen nie, sie sagte, dass sie mir glaubte, aber dass sie ihrerseits vergessen hatte. Sie hat mich all die Jahre begleitet und da sie meine ersten beiden Bücher finanziert und mir geraten hat, die Wahrheit zu sagen, egal wie sie lautet, denke ich, dass sie trotz ihrer fehlenden Erinnerungen alles für wahr hält. Ihre Tränen sprachen für sich. Sie hat tatsächlich ein Kapitel in meinem letzten Buch geschrieben, in dem sie erklärt, was sie mit der multiplen Persönlichkeitsstörung, an der mein Vater leidet, und all dem Missbrauch, den die Familie erlebt hat, erlebt hat. Ich bin meiner Mutter für ihre Hilfe in dieser Hinsicht dankbar, denn was sie geschrieben hat, war für andere Überlebende und ihre Familien eine große Hilfe.

Meine Erinnerungen wurden zum Teil von bekannten Quellen bestätigt. Meine Erinnerungen an die Regierung wurden mir persönlich noch mehr bestätigt, als mich Agenten des Geheimdienstes ansprachen. Einmal saß ein Geheimdienstmitarbeiter des Weißen Hauses (mysteriöserweise!?) neben mir in einem Flugzeug und sagte mir, ich solle keine Namen nennen, an die ich mich erinnern könnte, und auch nicht reden. Ich nannte mehrere Jahre lang keine Namen, wenn ich in Kirchen Zeugnisse ablegte oder mich mit Experten für psychische Gesundheit traf. Eine meiner größten Bestätigungen war, dass ich den Wünschen des Geheimdienstmitarbeiters des Weißen Hauses entsprach und keine Namen nannte.

Oft trafen sich nach meinen Gesprächen (in denen ich die Namen der Täter nicht nannte) Überlebende und Therapeuten mit mir, damit ich (unter vier Augen) die Namen der Menschen nenne, die mich missbraucht haben. In diesen Jahren gab es alle möglichen Bedrohungen, viel zu viele, um sie alle zu erwähnen, aber eine, die mich wissen ließ, dass ich absolut auf der richtigen Spur war, war der Brand in meinem Büro, in dem sich meine Spectrum-Ausrüstung befand, mit der ich mit Überlebenden die letzte Stufe des Gehirnwellentrainings durchführte. Ich vermute, dass diese Technologie, die Traumaüberlebenden hilft zu lernen, wie sie wachsam und aufmerksam bleiben und sich nicht dissoziieren können, effektiv ist, zeigt, dass sie nicht wirklich wollten, dass diese Möglichkeit der Heilung und Befreiung im Dienst anderer steht. Um sicherzugehen, dass ich verstanden hatte, dass dies kein Unfall war, sondern eine Warnung, aufzuhören und aufzugeben, hatten sie zwei Säcke mit Asche aus dem Feuer vor meinem Haus platziert, die ich vom Küchenfenster aus sehen konnte. Statt aufzugeben, bestellte ich drei weitere EEG-Geräte und konnte ein Büro mit acht Zimmern eröffnen, in dem ich noch mehr Menschen wegen der positiven Auswirkungen dieses Gehirnwellentrainings empfangen kann!

Als Überlebende müssen wir fast schon auf Nummer sicher gehen, um die Rückschläge in einem Stück zu überstehen, und sicherlich sind wir seit der Folter und der Konditionierung durch Folter mehr an harte Schläge gewöhnt als die meisten anderen Menschen. Wir sind in der Lage, Schläge zu verkraften, wenn wir es wollen. Ich entscheide mich für diese Lösung. Anders hätte ich nie überlebt. Aber das war früher. Heute scheint es leichter zu sein, aus den organisierten Gruppen von Manipulatoren, die versuchen, andere zu kontrollieren, auszusteigen, weil es immer mehr Fachleute gibt, die rituellen Missbrauch und Gedankenkontrolle aufdecken, und Überlebende, die heilen. Wir Überlebende gelangen in eine wichtige Rolle - eine Rolle, die nicht mehr verschwiegen werden kann. Ich glaube, die Wahrheit kommt wie nie zuvor ans Licht und es ist eine sehr interessante Zeit. Ich hätte mir vor Jahren nie vorstellen können, dass ich im Jahr 2000 die Möglichkeit erhalten würde, Millionen von Menschen auf Channel 13 News zu erreichen, um über rituellen Missbrauch und Gedankenkontrolle zu sprechen, und dass meine Rede von einem pensionierten FBI-Chef und einer Therapeutin bestätigt werden würde, die von 60 Überlebenden sprach, denen sie geholfen hat, die dieselben Dinge sagen wie ich! Der Psychiater der FMSF

(False Memory Syndrome Foundation) antwortete auf die Frage, ob er zur CIA gehöre, wie folgt: „Ich weiß nicht, ob ich zur CIA gehöre, vielleicht wissen sie es." Was bedeutet das?

Vielen, vielen Überlebenden wird zunehmend bei der Heilung geholfen, und ihre Heilung hat den Weg für die große Enthüllung der Fakten geebnet, die der Öffentlichkeit zugänglich gemacht werden sollen. Ich denke, dass die Erfahrungen der Überlebenden, wenn man sie alle zusammennimmt, klar die vielen Probleme benennen, die wieder in den Vordergrund gerückt werden müssen, um gelöst zu werden. Immer mehr Menschen hören zu und die Wahrheit kommt auf Wegen ans Licht, die ich zu meinen Lebzeiten ehrlich gesagt nie für möglich gehalten hätte. Das ermutigt mich.

ÜBERLEBEN DER FOLTER

Ich war vier Jahre alt und wurde auf einen Stuhl gefesselt. Gepolsterte Gurte fixierten meine Arme, Handgelenke und Füße, mein Hals und mein Kopf waren in einem System eingeklemmt, das jede Bewegung verhinderte. Eine Frau kam auf mich zu und sprach leise mit harter Stimme auf Deutsch mit mir. Wenn ich nicht richtig antwortete, kam sie auf mich zu, ihr zorniges Gesicht direkt über meinem verängstigten Gesicht. Langsam und methodisch nahm sie die Zigarette, die zwischen ihren Lippen steckte, und richtete sie auf meinen nackten Oberschenkel. Dort behielt sie die Zigarette, während ich schrie. Die Frau war meine Mutter und die kleine runde Narbe ist noch heute da.

Es ist eines der schwierigsten Themen für mich zu schreiben, aber jede Diskussion über rituellen Missbrauch ist unvollständig, wenn sie nicht angesprochen wird. Es ist ein nicht sehr populäres Thema, eines, das viele am liebsten vermeiden würden. Ein Thema, über das man in Diskussionen über rituellen Missbrauch schnell hinweggeht, wenn man von „Fehlfunktion", „Trauma", „Leid" oder „Missbrauch" spricht. Aber für ein Kind, das in einer satanischen oder luziferischen Sekte aufwächst, gibt es nur ein einziges Wort, das die erlebte Realität beschreibt. Dieses Wort ist Folter.

In diesen Gruppen werden Kinder in ihrer extremsten Form körperlich, psychisch und sexuell gefoltert und müssen lernen, mit dieser überwältigenden Realität zurechtzukommen. Sie müssen mit der Erkenntnis leben, dass die Menschen, die sie foltern, ihre Eltern, Großeltern, Tanten, Onkel, Cousins und Geschwister sind, und mit den Folgen von Scham und Verrat umgehen. Dieser Artikel gibt einen Einblick in die Auswirkungen der Folter durch denjenigen , der sie erlebt.

Das Canadian Centre for Victims of Torture (CCVT) hat eine Liste von psychologischen Symptomen, die nach Folter auftreten, in loser Folge: „Angst, Depression, Reizbarkeit, Paranoia, Schuldgefühle, Misstrauen, sexuelle Störungen, Konzentrationsverlust, Verwirrung, Schlaflosigkeit, Albträume, Gedächtnisdefizit und -verlust."

„Diese Symptome treten auf, wenn ein Individuum wütend gegen die Verletzung seines rechtmäßigen Territoriums rebelliert, sei es physisch oder psychisch." Albträume stellen eine unbewusste Suche nach einer Lösung für das schreckliche Leid dieses Traumas dar; Misstrauen und Paranoia sprechen von einem instinktiven Vertrauen in die Menschheit, das unwiderruflich ruiniert wurde. Die Person, die die Folter erduldet und überlebt hat, wird nie wieder dieselbe sein. Erinnerungsverlust tritt auf, wenn die Psyche verzweifelt versucht, die erlittenen Schrecken zu verhindern, oft durch Dissoziation oder andere blockierende Mechanismen. Die Autorin fährt fort:

„Überlebende von Folter sind oft nur widerwillig bereit, Informationen über ihre Erlebnisse preiszugeben. Sie können misstrauisch oder verängstigt sein oder versuchen, das Geschehene zu vergessen. Ihre Gefühle können sie davon abhalten, die Hilfe zu suchen, die sie benötigen".

Dieser Artikel wurde für medizinisches Personal geschrieben, das mit Folteropfern unter totalitären Regimen in Südamerika und anderen Ländern konfrontiert ist, aber die Symptome sind für den Überlebenden eines rituellen Missbrauchs dieselben.

Der Einzelne schiebt die Verantwortung für seine Foltervergangenheit oft auf sich selbst, vor allem wenn sie in der frühen Kindheit stattgefunden hat. Die Folter graviert im Inneren das tiefe Gefühl, dass etwas nicht stimmt, etwas, das dazu führt, dass andere sie angreifen oder missbrauchen. Krankenpflegern wird geraten: „Es ist zum Beispiel wichtig, sich daran zu erinnern, dass diejenigen, die psychiatrische Hilfe suchen, ursprünglich gesunde Menschen sind, die systematisch einer Behandlung unterzogen wurden, die dazu vorgesehen ist, ihre Persönlichkeit, das Gefühl ihrer Identität, ihr Selbstvertrauen und ihre Fähigkeit, in der Gesellschaft zu funktionieren, zu zerstören ...".

Überlebende von rituellem Missbrauch kämpfen oft mit denselben Dingen. Sie sind oft klare, kompetente, perfekt funktionierende Menschen, die man als begabt bezeichnen würde, aber die Zerstörung ihres Selbst hat so viel Schaden angerichtet, dass sie selten in der Lage sein werden, ihr soziales oder emotionales Potenzial auszuschöpfen. Überlebende von Folter können sich vor medizinischen Eingriffen fürchten:

„Ärzte (die man manchmal im Gefängnis trifft und die kommen, um sich darüber zu informieren, wie viele Misshandlungen Folterer ihrem Opfer zumuten können oder wie man möglichst viel Leid verursacht, ohne das Opfer zu töten)...".

Ritualärzte erfüllen die gleiche Funktion und nutzen ihre medizinischen Fähigkeiten auch, um den Schaden zu beheben, der nach einer besonders intensiven Sitzung entstanden ist.

„Therapeuten müssen verstehen, dass die chirurgischen und Untersuchungsinstrumente sowie die medizinischen Verfahren dieselben sein können wie die, die bei der Folter verwendet werden; alle Verfahren sollten daher sorgfältig erklärt werden. Einige Behandlungen, wie z. B. Physiotherapie, müssen mit besonderem Bewusstsein für die Möglichkeit einer sehr geringen Leidensschwelle durchgeführt werden."

„Überlebende von Folter und ihre Familien können auch bestimmte Werte und Überzeugungen verlieren, an die sie sich vor dem Erleiden des Traumas gehalten haben. Sie können unfähig sein zu vertrauen und werden dadurch desillusioniert".

Ein häufiger Kampf, von dem Überlebende von rituellem Missbrauch und Folter berichten, ist eine Schwierigkeit im Bereich des Vertrauens und der Intimität. Selbst für diejenigen, die dem rituellen Missbrauch entkommen, wird die ständige Angst, entführt oder zu ihren Folterern zurückgeschickt zu werden, ein Misstrauen gegenüber anderen einflößen. Nur Personen, die mit der Zeit beweisen, dass sie Sicherheit und Verlässlichkeit bieten, werden zu dem oft sehr kleinen Kreis derer gehören, denen der Überlebende vertraut.

„Dr. Philip Berger, einer der Gründer des CCVT, berichtete, dass man ihm nicht glaubte, als er 1977 mit seinen Sitzungen über Folter für medizinische Fachkräfte begann. Man sagte ihm, dass Folter wahrscheinlich irgendwo existiert habe und manchmal praktiziert worden sei, aber nicht in einem Ausmaß, das eine spezialisierte Reaktion erfordere. Diese Leugnung funktioniert auf mehreren Ebenen. Folter ist eine barbarische Praxis, die die meisten Menschen am liebsten vermeiden würden. Diese Verweigerung findet auf mindestens drei Ebenen statt: Verweigerung seitens des Opfers; Verweigerung seitens des Helfers; und Verweigerung seitens der Gesellschaft als Ganzes. Es ist das Ausmaß dieser Verleugnung, das sowohl die Praxis der Folter als auch die Fortführung und das Überleben ihrer Auswirkungen zulässt.

Wenn dies für eine dokumentierte Folter von Opfern totalitärer Regime rund um den Globus zutrifft, wie überzeugend sind dann das Misstrauen und die Leugnung für die fortgesetzte Folter unschuldiger Kinder, die in okkulten Gruppen verübt wird! Die Gesellschaft praktiziert oft eine völlige Ablehnung dieses Themas oder sogar seine Verleugnung, denn es anzuerkennen würde bedeuten, die „Komfortzone" zu verlieren, in der fast jeder lebt. Die Herausforderung der Heilung für einen Menschen, der ein Leben lang gefoltert wurde, ist dies: Gefühle anzuerkennen, einschließlich Wut, die durch das Erkennen der Hilflosigkeit erlebt wurden, die zu einem Kampf gegen den tiefen inneren Widerstand geführt hat, sich zu erinnern oder anzuerkennen, was geschehen ist (es ist nicht notwendig, sich an alle Erinnerungen zu erinnern, aber eine gewisse Anerkennung dessen, was geschehen ist, ist ein wichtiger Teil der Heilung und Integration). Lernen, dass der Überlebende die Werkzeuge hat, um zu verändern. Lernen, dass es NICHT die Schuld des Überlebenden war (Überlebende werden als Reaktion auf die Folter oft ein schwaches Selbstbild mit sich herumschleppen). Lernen, die unter der Folter gegebenen Botschaften zu annullieren und sie durch eine echte Lehre zur Überwindung der durch die Folter hervorgerufenen Angst zu ersetzen, sich mit einem alten Glaubenssystem und alten Handlungsweisen auseinanderzusetzen. Erkennen, dass es nicht Gottes Schuld war (viele Überlebende kämpfen gegen diese Vorstellung an und fragen sich, warum ER die Folter zugelassen hat oder warum SIE es waren, die sie erleiden mussten). Denen, die den Überlebenden gequält haben, vergeben (erst nachdem Sie die oben genannten Schritte durchlaufen haben).

Die Vergangenheit anerkennen und dann nach vorne auf ein besseres Heute blicken.

Folter hinterlässt oft dauerhafte körperliche und psychologische Spuren bei den Überlebenden, doch mit Zeit und Unterstützung ist Heilung möglich. Ein Aspekt der Heilung ist es, sich der dauerhaften Auswirkungen der Folter, die erst jetzt in der medizinischen Literatur dokumentiert werden, bewusst zu werden, diese Symptome zu erkennen, wenn sie auftreten, und die Schritte zur Linderung und Heilung der zugrunde liegenden Ursachen zu gehen.

Ein weiterer Aspekt der Heilung wird eintreten, wenn die Überlebenden dieser extremen Form des Missbrauchs in der Lage sind, darüber zu sprechen, und wenn die Gesellschaft aufhört, das Geschehene zu leugnen, und anfängt zu handeln, um den Missbrauch zu stoppen.

INTERVIEW MIT JEANNIE RISEMAN

G elegentlich gibt es Überlebende mit einer besonderen Gabe, die sich dafür entscheiden, diese Fähigkeit einzusetzen, um anderen Überlebenden zu helfen. Jeannie Riseman gehört zu dieser Gruppe. Sie ist eine talentierte Schriftstellerin und Herausgeberin und die Früchte ihrer Arbeit sind in der Zeitschrift „Survivance" zu sehen. Survivorship.org, das von Caryn Stardancer gegründet wurde und das Jeannie heute herausgibt.

Jeannie hat auch die Homepage von ritualabuse.us erstellt, einer der ältesten (und besten!) Ressourcen-Websites im Internet, egal ob Sie ein Überlebender sind, der über rituellen Missbrauch berichten möchte, oder eine Kontaktperson oder ein Therapeut, der weitere Informationen finden möchte. Sie hat viele Stunden damit verbracht, Informationen zu sammeln und sie auf ihrer Website nach Indizes zu ordnen.

Jeannie hat sich freundlicherweise bereit erklärt, sich interviewen zu lassen und Teile ihrer Vergangenheit mit uns zu teilen.

Frage: Jeannie, wie bist du dazu gekommen, rituellen Missbrauch und/oder Gedankenkontrolle anzuprangern? Was hat dich zu dieser Entscheidung veranlasst? Wie hast du den Mut gefunden, zu sprechen?

Antwort: Das war instinktiv. Als ich mich an meinen allerersten Missbrauch erinnerte, war einer meiner ersten Gedanken: „Das ist ein Politiker". Ich fing an, jedem unter der Sonne davon zu erzählen, und habe seitdem nicht mehr aufgehört, davon zu erzählen.

F: Auf welche Weise hast du begonnen, dich an dein eigenes Trauma zu erinnern? Gab es Faktoren, die diesen Erinnerungsprozess ausgelöst haben? Hast du versucht, deine Erinnerungen zu validieren? Wenn ja, was hast du gefunden?

A: Meine Eltern und mein Mann waren verstorben und meine Kinder waren groß und selbstständig. Ich war nur für mich selbst verantwortlich, was mir wirklich entscheidend erschien.

Ich bin tatsächlich eine der wenigen Personen, die ich kenne, die in der

Therapie den erlebten Missbrauch entdeckt hat. Mein Therapeut, dem ich vertraute und den ich liebte, beschloss, eine kleine Gestaltübung auszuprobieren, bei der sich zwei Personen mit den Händen abstoßen (wodurch man angeblich leichter „Nein" sagen kann oder so ähnlich). Da er sehr groß war, kniete er sich auf meine Höhe und ich sah mich in einem Geistesblitz im Alter von vier Jahren mit einem Mann auf den Knien, der sein Geschäft erledigte. Mein armer Therapeut verstand nicht, warum ich schluchzte und stumm blieb!

Das hat eine Fülle von Erinnerungen freigesetzt, meine erste Vergewaltigung durch einen Mann, dann Erinnerungen an die Gruppe und das Erleben in der Sekte. Ich kann keine Erinnerungen validieren, vielleicht weil die meisten der Generation vor mir gestorben sind. Und unsere war eine mündliche Tradition; wir haben nichts schriftlich festgehalten.

F: Welche Erfahrungen hast du mit einer oder beiden Kombinationen gemacht für: a) Kontrolle und Programmierung durch die Sekte b) Bewusstseinskontrolle durch die Regierung c) jede andere Art von absichtlichem Missbrauch?

A: Vor etwa fünf Jahren konnte ich ein ausgeklügeltes Programmierungssystem rekonstruieren, das ich dann niedergeschrieben habe. Nach und nach kam ich zu der Überzeugung, dass ich eines der ersten Versuchsobjekte der New Yorker Bewusstseinskontrolle war (in den 40er Jahren). In meinen frühen Teenagerjahren wurde ich gefeuert, bevor ich die vollständige Programmierung erhalten hatte. Ich glaube, dass dieses Projekt oder Teilprojekt aufgegeben wurde. Ich habe noch nie jemanden mit einer Programmierung getroffen, die meiner ähnelt.

Ich kenne weder die Namen der beteiligten Personen noch die Orte, an denen es stattfand, aber ich denke, dass die Personen und der/die Ort(e) mit dem akademischen Umfeld zu tun hatten.

F: Glaubst du, dass es organisierte Gruppen gibt, die sich hierfür engagieren? Warum tun sie das den Menschen deiner Meinung nach an?

A: Ja, ohne den Schatten eines Zweifels. Sie tun dies aus Machtgründen entweder für ihr persönliches Fortkommen oder für die „nationale Sicherheit".

F: Viele Überlebende müssen für ihre Behandlung mit einer Gesellschaft kämpfen, die ihnen nicht glaubt, mit ihrem eigenen inneren Leiden und der fehlenden Bestätigung durch ihre Familienmitglieder.

Was würden Sie ihnen sagen? Was denken Sie über diese Probleme?

A: Ich habe mich bewusst dafür entschieden, mich mit Menschen zu umgeben, die mir glauben, zumindest meistens. Ich verkehre nicht mit Leuten, die an mir zweifeln - ich muss nur sagen: „Gut, ich glaube, wir sind uns nicht einig", und dann lasse ich es sein. Es hat eine gewisse Macht, einer Person, die vielleicht denkt, wenn sie Lust dazu hat, zu sagen, dass du psychotisch bist, dass dir das egal ist, und dann völlig vernünftig und rational zu handeln. Ich habe das Glück, dass alle Menschen, die ich wirklich liebe, mir glauben.

Schließlich lässt Jeannie uns an einigen ausgezeichneten Ideen teilhaben, wie Überlebende sich gegenseitig unterstützen können und welche Fallstricke es zu vermeiden gilt:

Es ist wichtig, unsere Erfahrungen so weit wie möglich mitzuteilen - sowohl über den Missbrauch als auch über die Heilungswege. Je mehr wir wissen und je mehr wir unsere Erfahrungen in den richtigen Kontext stellen können, desto besser. Kommunikation berührt die Grundlage der Programmierung, indem sie zeigt, dass es möglich ist, zu sprechen und zu leben, um wieder zu sprechen. Das ist ein Gegengewicht zu Isolation, dem Gefühl, „verrückt" zu sein, und der Lüge, dass wir „ihnen" ewig gehören.

Ich denke, es ist wichtig, die Blicke anderer zu meiden, wenn wir unser Leid beseitigen oder uns „reparieren" wollen, und es ist ebenso wichtig, nicht zu versuchen, andere Überlebende zu kontrollieren. Keiner von uns hat alle Antworten: Nur gemeinsam können wir eine Wissensbasis aufbauen, wie wir nach solch extremem Missbrauch in Würde leben können.

WIE MAN EINEM ÜBERLEBENDEN HILFT

Eine der häufigsten Fragen, die mir gestellt werden, lautet: „Wie kann ich einem Überlebenden helfen?". Sie wird von Ehefrauen, Freunden und Kirchenmitgliedern gestellt und steht für den Wunsch, in irgendeiner Weise hilfreich sein zu wollen.

Versteckt hinter dieser Frage steht oft die verschleierte Bitte: „Ich will nicht aus Versehen etwas Schädliches tun."

Es gibt keine Zauberformel oder eine Reihe von Handlungen, die diese Hilfe garantieren. Jeder Mensch ist besonders und er oder sie hat unterschiedliche Bedürfnisse. Ich zum Beispiel bin KEINE Expertin für Hilfeleistungen. Gleichzeitig weiß ich, dass sich in meinem persönlichen Heilungsunternehmen und dem derjenigen, mit denen ich gesprochen habe, einige Dinge als hilfreich erwiesen haben, während bei anderen das Gegenteil der Fall war. Dies sollte nur ein informelles Hilfegespräch bleiben und kein therapeutischer Ratschlag sein.

Gut, also was wäre hilfreich für eine Person, die rituellen Missbrauch überlebt hat, die gerade anfängt, sich zu erinnern, oder die seit einigen Jahren wieder Erinnerungen hat oder die gerade versucht, eine destruktive Sektengruppe zu verlassen? Hier sind einige Ideen.

1) Zuhören. Der Überlebende, der in einer Sektengruppe Schaden erlitten hat, hat sein ganzes Leben lang gehört, dass er nicht über den erlittenen Missbrauch sprechen darf, dass er nichts sagen darf. Dies wird als „Code des Schweigens" bezeichnet. Sobald der Überlebende beginnt, sich zu erinnern, wird er trotz allem das Bedürfnis haben, sich mit einer Vertrauensperson auszutauschen. Im Idealfall ist diese Person sein Therapeut, aber vielleicht möchte er seine Gefühle, seine Zweifel, sein Entsetzen, seine Verzweiflung und seine Freude über die kleinen Schritte der Heilung und Befreiung, die nun zu geschehen beginnen, mit einem Freund teilen. Vor allem ist es wichtig, dass die Person, die ihm zuhört, GEGENWÄRTIG ist und ihn nicht ablehnt. Seien Sie sich aber bewusst, dass das, was sie enthüllt, sie in Panik versetzen oder eine Programmierung wieder in Betrieb nehmen kann. Drängen Sie die Person also nicht. Lassen Sie sie in einem Tempo erzählen, das ihr angenehm ist.

2) Glauben. Überlebenden okkulter Gruppen wurde gesagt, dass ihnen niemand glauben wird, wenn sie reden (und das aus gutem Grund: Ein Großteil der heutigen Gesellschaft leugnet diese Art von Missbrauch!). Die Anführer der Gruppe sagten ihr, dass sie als „verrückt" abgestempelt und in eine Klinik geschickt oder als Lügner abgestempelt würden. Dies und die Androhung schwerer Strafen, wenn sie reden, macht es vielen Überlebenden schwer, sich an den Missbrauch zu erinnern und darüber zu berichten. Wenn ein Überlebender diesen wichtigen Schritt macht, ist es wichtig, ihn zu ratifizieren, auch wenn das, was sie offenbaren, Sie entsetzt oder Ihren eigenen Glauben an die menschliche Natur testet. Was geschehen ist, scheint unerträglich und die Grausamkeit jenseits aller menschlichen Fähigkeiten zu sein, aber oft sind diese ersten Fakten nur die Spitze des Eisbergs. Versuchen Sie, der Person niemals zu sagen, dass Sie ihr nicht glauben. Ansonsten können Sie für den Fall, dass sie Sie fragt, ob Sie ihr glauben, sagen: „Ich weiß, dass du daran glaubst, und was ich persönlich davon halte, spielt keine Rolle" (sie wird aufgrund der oben erwähnten Programmierung immer und immer wieder die Frage stellen, dass ihr nicht geglaubt wird. Jedes Mal, wenn Sie „Ja" sagen, helfen Sie ihr, die Macht des Teufelskreises zu durchbrechen.

3) Lernen Sie etwas über rituellen Missbrauch. Dass Sie sich die Geschichte einer Person anhören, die Ihre Fähigkeit, ihr zu glauben, testet, ist eine Sache. Aber zu lesen, was Tausende von Menschen geschrieben haben, die sich an diese Dinge erinnern, wird Ihre Leichtgläubigkeit ausspielen und Sie werden in der Lage sein, sich zu informieren. Wenn Sie mehr über rituellen Missbrauch erfahren, werden Sie auch die möglichen Fallstricke und Probleme kennenlernen, mit denen ein Überlebender auf seinem Weg konfrontiert wird. Die beste Informationsquelle ist ein wohlwollender Therapeut, der sich mit rituellem Missbrauch auskennt. Wenn Sie einen solchen kontaktieren möchten, lassen Sie ihn wissen, dass Sie eine Kontaktperson sind, und fragen Sie, ob Sie ihn treffen und ihm ein paar Fragen stellen können.

Andere Quellen können von Webseiten (wie dieser!) stammen. Gehen Sie aber nicht nur zu einer, sondern suchen Sie auf mehreren Websites, da die verschiedenen Überlebenden unterschiedliche Perspektiven haben werden.

In der Bibliothek in Ihrer Nähe gibt es zumindest einige Bücher zu diesem Thema. (**Anmerkung:** In Frankreich können Sie immer in einer Mediathek nach einem Buch über multiple Persönlichkeiten/IDT suchen, was bereits ein Ausgangspunkt für die Auseinandersetzung mit dem Thema wäre, also was ein französischsprachiges Buch über rituellen Missbrauch/Mentalprogrammierung betrifft ...) Die Geschichte eines Überlebenden zu lesen und wie er geheilt wurde, kann eine Hilfe sein.

Konferenzen über rituellen Missbrauch können ausgezeichnete Informationsquellen sein. Sie können Kontakt zu nationalen Gruppen aufnehmen, die sich mit Dissoziation befassen, und deren Konferenzen besuchen.

4) Informieren Sie sich über die Programmierung. Viele Überlebende von schwerem Sektenmissbrauch werden verschiedene Formen der Programmierung erlebt haben. Sie müssen kein Experte für Programmierung sein, um eine Stütze zu sein. Aber es ist wichtig, sich bewusst zu sein, dass Programmierungen auf Selbstverletzung und Selbstmord sowie der Wunsch, die Sekte wieder zu kontaktieren (Kontaktprogrammierung), auftreten können. Wenn Ihr Freund erklärt, dass er sich zu Selbstverletzungen, Selbstmord oder dem Besuch eines Sektentreffens fähig fühlt und glaubt, dass er seine Impulse nicht kontrollieren kann, sollten Sie ihn sofort mit seinem Therapeuten in Verbindung bringen. Ein Krankenhausaufenthalt kann erforderlich sein, wenn dieser dringende Wunsch schwerwiegend ist, und ein sicherer Ort, um eine Programmierung zunichte zu machen. Der Therapeut kann auch als ambulanter Patient mit ihm arbeiten, um die Umklammerung der Programmierung zu durchbrechen.

Wenn die Person die Sekte wieder kontaktiert, ist es wichtig, sie wissen zu lassen, dass sie ein angenehmes Leben außerhalb der Sekte führen können, um der Programmierung zu entgehen. Dass die Rückkehr dorthin sie nur noch tiefer in den Abgrund reißen wird und dass sie ihre schlechten Gewohnheiten ändern können.

5) Eine gute Zeit haben, Spaß haben, sich sicher fühlen, gemeinsame Unterhaltungen haben, wie z. B. an einem Grillfest teilnehmen, in Geschäften einkaufen gehen, über handwerkliche Errungenschaften zum Vergnügen nachdenken - all dies sind Dinge, die einem Überlebenden helfen können, der in einem Leben ohne Emotionen gefangen war (was ihn von der Sekte abhängig machte). Wenn er zum ERSTEN Mal in seinem Leben eine andere Realität ohne Misshandlungen erlebt, können kindliche Seiten wieder zum Vorschein kommen. Geben Sie ihm die Möglichkeit, diese auszudrücken, und seien Sie sich bewusst, dass er möglicherweise auf eine Weise handelt, die nichts mit seinem tatsächlichen Alter zu tun hat, d. h. leicht kindlich wirkt. Je mehr gesunde, angemessene Erfahrungen er macht, desto schneller wird die Heilung voranschreiten, denn seine Kindlichkeit hindert den Überlebenden daran, seine emotionalen Fähigkeiten zu zeigen. Er wird sich beeilen, diesen Rückgriff zu teilen, und bald wird weiteres Material herauskommen, um „zu überprüfen, was los ist". In Wirklichkeit wird er die Zuverlässigkeit des Freundes testen und ob es wirklich möglich ist, einen Freund zu haben, der ihn nicht missbraucht und nicht versucht, ihn auszunutzen.

6) Eine helfende Hand geben, wenn die **Dinge schlecht laufen**: Gelegentlich kann der Überlebende chaotische Zeiten durchleben oder eine große innere Arbeit geleistet haben, die ansonsten keinen Platz für viel lässt.

Ein guter Freund kann ihm helfen, indem er ihn an diesen Tagen zu seiner Therapie bringt, wenn er nicht fahren kann. Kleine Dinge können einen großen Unterschied machen, z. B. ihn an einem schwierigen Tag abzuholen und für ihn zu kochen. Oder einfach nur gemeinsam auszugehen und die Rolle einer sicheren Außenperson zu übernehmen, kann oft schon ausreichen.

7) Gute Marken setzen: Es ist wichtig, nicht anstelle des Überlebenden das zu tun, was er selbst tun kann. Die Idee ist, NICHT die Rolle eines Elternteils zu spielen, da sonst eine ungesunde Dynamik in der Beziehung entsteht. Der Überlebende hätte starke unbefriedigte Abhängigkeitsbedürfnisse, die aus seinem emotionalen Privatleben stammen. Lassen Sie ihn wissen, dass Sie sein FREUND sind. Aber keine Nanny. Es gilt ein Gleichgewicht zu finden zwischen ab und zu an sehr schlechten Tagen helfen und zu sehr abhängig machen. Viele Überlebende können bei den Aufgaben des täglichen Lebens sehr gut funktionieren, zumindest die meiste Zeit. Ermutigen Sie sie in dieser Hinsicht. Wenn die kindliche Seite ständig zum Ausdruck kommt, ohne dass eine erwachsene Seite auftaucht, kann dies ein Zeichen für Stress in einem überlasteten System sein, ein Zeichen dafür, dass er es braucht (die erwachsenen Seiten wurden missbraucht oder bestraft und haben sich selbst zerstört) oder ein Zeichen für eine ungesunde Abhängigkeit. Es ist der Überlebende selbst, der lernen wird, sich selbst zu unterstützen, und ein wohlwollender Freund wird diese Haltung fördern.

8) Für ihn beten: Ich habe das, was ich für das Wichtigste halte, bis zum Schluss stehen lassen. Die Heilung von rituellem Missbrauch und der Austritt aus einer okkulten Gruppe ist der intensivste spirituelle Kampf in diesem Genre. Jede Kontaktperson kann einem spirituellen

Angriff (und in seltenen Fällen auch einer physischen Bedrohung) ausgesetzt sein. Ein unerschütterlicher Glaube und das Wissen um die Möglichkeiten des spirituellen Kampfes für Sie und Ihren Freund ist das größte Geschenk. Wenn er dem Christentum gegenüber aufgeschlossen ist, kann das Teilen seiner Liebe und der Liebe Gottes viel bewirken, um die falschen Überzeugungen über ihn, die die Sekte dem Überlebenden beigebracht hat, rückgängig zu machen. Sie werden oft Zorn, Wut, Verbitterung und sogar Hass auf Gott und Jesus zeigen. Lassen Sie sich davon nicht schockieren oder entfernen Sie sich eine Weile von dem Überlebenden, weil er ein ganzes Leben lang Missbrauch und Hiebe mit Gott, der ein Vergewaltiger war, erlitten hat (es ist schwer, Jesus zu lieben, wenn jemand, der wie er gekleidet ist, Sie als kleines Kind vergewaltigt hat und Ihnen gesagt wurde, dass Jesus das mit Kindern macht).

Mit Liebe, Gebeten und Geduld wird diese Wut nachlassen und eine echte Heilung des größten Leidensraums des Überlebenden, des spirituellen, kann beginnen. Ein Überlebender muss Gottes Liebe in anderen Menschen in Aktion sehen, sehen, dass die Sekte sie belogen hat, dass das Christentum echt ist und nicht nur Heuchelei, und dass Christen ihr Wort durch Gebet und Taten der Nächstenliebe halten.

MK-ULTRA

PROGRAMMIERUNG EINES MÖRDERS

In den nächsten Monaten plane ich, Artikel über Illuminati-Methoden für komplexere Formen der Programmierung zu schreiben. Dieser ist der erste in dieser Reihe und ich hoffe, dass seine Informationen hilfreich sind.

Da es unmöglich ist, über eine Programmierung zu sprechen, ohne zu erwähnen, wie sie gemacht wird, seien Sie sich bitte als Überlebender dieser Art von Missbrauch bewusst, dass diese Lektüre ein Auslöser sein kann.

Schützen Sie sich bitte und lesen Sie nur, wenn Sie mit Ihrem Therapeuten oder an einem sicheren Ort sind.

Eine der grausamsten Formen der Ausbildung, die ein kleines Kind durchlaufen muss, ist die Ausbildung zum Mörder oder dazu, auf Befehl kaltblütig einem anderen Menschen das Leben nehmen zu können. In der Illuminatengruppe, der ich angehörte, mussten sich fast alle Kinder und Jugendlichen dieser militärischen Ausbildung unterziehen.

Seine Ergebnisse sind dramatisch. Das Kind muss sich stark dissoziieren, um die Tortur der Programmierung sowie die für seine Psyche unmöglichen Anforderungen zu ertragen. Man kann ein Kind darin unterrichten und trainieren, aber es wird nie lernen können, sich mit den erzeugten Schuldgefühlen wohl zu fühlen.

Das Training beginnt oft schon in einem sehr jungen Alter. Ein zweijähriges Kind wird in einen Metallkäfig gesteckt, der mit Elektroden verbunden ist, oder man foltert es auf einem Tisch oder Stuhl. Nach einer langen Zeit wird es befreit. Er wird sich benommen fühlen und kaum laufen können. Man gibt ihm ein kleines Tier, oft ein Kätzchen, und sagt ihm, es solle ihm den Hals umdrehen. Das Kind wird sich weigern. Dann wird es wieder in den Käfig gesteckt oder es werden ihm erneut Elektroden angelegt und es erhält zur Strafe einen weiteren Elektroschock. Es wird wieder freigelassen und ihm wird gesagt, dass es einem jungen Tier den Hals umdrehen soll. Das Kind wird weinen und hat Angst vor einer weiteren Folter. Zitternd wird es schließlich tun, was man ihm befohlen hat. Danach wird es oft in eine Ecke gehen, um sich zu übergeben, wobei es die ganze Zeit über von seinem Ausbilder für die „gute Arbeit" gelobt wurde, die es geleistet hat. Das Kind wird eine Fragmentierung geschaffen haben, die dem Ausbilder gehorcht, um das schreckliche Leid des Ungehorsams zu vermeiden (je größer die Programmierung, je weiter sie sich von den natürlichen Grundwerten des Kindes entfernt, desto schwerer wird das Maß an Leid sein, das zur Schaffung der Programmierung verwendet wird). Dies ist der erste von einer schrecklichen Reihe von Schritten. Diese wird im Laufe der Jahre fortgesetzt, und die Tiere werden immer größer. Das soll das Kind für das Konzept des Abnehmens eines Lebens desensibilisieren. Während des Militärtrainings lernen die älteren Kinder (zwischen 7 und 10 Jahren), wie man ein Gewehr präzise bedient. Sie lernen, wie man eine Waffe reinigt, sie nachlädt, entlädt und auf Ziele schießt. Sie werden für ihre Genauigkeit sehr belohnt und ermahnt und bestraft, wenn sie Fehler machen. Mit zwölf Jahren können die meisten Kinder sehr gut mit einer kleinen Pistole oder einem Gewehr umgehen. Dann werden sie in ein Gehege gebracht und ihnen wird beigebracht, auf Tiere zu schießen, die unter Drogen gesetzt wurden, um ihre Bewegungen etwas zu verlangsamen. Das Kind lernt, auf den Kopf oder das Herz zu zielen. Die Ziele verwandeln sich dann in Fotos von realistischen menschlichen Modellen.

Und während dieser ganzen Zeit steigern sie ihr Wutniveau durch die Fortsetzung der Folter und des Missbrauchs. Dem Kind wird gesagt, es solle „seine Wut nutzen", um seine Leistung zu steigern. Während der Übungen in der virtuellen Realität werden die tierischen Ziele durch menschliche Ziele ersetzt. Das Kind wird lernen, die „schmutzigen Typen" zu treffen und seine Wut gegen sie zu richten. Die Genauigkeit bei diesen Übungen wird belohnt und gelobt und Fehler werden bestraft.

Das Kind lernt, einem Befehlscode zu gehorchen, um die Sequenz „Ziel suchen" zu starten und um dann die Sequenz „liquidieren" auszuführen, die das Töten des Ziels beinhaltet. Unter Drogen und Hypnose wird der junge Teenager davon überzeugt, dass dies die Realität ist. Eines Tages wird er getestet und ihm wird gesagt (in der virtuellen Realität, aber im Zustand der Hypnose realisiert er das nicht), er solle seine Eltern oder Geschwister erschießen, die im Virtual-Reality-Programm grafisch simuliert werden. Was sie auch tun.

Zu diesem Zeitpunkt wird das Kind auf „Befehl" als „zuverlässig" eingestuft. Wenn es auf Kommando auf die Person schießt, die es am meisten liebt, gilt die Programmierung als „eingebrannt" und muss von nun an nur noch regelmäßig verstärkt werden.

Das klingt schrecklich, aber so wurde in der Gruppe, in der ich war, die Ausbildung eines Attentäters durchgeführt.

Ich habe es erlitten und musste es auch anderen zumuten. Heute bereue ich es so sehr. Es war ein perfekt geplanter Prozess mit einem schrittweisen Vorgehen. Niemand gibt einem Teenager in diesen Gruppen ein Gewehr und sagt ihm: „Geh und erschieß jemanden", weil das Kind sich weigern würde und nicht in der Lage wäre, das zu tun. Sie beginnen in einem präverbalen Alter und entwickeln jede Fähigkeit so, dass sie sich mit den anderen überschneidet.

Sie rechnen mit der Hilflosigkeit des Kleinkindes und seiner Wut auf andere, um die Programmierung zu befeuern.

Viele dieser Techniken basieren auf den MK ULTRA-Forschungen, die die CIA in den 1960er und 1970er Jahren durchführte. Die Illuminati-Ausbilder standen in engem Kontakt mit Mitgliedern des militärischen Geheimdienstes, die an diesen Projekten arbeiteten, wie z. B. Col. Aquinos, Sidney Gottlieb und Alan Dulles, unter anderem. Dieses Wissen darüber, wie man eine Versuchsperson konditioniert, wurde an die Ausbilder der verschiedenen Gruppen weitergegeben und mit altersabhängigen Modifikationen in die Praxis umgesetzt.

Von Kindern wird innerhalb der Illuminaten erwartet, dass sie solche Aufgaben stufenweise erfüllen und zur nächsten Stufe aufsteigen, sobald sie ihre Meisterschaft unter Beweis stellen können. Ein Armeekommandant wird einen jungen Anführer im Teenageralter bitten, jemanden vor den Augen der anderen mit bloßen Händen zu töten, um seine Loyalität und seinen Gehorsam zu demonstrieren.

Der Teenager wird einen höheren Status und Belohnungen erhalten, wenn er schnell und gut ist.

Diese Art von Programmierung kann mit Zeit, Therapie und gemeinsamer Anstrengung und vor allem durch Gebet auseinandergenommen werden, um die schrecklichen Traumata, die induziert wurden, aufzulösen. Kein Mensch sollte gezwungen werden, diese Dinge zu begehen oder sich dieser Form des Trainings zu unterziehen. Es erzeugt eine massive Dissoziation und intensive Trauer, wenn die Person erkennt, was sie getan hat. Es hat mir geholfen zu erkennen, dass:

- Damals hatte ich keine Wahl. Als ich noch ein kleines Kind war, zwangen mich die Älteren dazu. Die geschaffenen Alternativen, die gelernt haben, dieses Training zu akzeptieren oder sogar zu genießen, wurden durch das Bedürfnis nach Dissoziation und psychologischer Flucht aufgrund dieses schrecklichen Traumas eingerichtet, und diese Elemente enthalten tiefes Leid und Verletzungen.

- Ich kann meine Last zu Gottes Füßen ablegen und mein Leid und die lebenslangen Wunden intensiven Kummers und der Schuld, die diese Erfahrungen bei anderen verursacht haben, bei Ihm ablegen und Seine Vergebung erfahren.

- ich habe nun die Wahl und habe mich entschieden, mich von dieser Art von Aktivitäten zu distanzieren

- Ich kann beten, dass andere es schaffen und dieser schrecklichen Art von Missbrauch entgehen

- Ich kann die Wut und das Gefühl der Empörung, die diese bewusste Manipulation über mich und andere gebracht hat, vor Gott zum Ausdruck bringen und Heilung finden. Diese Wut hat oft geholfen, den Missbrauch in der Vergangenheit zu ertragen, und indem abnimmt, kann auch der Einfluss der Programmierung schwächer werden.

Diese Art der Programmierung ist eine äußerst heimtückische Gedankenkontrolle und eine Heilung ist möglich. Es ist ein langer und langsamer Prozess, aber es lohnt sich, sich damit zu beschäftigen.

ERLEBNISSE AN DER GRENZE ZUM TOD

Programmierung durch NDE

(**Anmerkung**: Der Inhalt dieses Artikels befasst sich ausführlich mit einer traumatischen Programmierung und könnte ein wichtiger Auslöser für Überlebende sein, die diese Art von Missbrauch erlitten haben. Wenn Sie ein Überlebender sind, lesen Sie bitte nicht weiter, es sei denn, Sie sind mit einer beruhigenden Person oder Ihrem Therapeuten zusammen.) Dieser Artikel ist Teil einer laufenden Serie, die ich als Entwurf über komplexe Programmierungen für die Fortsetzung meines ersten Buches „Die Ketten sprengen" schreibe. Ich werde über eine der traumatischsten Formen der Programmierung berichten, die ein Überlebender erleben kann. Diese Programmierung beinhaltet die Anwendung von Erfahrungen an der Grenze zum Tod. Die Illuminaten haben jahrelang die Neurophysiologie des Menschen und die Auswirkungen traumatischer Konditionierung auf das Gehirn und die Psyche erforscht. Auf der Suche nach besseren und zuverlässigeren Methoden, um Programmierungen einzuflößen, haben sie Forschungen aus verschiedenen Quellen verwendet: Regierungsbehörden, totalitäre Regime und ihre eigenen ständigen (und geheimen) Experimente.

Einige Grundlagen für diese Art der Programmierung existieren jedoch schon seit Jahrhunderten. Eines der ältesten Rituale, das die Illuminaten anwenden, ist die „Auferstehungszeremonie". Der Phönix, ein Symbol für Tod und neues Leben, ist in der Tat eines ihrer beliebtesten Symbole. Er symbolisiert das Kommen der Neuen Ordnung und ihres Führers.

Wie läuft eine Auferstehungsprogrammierung oder ihre Varianten ab? Ich werde mitteilen, was ich durchgemacht und/oder miterlebt habe.

Ein kleines Kind im Alter von etwa zwei oder drei Jahren wird während einer okkulten Zeremonie sehr stark traumatisiert werden. Es wird vergewaltigt, geschlagen, mit Elektroschocks traktiert und sogar erstickt und es werden ihm Drogen verabreicht, die einen todesähnlichen Zustand herbeiführen. Das Kind wird zu diesem

Zeitpunkt immer spüren, dass über seinem Körper Präsenzen schweben, die den bewusstlosen Körper beobachten, der so gefoltert wurde, dass er fast tot ist. Kompetentes medizinisches Personal wird immer an der Programmierung dieses Todes beteiligt sein und den körperlichen Zustand des Kindes überwachen, um es wieder zum Leben zu erwecken.

Sie haben ständig eine Auferstehungsausrüstung und Medikamente zur Hand. Das Kind, das an diesem Punkt angelangt ist, wird tief in seinem Herzen weinen und unter großen Schmerzen wieder zu Bewusstsein kommen. Dann wird ihm gesagt, dass es die „Wahl" hat, entweder dem sicheren Tod ins Auge zu sehen oder sich für ein Leben zu entscheiden, in dem es einen mächtigen Dämon in sich einlädt.

Das Kind entscheidet sich für das Leben. Ein Dämon tritt ein, das Kind fällt in die Bewusstlosigkeit und erwacht dann in sauberer Kleidung in einem weichen Bett, das mit heilenden Salben eingerieben ist. Es ist extrem schwach und schüttelt sich und eine sanfte, fürsorgliche weibliche (oder männliche) Stimme erzählt ihm, dass es tot ist, aber dass der Dämon „es wieder zum Leben erweckt hat", dass es ihm und denen, die es „gerettet" haben, sein Leben und seinen Herzschlag zu verdanken hat. Dem Kind wird auch gesagt, dass es, wenn es das dämonische Wesen bittet zu gehen, in den todesähnlichen Zustand zurückversetzt wird, in dem es sich befand, als das Wesen eintrat.

Dies ist eine der Arten von NTE-Erlebnissen, die dazu benutzt werden, ein sehr junges Kind zu kontrollieren und in Angst und Schrecken zu versetzen und es unter den traumatischsten und zwanghaftesten Umständen, die man sich vorstellen kann, dazu zu bringen, eine dämonische Spiritualität anzunehmen.

Das Kind fühlt sich durch diese Erfahrung geprägt und für das Leben auserwählt, und sie hat einen tiefen Einfluss auf die eigenen inneren Überzeugungen des Kindes und seine grundlegendste Realität. Es ist auch eine der schrecklichsten Manipulationen, die ein kleines Kind erleiden muss, und sie ist dazu gedacht, ihnen ihren freien Willen oder ihre Willenskraft zu nehmen.

Eine andere Form der Programmierung an der Grenze zum Tod wird unter Bedingungen stattfinden, die oft als „staatliche Gedankenkontrolle" bezeichnet wurden, die ich aber immer mit der Programmierung der Illuminaten in Verbindung gebracht sah (da die Ausbilder/Wissenschaftler auf beiden Seiten Informationen austauschten und weitergaben).

Im Tulane Medical Center gab es zum Beispiel gleich nebenan einen Ort, der „das Institut" genannt wurde. Das Institut war damit beschäftigt, Techniken der Gedankenkontrolle zu erproben, die unter den extremsten Umständen durchgeführt wurden und zu einem bestimmten Zeitpunkt auch einen fast physischen Tod beinhalteten. Bei einigen dieser Programmierungen geht die „Versuchsperson" (wie ich dieses Wort hasse, das von den Ausbildern benutzt wird, um sich emotional von der Tatsache zu distanzieren, dass es sich um einen Menschen mit Gefühlen und Emotionen handelt, mit denen gearbeitet wird) in einen Raum des Krankenhauses, der durch kahle hellgraue Wände von den anderen Räumen abgeschirmt ist. Die Person wird an vier Stellen und auch an der Taille und am Hals gefesselt. Dann wird sie in eine Art Kokon aus weichen Bandagen gewickelt, der die Bewegungen einschränkt oder jedes Gefühl in den Gliedmaßen unterdrückt.

Die „Probanden" werden normalerweise intravenös ernährt und dann einer starken sensorischen Deprivation unterzogen, wobei sie mit extrem lauten Geräuschen bombardiert werden. Die Dunkelheit des Raumes wird mitten in der Nacht von grellen weißen Lichtern durchbrochen, und die „Versuchsperson" wird das Gefühl für Tag und Nacht verlieren.

Die fast gebrochene Person wird dann stark elektroschockiert und unter Drogen gesetzt. Er kann an ein Beatmungsgerät angeschlossen werden und erhält lähmende Drogen. Das Angstniveau erreicht mit fortschreitendem Missbrauch extreme Punkte und ich habe gehört, dass Menschen buchstäblich einen Herzinfarkt erlitten, weil sie in diesem Moment so viel Angst durchlebten. Die Person wird betäubt und erneut geschockt und ihr wird gesagt, dass sie sterben wird. Sie sieht ihren Körper von oben und ist in diesem Moment eigentlich froh, dass sie endlich von den Tagen der Folter befreit ist.

Dann kommt ein Ausbilder mit einer sanften, freundlichen Stimme und sagt immer wieder: „Du hast es verdient zu leben, ich werde dich nicht sterben lassen. Du schuldest mir dein Leben." Es werden auch ständig aufgezeichnete Nachrichten abgespielt, die das zukünftige Schicksal der „Versuchspersonen" gegenüber der „Familie" usw. beschreiben. Schließlich wird der Person langsam erlaubt, aufzuwachen und aus ihrer Bewusstlosigkeit zu erwachen, begleitet von der ständigen Botschaft, dass sie für die Familiengruppe „wiedergeboren" ist. Menschen mit freundlichen Gesichtern trösten die Person, während sie sich von dieser schrecklich traumatischen Programmsequenz erholt. Die Person fühlt sich äußerst dankbar, dass sie am Leben ist, dass sie von den Schrecken jener Tage befreit wurde, an denen sie im Institut in einem todesähnlichen Zustand lagen, und sie wird wie ein kleines Kind nach den Erwachsenen um sie herum greifen. Sie ist zu diesem Zeitpunkt sehr verletzlich und extrem empfänglich für Botschaften, die unter dem Trauma integriert wurden. Ich sollte das wissen. Ich war als Kind in den 60er und frühen 70er Jahren und später als Erwachsene ein „Subjekt" des Instituts, und zwar als „Beraterin".

Es ist eine Programmierung auf intensivem Niveau, die unter extremen Umständen ausgeführt wird, und das Angstniveau eines Überlebenden, der beginnt, sich an diese Art von Trauma zu erinnern, kann extrem hoch sein. Ich wünschte, ich könnte etwas beschönigen und sagen, dass es nicht so schlimm ist, aber es ist wirklich so. Ich weiß, dass einige ungläubig sein werden, aber diese Art der Programmierung existiert tatsächlich (zusammen mit anderen Arten von ausgeklügelten Methoden der Gedankenkontrolle). Die Programmierung an der Grenze zum Tod hat viele Varianten und ich gehe nur auf zwei davon ein (es gibt auch andere Formen).

Eine Programmierung, die in einem todesähnlichen Zustand installiert ist, wird auf der grundlegendsten Ebene existieren, da die Überlebensebene in diesem Moment den Kern des Wesens berührt, unabhängig davon, ob die Person gut geschützt ist oder nicht. Die Person, die ihn erlitten hat, kann denken, dass sie daran sterben wird, wenn sie versucht, ihn zu durchbrechen. Dass sie sich in einem todesähnlichen Zustand befinden wird! Dass ihr Herz stehen bleiben wird! Ich bin durch all diese und andere Ängste gegangen, als ich mich dieser Art von innerer Programmierung gestellt habe, und heute kämpfe ich von Zeit zu Zeit gegen den Restterror, den sie hinterlassen hat. Die Lügen, die in diesem fast unbewussten Zustand ausgesprochen werden, werden auf einer tiefen Ebene geglaubt, denn das Kind, das sie erleidet, hat ein verzweifeltes Bedürfnis, den Erwachsenen zu glauben, die buchstäblich sein Leben und seinen Tod in den Händen halten. Das Kind ist durch das schreckliche programmierte Trauma völlig zerbrochen und wird diese Botschaften als wahr übernehmen.

Deshalb sind eingebettete Überzeugungen und Botschaften auf dieser Ebene so schwer zu entfernen. Dies erfordert eine hervorragende Unterstützung, eine sichere Umgebung und spirituelles Wissen und Unterscheidungsvermögen, da die dämonische Bastion ebenfalls sehr ernst zu nehmen sein wird. Die Hilfe eines Therapeuten, der sich mit den Programmierungen auskennt, und eine spirituelle Betreuung durch Personen, die sich mit den Mitteln zur Austreibung auskennen, werden lebenswichtige Bestandteile der Therapie sein. Der Überlebende, der diese Ebene der inneren Programmierung erreicht hat, wird den Tiefpunkt erreicht haben. Diese Programmierung wird eine der am stärksten integrierten sein und bleibt auf einer bewussten Ebene unmöglich zu erfassen, es sei denn, es gibt eine tiefe Kooperation, ein sicheres Klima und eine Vertrauensbildung seitens der Außenstehenden, die dem Überlebenden helfen. Auch hier wird der Glaube an Gott, an seine Fähigkeit, ALLES zu heilen, selbst die schwersten körperlichen, emotionalen und geistigen Traumata, den Unterschied machen. Diese Art der Programmierung kann eine sichere Krankenhausumgebung oder ein extrem sicheres Klima im Freien erfordern, da Angst zu Panik und deren Ausbruch führen kann, wenn sie beginnt, sich zu entladen. Es kann zu einem Realitätsverlust kommen, wenn die Programmiersequenzen auftauchen, und es bedarf einer starken Hilfe, damit die Erinnerungen langsam auftauchen und handhabbar werden. Medikamente werden wahrscheinlich notwendig sein, um einer starken Neigung zu Depressionen, einem Gefühl des Verlusts, des Verlassenwerdens und des Verrats entgegenzuwirken, das diese Art der Programmierung mit sich bringt.

Es werden sich Verzweiflung über die getroffenen Entscheidungen und die Frage, ob die Erinnerungen überleben werden, zeigen. Eine mitfühlende, ermutigende Haltung kann hier einen Unterschied machen. Sehr wichtig ist auch die Lektüre von Schriftstellen, die die Person an Gottes Liebe und seine Fähigkeit zu heilen, an seine Fürsorge und die Versprechen der Vergebung erinnern. Sich von dieser Art von Programmierung abzumelden ist extrem anstrengend und erfordert viel Ruhe und eine nahrhafte Ernährung. Dies ist NICHT der Zeitpunkt, um äußere Stressursachen hinzuzufügen. Dem Überlebenden zu erlauben, seine Angst loszuwerden, ihn zu beruhigen, mit ihm zu beten und aufmerksam zu bleiben, wird zu einem Leitfaden für sein Leben werden. Seiner Wut über das, was getan wurde, zuzuhören, wenn er von den „Hurensöhnen, die ihm das angetan haben" spricht, wird heilend wirken und ihn nicht zu einer verfrühten oder falschen Vergebung drängen. Der Überlebende muss sich das Trauma und die Verletzungen ansehen und sie erkennen und dann entdecken, dass es Hoffnung auf ein Überleben der integrierten Traumaerinnerungen gibt. Ihm gute, nicht obligatorische Erlebnisse wie Spiele, Zeichnen oder einen Spaziergang in der Natur zu ermöglichen, wird ein Teil der Heilung sein. Auswege wie ein Tagebuch und Gespräche über seine Empfindungen werden im Prozess dieser Art von Programmierung sehr wichtig sein.

Ich habe gerade eine der traumatischsten Programmierungen beschrieben, die in dieser Gruppe einem Kind oder einem jungen

Teenager angetan werden kann. Es ist möglich, sie zu überwinden, langsam, mit Zeit und liebevoller Unterstützung und Gebeten. Ich hoffe, dass ich mit meiner Schilderung nicht zu blutig oder zu roh war, sondern anderen Menschen geholfen habe zu verstehen, dass diese Art von Programmierung praktiziert wird und dass der Überlebende von ritualisiertem okkultem Missbrauch das Bedürfnis hat, sie zu überwinden.

ESSSTÖRUNGEN UND RITUELLER MISSBRAUCH

„Du nimmst ein bisschen zu", bemerkte mein Stiefvater. Ich kam in dem Jahr von der Schule nach Hause und hatte fünf Pfund zugenommen. Er lachte mich aus, wenn ich nach Hause kam. Ich war 14 Jahre alt und beschloss, eine Diät zu beginnen. Meine energische Diät war sofort erfolgreich, denn Selbstkontrolle und eiserne Disziplin hatten mich von klein auf gelehrt, die Signale meines Körpers zu ignorieren. Ich war stolz auf meine Fähigkeit, trotz eines quälenden Hungers nur winzige Mengen zu essen. Ich verlor schnell an Gewicht. „Du bist zu dünn, ich kann alle deine Rippen sehen", sagte meine Mitbewohnerin in jenem Jahr in der Schule zu mir. „Ich mache mir Sorgen um dich".

„Nein, ich bin zu dick", beharrte ich. Ich schaute in den Spiegel und sah jemanden, der fettleibig war und noch mehr Gewicht verlieren musste, um gut auszusehen. Warum konnten die anderen nicht sehen, dass ich zu dick war? Mehrere Wochen später musste meine Mutter mich abholen. Meine Leber versagte und ich wurde ins Krankenhaus eingeliefert. Ich war 1,77 m groß und wog 90 Pfund (41 kg).

Ich beharrte darauf, dass ich zu dick sei. Ich wäre in meinen frühen Teenagerjahren fast an dieser Störung gestorben und es sollte Jahre dauern, bis ich mich meinem Normalgewicht annäherte. Ich habe nie eine therapeutische Behandlung dafür erhalten, weil meine Eltern nicht daran glaubten. Meine Mutter gab mir stattdessen einen Programmierbefehl, „iss, stirb nicht", wenn ich mich weigerte zu essen. Ich wurde nach Hause gebracht. Ich zitterte stundenlang und griff schließlich nach dem Löffel und schluckte die Suppe hinunter. Ein kleines Kind, dem systematisch Nahrung und Wasser vorenthalten wird, um ihm eine Lektion beizubringen oder um es zu brechen und für Programmierungsbotschaften zugänglicher zu machen, wird diese Langzeitwirkungen erleben. Verhungern lassen oder Essen vorenthalten sind bei den Illuminaten die primären Elemente vieler Programmiersequenzen, die Kindern ab dem Alter von zwei Jahren zugefügt werden.

Das Kind wird am Essen verzweifeln, sobald die Entbehrung vorbei ist, und das Essen mit dem Trost der Erwachsenen um es herum verbinden. Das Essen wird zu einem zusätzlichen Bereich, der von den Erwachsenen und Trainern kontrolliert wird, und das Kind beginnt sehr früh, dies zu erkennen. Obwohl es noch sehr jung ist, kann das Kind nicht kontrollieren, wie viel Essen erlaubt ist oder ob es überhaupt essen darf.

Sekteneltern können auf der Grundlage der in der Nacht gelernten Lektionen das Kind auch tagsüber aushungern oder es bestrafen, wenn es sich traut, etwas zu essen, weil es Hunger hat.

Es ist nicht überraschend, dass man später viele Überlebende von rituellem Missbrauch und Sektenprogrammierungen mit Essstörungen findet.

Es gibt verschiedene Arten von Störungen. Eine davon ist die Anorexie, bei der sich die Person, die mit dieser Störung zu kämpfen hat, zu Tode hungert. Magersucht hat viele Ursachen, aber ein grundlegendes Bedürfnis nach Kontrolle und eine zugrunde liegende Depression wurden von Therapeuten, die mit diesem Problem arbeiten, in Kombination mit einem negativen Bild und Selbsthass festgestellt. Der Selbsthass polarisiert sich auf das Körperbild und das Körperfett. Einige Überlebende mit dieser Störung haben gestanden, dass sie sich als Teenager ausgehungert haben, um das Einsetzen der Menstruation, die Entwicklung der Brüste oder andere Merkmale zu verzögern. Andere mit männlichen Alternativen wollten die flachen Brüste haben, die das Schlanksein mit sich bringt. Und wieder andere hungerten, um Schmerzen zu lindern. Aktuelle Forschungen zur Magersucht zeigen, dass ein hoher Serotoninspiegel mit Angst und Hilflosigkeit verbunden ist. Einige Forscher haben die Theorie aufgestellt, dass die Nahrungsverweigerung dieses übermäßige Serotonin senkt und wirksam dabei hilft, diese unangenehmen Empfindungen zu blockieren.

Eine weitere Essstörung ist unter dem Namen Bulimie bekannt. Diese Störung ist dadurch gekennzeichnet, dass abwechselnd große Mengen an Nahrung (oft über den Punkt des Unbehagens hinaus) in sehr kurzer Zeit gefuttert werden und die Nahrung dann wieder abgeführt wird. Die Evakuierung erfolgt durch die Einnahme von Abführmitteln, durch Erbrechen, durch die Einnahme von Diuretika, durch übermäßige körperliche Aktivität oder durch das Aufhören des Essens nach der Fressattacke. Die Person, die an Bulimie leidet, hat das Gefühl, dass sie ihre Fressorgien nicht kontrollieren kann, und schämt sich danach.

Die Evakuierung ist die „Strafe" für das Essen.

Janna kämpfte jahrelang mit ihrer Bulimie. Sie hat nie darüber gesprochen, auch nicht mit ihrer Schwester oder ihren besten Freundinnen. Es begann, als sie in die Mittelschule kam, nachdem sie zu dick geworden war. Da sie nicht abnehmen konnte, begann sie, sich nach großen Mahlzeiten zu erbrechen. Sie begann auch, Abführmittel zu verwenden, um die Kalorien „abzutrainieren". „Ich wusste, dass ich Hilfe brauchte", erklärt sie, „aber ich habe mich zu sehr geschämt, um darüber zu sprechen." Im Alter von 27 Jahren geriet ihre Bulimie schließlich außer Kontrolle. Es schien, als würde sie schlimmer werden, wenn sie unter Stress stand, was der Fall war, als sie eine Beförderung zu einer verantwortungsvollen Position erhielt. Das ging so weit, dass sie eine Therapie begann, um die Ursachen für die Depressionen und das Leiden zu finden, die ihr Leben seit jeher erfüllt hatten, soweit ihre Erinnerungen zurückreichen.

Die dritte von Experten anerkannte Essstörung nennt sich Fressstörung. Wie bei der Bulimie hat die Person ein unkontrollierbares Verlangen nach Essen und stopft sich so voll, dass es in manchen Fällen zu Bauchschmerzen kommt. Sie legt Essensvorräte an und stopft sich oft heimlich voll, indem sie vor anderen nur sehr wenig isst. Die Person mit dieser Störung ist oft in großer Not, weil sie das Gefühl hat, dass es unmöglich ist, aufzuhören. Diese Person ist normalerweise übergewichtig und hat mit den Problemen zu kämpfen, die das mit sich bringt.

Sarah versteckt Donuts in ihrem Haus und auch andere Lieblingsspeisen. „Ich habe einmal einen ganzen Käsekuchen auf einmal gegessen", gibt sie zu. Sie hasst es, übergewichtig zu sein und gibt zu: „Mein Arzt hat gesagt, dass mich dieses Gewicht umbringt, dass es lebensbedrohlich ist. Ich würde alles dafür geben, um abnehmen zu können". Aber sie kämpft auch mit anderen Gefühlen. „Dass ich so stark bin, gibt mir trotz allem ein Gefühl der Sicherheit", sagt sie. „ Ich weiß, dass die Männer mich nicht ansehen werden." Das ist wichtig für sie, weil sie von allen Männern in ihrer Herkunftsfamilie vergewaltigt wurde.

Programmierung, sexueller Missbrauch und das Leiden unter dem Trauma im Rahmen der Sekte - all das trägt zu Essstörungen bei, mit denen die Überlebenden zu kämpfen haben. Die Gründe, die dazu zwingen, sich mit einer Essstörung auseinanderzusetzen, sind oft komplex und häufig unbewusst. Ein Kind, das in der Vorschulzeit gehungert hat, behält vielleicht eine Angst vor dem Essen und legt im

Haus Vorräte an, um sicherzugehen, dass es nie wieder hungern muss. Die Alternativen eines Kindes, das aufgrund dieser Erfahrungen ständig hungrig ist, werden vielleicht abends das Licht ausschalten und der Überlebende wird aufwachen, um eine Tüte mit Süßigkeiten oder übrig gebliebene Desserts, die auf dem Nachttisch aufbewahrt wurden, zu leeren.

In manchen Fällen wird der Überlebende trotz der gesundheitlichen Risiken (alle Essstörungen sind gefährlich) den unbewussten Wunsch behalten, seinen Körper zu bestrafen und sich selbst Krankheiten oder Leiden zuzufügen. Bei anderen kann der Wunsch sogar bis zu einem Todeswunsch gehen und Teil eines Selbstmordprogramms sein.

Cindy ist 34 Jahre alt, eine intelligente Frau und ein Vorbild an Schönheit. Ihr Herz versagt, weil sie immer weiter hungert.

„Ich weiß, dass ich daran sterben kann, dass ich essen muss, mein Arzt sagt es mir immer wieder", zuckt sie mit den Schultern und lächelt. „Das wäre doch kein großer Verlust, oder?" Es fällt ihr schwer zu glauben, dass man sich um sie kümmert und dass andere sie für einen wunderbaren Menschen halten, denn sie kämpft mit ihren inneren Botschaften der Abwertung und des Schmerzes. „Meine Mutter hat mich immer wieder geschlagen, wenn ich als Kind zu viel gegessen habe", teilt sie mit. „Vielleicht ist das der Grund, warum es mir heute so schwerfällt, mir selbst die Erlaubnis zum Essen zu geben".

Die Heilung von einer Essstörung ist oft ein langwieriger Prozess, bei dem die bestehende Verleugnung überwunden werden muss (der Überlebende denkt oft, dass es kein wirkliches Problem gibt und dass sich Freunde und Familie zu viel Sorgen machen).

Eine Therapie mit jemandem, der das zugrunde liegende Trauma versteht und mit einem ausgebildeten Ernährungsberater zusammenarbeitet, kann einen unschätzbaren Beitrag leisten. Zu verstehen, was der Überlebende über das Essen empfindet, was diese Gefühle geformt hat und wie er sich selbst empfindet, ist Teil des Protokolls.

Wenn es eine Programmierung ist, die die Störung steuert, ist es auch wichtig zu schauen, wie sie gemacht wurde und warum. Überlebende haben viele Fälle von „zu Tode überfressen"- oder „zu Tode hungern"- Programmierungen beschrieben, besonders wenn sie versuchen, die Gruppe/Sekte zu verlassen.

Man kann ihnen helfen, indem man ein falsches Körperbild korrigiert, sie lehrt, sich selbst zu lieben und normale Essmuster wiederzufinden.

Die Aliens eines traumatisierten Kindes können beruhigt sein, wenn der Überlebende nicht toleriert, dass sie hungrig werden, und Mahlzeiten, die diesen Elementen die Möglichkeit geben, ihre Lieblingsspeisen auszuwählen, können helfen, nächtliche Fressorgien einzudämmen. Da jeder Mensch einzigartig ist, muss er, um zu heilen, mit seinen eigenen individuellen Problemen umgehen. Heilung ist mit der Begleitung durch einen qualifizierten Therapeuten und im Zuge einer wachsenden Zusammenarbeit möglich.

EIN TAG IM LEBEN EINES AUSBILDERS

Warnung: Dieser Artikel enthält bildhafte Beschreibungen der Aktivitäten der Sekte. Bitte nicht lesen, wenn diese Lektüre ein auslösendes Risiko darstellt.

Viele Menschen schrieben mir und stellten mir Fragen wie „Wann gingen Sie zu den Treffen?" oder „Was geschah mit Ihren Kindern, als Sie in der Gruppe waren?" und sogar „Wie trennten Sie die Sektenaktivitäten von Ihrem normalen Leben?".

Dieser Artikel wird versuchen, eine Antwort auf diese Fragen zu geben und ein besseres Verständnis dafür zu vermitteln, wie die Dissoziation bei einer Person funktioniert, die in einer Sekte aktiv ist. Dieser „Tag" basiert auf über 12 Jahren Therapie und ist eine Collage aus vielen verschiedenen Erinnerungen daran, wie mein Leben vor sieben Jahren aussah, als ich noch in der Gruppe in San Diego aktiv war. Ich hoffe, dass er Kontaktpersonen und Therapeuten dabei hilft, die schwere Amnesie zwischen Sektenaktivitäten und Alltagsleben besser zu verstehen, und dass er erklärt, dass ein Mitglied einer okkulten Sekte, die Missbrauch betreibt, im Alltag ein netter Christ sein kann.

7 Uhr: Ich wache wie immer müde auf. Es ist, als würde mich die Müdigkeit nicht loslassen, selbst wenn ich früh zu Bett gehe. Ich werde durch das Klingeln des Weckers wach und stehe auf. Ich bin bereits angezogen, denn vor über zwei Jahren haben mein Mann und ich damit begonnen, angezogen ins Bett zu gehen.

Wir lachen darüber und sind uns einig, dass dies morgens Zeit beim Anziehen spart. Ich bin so gekleidet wie jede amerikanische Hausfrau: bequeme Jogginghose und passendes Oberteil sowie Tennisschuhe. Bei der Arbeit kleide ich mich eleganter. Ich lasse meine beiden Kinder aufstehen und bereite ein ganz einfaches Frühstück vor: Müsli und Toast. Anschließend machen sie sich für die Schule fertig und ich bringe sie zu der kleinen katholischen Schule. Ich bin dort Lehrerin für den Vorbereitungskurs; meine Tochter ist im letzten Jahr der Grundschule. Ich habe hartnäckige Kopfschmerzen und zwinge mich, diese zu ignorieren, wenn ich in der Schule ankomme.

8.45 Uhr: Der Unterricht beginnt. Ich unterrichte die ersten drei Klassenstufen der Grundschule in einer katholischen Schule, die meine Kinder besuchen. Zuvor hatte ich sie mehrere Jahre lang zu Hause unterrichtet. Mir wurde eine Vertretung an dieser Schule angeboten, als einer der regulären Lehrer wegging, und bald wurde ich gebeten, Vollzeit zu unterrichten. Ich liebe es zu unterrichten und komme gut mit mehreren Schulstufen gleichzeitig zurecht; ich gehe von der Vorklasse zu den nächsten Stufen über und gebe jeder Stufe Aktivitäten, die sie machen kann. Mein Unterrichtsplan ist für das gesamte Semester vorbereitet. Man hält mich für freundlich und geduldig, die Kinder lieben mich und ich liebe sie, trotz der chronischen Kopfschmerzen. Diese sind am Ende des Tages manchmal sehr intensiv.

15:30 Uhr: Der Schultag ist vorbei. Meine Tochter hat eine Freundin zum Spielen nach Hause eingeladen. Ich erinnere sie daran, sich anzuschnallen, wenn sie nach Hause fahren. Ich bin müde, aber ich denke auch, dass es wichtig ist, dass meine Kinder eine Gelegenheit für Kontakte haben. Ihre Neigung, sich in sich selbst zurückzuziehen, stört mich manchmal und ich ermutige sie, mehr Freunde zu haben. Wir reiten auf der Koppel hinter dem Haus. Mein Sohn macht den Kommentar: „Na ja, Mama, zu Hause bist du viel netter zu mir als wenn du meine Lehrerin bist", und ich lache und sage: „Das liegt daran, dass ich in der Schule niemanden bevorzugen will".

17:30 Uhr: Ich bringe die Freundin nach Hause. Das Abendessen ist im Ofen. Bisher war mein Tag genau wie der eines jeden anderen Menschen, der nicht an einer dissoziativen Identitätsstörung leidet oder einer Sekte angehört.

Das liegt daran, dass es meine Tagespersönlichkeiten sind, die hier zum Ausdruck kommen. Sie sind sanft, fürsorglich, christlich und völlig unbewusst von einem anderen Leben, das ich führe. Wenn Sie mich in diesem Moment anhalten und mich fragen würden: „Nehmen Sie an nächtlichen Aktivitäten teil?", hätte ich absolut keine Ahnung, was Sie mir da erzählen. Ich wurde speziell dafür hergestellt, tagsüber auf allen Ebenen normal zu erscheinen, zu handeln und zu sein.

Sie hätten mich den ganzen Tag lang überallhin verfolgen können und es hätte absolut keinen Hinweis darauf gegeben, dass ich sonst noch ein anderes Leben führe. Der einzige Hinweis sind meine Migräneanfälle und gelegentliche unerklärliche Depressionen, bei denen ich nicht aufhören kann zu zittern. Diese beiden Dinge haben mich mein ganzes Leben lang verfolgt.

18:30 Uhr: Mein Mann kommt nach Hause und wir essen alle zusammen zu Abend. Er und ich sind gute Freunde, wenn auch in mancher Hinsicht distanziert: Er lebt sein Leben und ich meines. Wir diskutieren oder streiten selten offen. Ich helfe den Kindern bei den Hausaufgaben, während er an der Akte eines Klienten arbeitet.

19:45 Uhr: Telefonanruf und als ich rangehe, sagt jemand: „Ist Samantha da?" das ist einer meiner Codenamen und ich werde sofort verbunden. „Rufen Sie in ein paar Minuten noch einmal an", sage ich. „Fünfzehn Minuten", sagt die Stimme. Ich schicke die Kinder nach oben, um ein Bad zu nehmen. 8 Uhr: Erneuter Anruf. „Samantha?" Ich ändere mich augenblicklich. Meine Stimme wird monoton und ich antworte mit tonloser Stimme. „Ja, was gibt es?" „Denken Sie daran, die Gegenstände mitzubringen, über die wir gestern Abend gesprochen haben", wird mir gesagt. Dann sage ich dieser Person, bei der es sich um den Chefausbilder handelt, einen Code auf, und sie vergewissert sich, dass ich mich an ihre Nachricht erinnere. Ich lege nach ihm auf.

20:30 Uhr: Ich lese meinen Kindern eine Geschichte vor. Sie haben sehr, sehr große Angst vor der Dunkelheit, selbst mit sechs und zehn Jahren, und bestehen darauf, dass wir die ganze Nacht über ein Licht in ihrem Zimmer brennen lassen. Als der Abend voranschreitet, werden sie immer ängstlicher. „Mama, ich habe Angst", sagt meine Tochter. „Wovor?", frage ich. „Ich weiß nicht", antwortet sie. Sie wiederholt das einige Male und ich mache mir Sorgen um meine hypersensible und ängstliche Tochter. In meinem Inneren weiß ich, dass diese Ängste nicht normal sind und dass etwas nicht stimmt, aber ich weiß nicht, was es ist. Mein Mann sagt mir, dass ich mir viel zu viele Sorgen mache und dass unsere Tochter noch mehr Sorgen macht. Ich bleibe bei den Kindern, bis sie eingeschlafen sind. Das ist unsere Abendroutine und ich denke, das ist das Mindeste, was ich tun kann.

21:30 Uhr: Ich mache mich bettfertig. Ich brauche jede Nacht zehn bis zwölf Stunden Schlaf, sonst bin ich völlig erschöpft. Wie oft bin ich eingeschlafen, während ich meinen Kindern vorgelesen habe. Kurz bevor ich einschlafe, sage ich zu meinem Mann: „Vergiss es nicht" und gebe ihm einen Code, der uns wissen lässt, dass wir später aufstehen müssen. Er antwortet auf Deutsch, dass er sich erinnern werde.

1 Uhr: Mein Mann weckt mich. Er und ich wecken abwechselnd die anderen. Wir brauchen keinen Klingelton, denn unsere innere Uhr weckt uns. Ich jogge und schlafe angezogen ein, um das Aufstehen mitten in der Nacht zu erleichtern. Ich bin endlich ich, ich kann jetzt nach außen gehen und die Außenwelt ohne die Gitterstäbe meines

Käfigs wie am Tag betrachten. „Geh und hol die Kinder", sagt er mit leiser Stimme. Ich gehe nach oben und sage zu ihnen: „Macht euch bereit". Sie sind sofort auf den Beinen und völlig gehorsam, was ganz anders ist als am Tag.

Schnell und leise ziehen sie ihre Schuhe an und ich lasse sie in den Wagen steigen.

Mein Mann fährt, ich sitze auf dem Beifahrersitz. Er fährt mit ausgeschalteten Scheinwerfern, bis wir auf der Straße sind, um unsere Nachbarn nicht zu wecken. Wir leben im Land der unbefestigten Straßen und es gibt einige Häuser, vor denen man sich in Acht nehmen muss. Meine Aufgabe ist es, wachsam zu sein, Ausschau zu halten, ob uns jemand folgt, und ihn zu warnen, wenn jemand kommt.

Sobald wir auf der asphaltierten Straße sind, schaltet er die Scheinwerfer ein und wir fahren auf das Treffen zu. „Ich habe meine Hausaufgaben nicht fertig gemacht", sagt mein Sohn. Mein Mann und ich drehen uns kurz zu ihm um und sind wütend. „ Wir reden in der Nacht nicht über den Tag, NIE!", erinnern wir ihn. „Willst du geschlagen werden?" Er scheint sich unwohl zu fühlen, dann verläuft der Rest der Fahrt schweigend, die Kinder schauen aus dem Autofenster, während wir lautlos zu unserem Ziel gleiten.

1.20 Uhr: Wir erreichen den ersten Kontrollposten der Militärbasis. Wir gehen durch den Hintereingang und werden durchgewunken. Die Männer am Wachposten erkennen unser Auto und unser Nummernschild.

Sie würden jeden Unbekannten oder Unbefugten festnehmen. Wir passieren noch zwei weitere Posten, bevor wir das Versammlungsgebiet erreichen. Es befindet sich in der Nähe eines großen Feldes auf einem sehr großen Marinestützpunkt, der Dutzende Hektar einnimmt. Es wurden kleine Zelte aufgestellt und temporäre Basen für Nachtübungen errichtet. Wir kommen entweder hierher oder zu einem der drei anderen Versammlungsorte, dreimal pro Woche. Die Leute plaudern und trinken Kaffee. Hier gibt es viele Freunde, weil alle für das gleiche Ziel arbeiten. Die Arbeit ist intensiv und die Freundschaften sind es auch. Ich schließe mich einer Gruppe von Ausbildern an, die ich gut kenne.

„Chrysa scheint zu fehlen", sagte ich. „ Ich wette, diese faule S...pe hat es nicht aus dem Bett geschafft." Nachts bin ich ganz anders. Ich benutze Wörter, die mich tagsüber entsetzen würden, und ich bin zickig und gemein. Die anderen lachen. „Vor zwei Wochen war sie auch zu spät", sagt jemand anderes. „Vielleicht müssen wir sie VERLEGEN", scherzt er, meint es aber zum Teil ernst. Niemand hat das Recht, zu spät zu kommen oder krank zu sein. Oder zu früh. Es gibt ein Zeitfenster von zehn Minuten, in dem die Mitglieder zu den Sitzungen erscheinen müssen. Andernfalls werden sie anschließend bestraft, wenn es keine gute Entschuldigung gibt. Hohes Fieber, ein chirurgischer Eingriff oder ein Autounfall gelten als Entschuldigung.

Ein prämenstruelles Syndrom, Müdigkeit oder eine Autopanne sind es nicht. Wir trinken Kaffee, um wach zu bleiben, denn selbst im dissoziierten Zustand protestiert der Körper dagegen, nach einem Tag voller Aktivitäten mitten in der Nacht wach zu sein. Ich ziehe mich im Umkleideraum um und ziehe meine Uniform an. Wir tragen alle nachts Uniformen und haben auch Ränge, die sich nach unserer Position in der Gruppe und unserer Dienstzeit richten.

1.45 Uhr: Wir beginnen mit den uns zugewiesenen Aufgaben. Ich habe die Aufzeichnungen mitgebracht, das berühmte „Objekt", das ich nicht vergessen soll. Ich bewahre sie versteckt in einem Schrank zu Hause auf, verschlossen in einer Metallbox. Diese Bücher enthalten die Daten zu verschiedenen „Themen", an denen wir arbeiten.

Ich gehe in das Büro des Chefausbilders in einem nahe gelegenen Gebäude. Ich arbeite mit ihm zusammen und bin die zweite Chefausbilderin nach ihm. Wir hassen uns und ich vermute, dass er mir gerne schaden würde, weil ich mehrere grausame Scherze auf seine Kosten gemacht habe. Ich soll Angst vor ihm haben und das tue ich auch, aber ich kann ihn auch nicht respektieren und er weiß das. Ich weise vor anderen auf seine Fehler hin und er versucht oft, sich zu rächen.

1.50 Uhr: Der Raum in einem Gebäude, das wie ein Hangar aussieht, wird für die Arbeit an den Themen eingerichtet.

Er besteht aus einem Tisch, einer Lampe und anderen Geräten. Der Raum ist von äußeren Aktivitäten abgetrennt, damit andere nicht von dem abgelenkt werden, was wir hier tun. Die Person ist hier, bereit für die Arbeit an sich selbst. Es gibt noch jemanden, eine jüngere Ausbilderin, die mithilft und ich sage ihr, dass sie die Drogen verabreichen soll. Wir arbeiten an Drogen, die dabei helfen, hypnotische Zustände herbeizuführen, und untersuchen die Wirkung dieser Medikation in Kombination mit Hypnose und Elektroschocks. Wir injizieren die Droge subkutan und warten. Innerhalb von zehn Minuten wird der Proband schläfrig und seine Atmung wird langsamer und schwerer, aber seine Augen sind offen, was wir wollen. (Ich werde den Rest der Sitzung hier nicht beschreiben, es ist zu schmerzhaft für mich, sie zu erwähnen. Ich denke, dass Menschenversuche grausam sind und gestoppt werden sollten, aber die Gruppe, der ich angehörte, führte sie regelmäßig durch). Wir legen die Daten während der gesamten Sitzung in das Register und ich habe auch einen Laptop, auf dem ich ebenfalls Informationen aufzeichne. Wir erstellen nicht nur ein Drogenprofil, sondern auch die individuelle Reaktion der Person. Wir haben sehr umfassende und sorgfältige Profile über diese Person, die seit ihrer Kindheit begonnen haben. Ich kann ein spezielles Profil extrahieren, das mir alles über ihn erzählt: seine Lieblingsfarben, was er isst, seine sexuellen Vorlieben, die Techniken, die ihn beruhigen, und eine Liste aller Codes, die zu einer Reaktion von ihm führen werden. Es gibt auch ein Diagramm seiner inneren Welt, das in jahrelanger Arbeit erstellt wurde. Dieses Thema ist leicht zu bearbeiten und die Dinge gehen gut voran. An einer Stelle korrigiere ich die junge Lehrerin, die etwas zu früh beginnt. „Sie müssen Geduld lernen", sage ich und tadle sie auf Deutsch. Nachts sprechen wir alle Deutsch, da diese Sprache und Englisch die beiden Sprachen dieser Gruppe sind. „Es tut mir leid, ich dachte, es wäre an der Zeit", sagt sie. Ich bringe ihr dann die Zeichen bei, die zeigen, dass die Person bereit ist. Deshalb bin ich eine leitende Ausbilderin. Ich trainiere junge Rekruten, weil ich nach so vielen Jahren die Anatomie, die Physiologie und die Psychologie kenne. Glücklicherweise habe ich die junge Ausbilderin zurechtgewiesen, bevor sie einen Fehler gemacht hat; wenn sie einen Fehler gemacht hätte, hätte ich sie bestrafen müssen. Nachts werden Fehler nicht akzeptiert, niemals. Nach dem Alter von zwei oder drei Jahren wird von Kindern erwartet, dass sie Leistung bringen, sonst werden sie gemobbt. Das setzt sich im Erwachsenenalter fort.

2.35 Uhr: Die Sitzung ist fast vorbei und die Person erholt sich. Die Medikation wirkt schnell und er wird sich rechtzeitig erholt haben, um nach Hause zu gehen. Ich lasse ihn in der Obhut der jungen Ausbilderin und gehe in die Cafeteria, um eine Pause zu machen. Ich rauche eine Zigarette, während ich mit den anderen Ausbildern Kaffee trinke. Tagsüber habe ich noch nie geraucht und mir wird von Kaffee schlecht, aber hier ist es nachts ganz anders. „Wie ist deine Nacht?", fragt mich Jamie, eine Freundin. Ich kenne sie nur unter dem Namen Jamie, das ist nicht ihr richtiger Name, aber nachts benutzen wir nur unsere Spitznamen. Tagsüber ist sie auch eine der Lehrerinnen an der Schule, aber dort sind wir keine Freundinnen. „ Langsam. Ich musste noch ein dummes Kind korrigieren", sage ich. Nachts bin ich nicht nett, weil es noch nie jemand zu mir war. Es herrscht eine Atmosphäre im Stil von „Der Mensch ist dem Menschen ein Wolf" und sehr politisiert, wo der

Grausamste gewinnt.

„Was ist mit dir?", frage ich sie. Sie zieht eine Grimasse. „Ich musste ein paar schmutzige Kinder auf Trab halten", sagt sie und erzählt von Militärübungen mit Kindern zwischen acht und zehn Jahren. Die finden jede Nacht statt, weil die Gruppe einen möglichen Staatsstreich vorbereitet. Die Kinder werden je nach Alter in Gruppen eingeteilt und verschiedene Erwachsene wechseln sich bei der Unterweisung ab. Wir plaudern ein paar Minuten lang und kehren dann zu unserer „Arbeit" zurück.

2:45 Uhr: Dies ist eine kurze Sitzung. Es ist die „Harmonisierung" eines Mitglieds, das zu den militärischen Führern gehört. Ich hole sein Profil heraus und gehe es durch, bevor ich beginne. Der Chefausbilder und ein weiterer Ausbilder arbeiten mit mir.

Die hypnotische Induktion erfolgt schnell, und er erinnert sich an sein Programm. Wir verstärken ihn mit einem Elektroschock und kontrollieren alle Parameter. Sie sind alle aktiv und richtig positioniert. Ich seufze erleichtert. Er war ein leichter Fall und hatte keine Aggressionen gegen uns. Danach tröste ich ihn und bin freundlich. „Gute Arbeit", sage ich zu ihm. Ein kleiner Teil meines Magens rebelliert wegen der Brutalität, die beim Unterrichten angewendet wurde. Er nickt, noch etwas benommen von der Sitzung. „Du kannst stolz auf dich sein", sage ich und klopfe ihm auf die Hand. Danach bekommt er seine Belohnung und wird einige Zeit mit einem Kind verbringen. Er ist ein Pädophiler und so tröstet er sich nach seiner Sitzung.

3.30 Uhr: Wir haben uns umgezogen, unsere Uniformen gehen vor der Reinigung in einen speziellen Wäschekorb. Ich lege meine Kleidung, die sorgfältig auf einem Regal gefaltet war, wieder zurück und wir treffen uns alle im Auto, um nach Hause zu fahren. Meine Tochter kommentiert: „Ich werde nächste Woche befördert", sagt sie stolz. „Sie haben gesagt, dass ich die Übungen heute Abend sehr gut gemacht habe".

Sie weiß, dass ich und andere Erwachsene an der Zeremonie teilnehmen werden, mit der die Beförderungen geehrt werden. Ich sage ihr, dass ich mich für sie freue. Ich bin aus irgendeinem Grund sehr müde. Normalerweise wäre ich glücklich, aber heute Abend war es trotz einer routinemäßigen Nacht schwierig. Ich habe in letzter Zeit gespürt, wie sich eine Kälte in mich einschleicht, und ich habe Angstanfälle. Manchmal höre ich ein Kind in mir weinen, das tief vergraben ist, und ich schwitze, wenn ich mit Kindern oder Erwachsenen arbeite. Und ich frage mich, wie lange ich das noch durchhalten kann. Ich habe von Trainern gehört, die zusammenbrechen oder ihre Arbeit nicht mehr machen können, und mir wurde auch die Geschichte zugeflüstert, was ihnen passiert. Hier sind Albträume im Wesentlichen und ich unterdrücke meine Angst.

4 Uhr: Wir sind zu Hause und fallen ins Bett, wo wir augenblicklich einschlafen. Die Kinder sind während der Fahrt eingeschlafen und mein Mann und ich bringen sie in ihre Betten. Wir schlafen alle einen tiefen, traumlosen Schlaf.

7 Uhr: Ich wache mit dem Klingelton auf und bin müde. Es scheint, dass ich immer müde bin und heute Morgen habe ich leichte Kopfschmerzen. Ich beeile mich, die Kinder aufstehen zu lassen und bereite mich auf einen weiteren Schultag vor. Ich frage mich, ob ich ein Problem habe, denn ich scheine immer mehr Schlaf zu brauchen und wache immer müde auf. Ich habe nicht die geringste Ahnung, dass ich in der Nacht zuvor wach war und ein anderes Leben gelebt habe.

Es mag für Leser unglaublich erscheinen, dass eine Person ein anderes Leben führen kann und absolut keine Ahnung davon hat, aber das liegt in der Natur der Amnesie. Wenn die Programmierung richtig durchgeführt wird, ist dies fast nicht nachweisbar und die Person erlebt eine vollständige Amnesie ihrer anderen Aktivitäten. Das nennt man Dissoziation und sie besteht bei fast allen Mitgliedern, die Opfer von Sektenmissbrauch sind, wie dem, den ich gerade beschrieben habe.

WEIHNACHTEN IN DER SEKTE

Weihnachten ist die Zeit der warmen Familienzusammenkünfte um den Weihnachtsbaum, des lächelnden Teilens von Geschenken und der Aufregung von Kindern mit verschlafenen Augen, die sehen wollen, was der Weihnachtsmann gebracht hat, während die Erwachsenen Eierpunsch trinken und nach fröhlichen Traditionen schlemmen.

Für ein Kind, das in einer satanischen Sekte aufgewachsen ist, hat Weihnachten jedoch eine ganz andere Bedeutung. Der Tag ist mit den normalen Tätigkeiten wie Einkaufen und Empfängen ausgefüllt, und die Familie kann sich tagsüber „herzlich" zusammenfinden.

Aber am Abend sind die Dinge ganz anders. Das Kind, das tagsüber im Tageslicht auf den Weihnachtsmann und seine Geschenke wartet, zittert vor Angst bei dem Gedanken an das, was in der Nacht folgen wird.

Die Wintersonnenwende findet am 21. Dezember statt und ist einer der stärksten heiligen Tage in der heidnisch-keltischen Tradition, da für den Kult das „Neue Jahr" nach diesem Datum beginnt. Es werden spezielle Zeremonien abgehalten, um ein energiegeladenes neues Jahr sicherzustellen, und es ist die solare Wiederkehr der längeren Tage (viele okkulte Zeremonien basieren auch auf der Verehrung einer antiken Sonnengottheit). Außerdem ist es ein christlicher Feiertag, an dem die Geburt Christi gefeiert wird, der von der okkulten Gruppe verachtet wird, und es stehen besondere Zeremonien auf dem Programm, um die Bedeutung dieses Tages zu entweihen und zu verzerren. Für viele okkultistische Familien ist die Woche vom 21. bis 26. Dezember mit Aktivitäten gefüllt, da die Familien zusammenkommen und niemand erklären muss, warum die Kinder nicht zur Schule gehen.

Die Grausamkeiten rund um Weihnachten und die Sonnenwende sind intensiv. Kinder werden oft von als Weihnachtsmann verkleideten Sektenmitgliedern missbraucht, oder es wird eine Parodie auf die Geburt Christi aufgeführt, bei der es „König Herodes" gelingt, das Jesuskind zu töten (zusammen mit dem Ritualmord an einem Säugling).

Ein Kind kann unter dem Weihnachtsbaum vergewaltigt werden, und eine ganze Reihe von Utensilien verleiht diesem religiösen Feiertag eine neue und makabre Wendung.

Anstatt die Geburt zu feiern, wird das Kind, das in einer Familiensekte aufwächst, Weihnachten als eine Zeit des Horrors und des Todes erleben. Manchmal wird eine Programmierung vorgenommen, bei der Bilder im Zusammenhang mit dem religiösen Fest implantiert werden und dem Kind gesagt wird, dass das Betrachten dieser Bilder (wie ein beleuchteter Weihnachtsbaum oder eine Szene aus der Geburtsgeschichte) einen Kontakt mit der „Familie" oder andere traumainduzierte Botschaften bedeuten würde.

Kinder (und Erwachsene) können Geschenke mit versteckten Botschaften erhalten, die sie an vergangene Weihnachten und an Traumata erinnern, die sich auf die „familiäre" Bindung beziehen. Eine Parodie auf ein heiliges Fest ist möglich, doch statt aus Eierpunsch und Schinken besteht das Mahl aus abstoßenden Speisen.

Dies sind nur einige der Assoziationen, die in den dissoziierten Aliens des in einer Familiensekte aufgewachsenen Kindes auftreten, und das ist der Grund dafür, dass viele Überlebende eine Mischung aus Aufregung und Angst empfinden, wenn die Festzeit ansteht. Hinzu kommt, dass das Kind, sobald es erwachsen ist, die Familienmitglieder der Sekte enorme Anstrengungen unternehmen werden, um es zur Zeit dieser religiösen Feste, zu denen alle Familienmitglieder obligatorisch erwartet werden, wieder zu kontaktieren.

Panik und Angst können bei erwachsenen Überlebenden an Jahrestagen mit intensiven Traumata und Ritualen auftreten, und sie fragen sich vielleicht, warum ein mit Geselligkeit assoziierter Feiertag für sie bedeutet, sich vor Angst zusammenzukauern.

Wenn der Überlebende selbst versteht, woher die Panik kommt und was die Auslöser sind, kann er sich Hilfe holen. Dies geschieht normalerweise in einer Therapie oder durch das Schreiben eines Tagebuchs.

Wenn der Überlebende die Beziehungen zu seinen Familienmitgliedern abgebrochen hat, wird er eine Flut von Weihnachtskarten und -geschenken erhalten, und er muss sehr vorsichtig damit umgehen und sich bewusst sein, dass diese Gegenstände sich als intensive Auslöser erweisen können. Der Wunsch, die Familienmitglieder „anzurufen und wieder zu kontaktieren", wird oft dadurch geweckt werden, und der Überlebende muss dies in der Therapie bewältigen. Die Aliens des

Kindes halten die schrecklichsten Erinnerungen fest und ihm zuzuhören, ihm zu erlauben, sein Trauma und seine Ängste in der Therapie, durch ein Tagebuch und durch handwerkliche Arbeit zu verarbeiten, kann ihm ebenfalls helfen.

Neue Festtagstraditionen zu schaffen, die als sicher erlebt werden, kann ebenfalls hilfreich sein.

Einige Überlebende werden Weihnachten feiern, indem sie Dinge tun, die sich sehr von ihrer Herkunftsfamilie unterscheiden, um ihnen zu helfen, sich selbst davon zu überzeugen, dass sie in der Lage sind, sich von allen mit ihr verbundenen Traditionen zu befreien. Und natürlich wird eine Unterstützung und Sicherheit von außen während dieser ganzen Zeit das Beste sein.

Weihnachten ist für viele Überlebende eine besonders schwierige Zeit. Als Erwachsene können sie sich dafür entscheiden, sich von der traumatischen Bedeutung früherer Zeiten zu befreien und sich ein beruhigendes Weihnachtsfest zu schaffen.

Svali

WOFÜR IHRE STEUERN VERWENDET WERDEN

Ich schreibe diesen Artikel, um ein wenig meiner Wut Ausdruck zu verleihen, aber ich kann nicht anders. Ich bin wütend darüber, dass meine Steuern und auch Ihre Steuern dazu verwendet werden, bestimmte Projekte zu finanzieren. Ich gehe das Risiko ein, dass meine Artikel hier auf dieser Website entfernt werden, indem ich dies schreibe, aber ich kann nicht schweigen.

In Langley, Virginia, gibt es Projekte, die unter der Schirmherrschaft der CIA stehen. Bei diesen Projekten geht es um die Erforschung von Techniken für verschiedene Formen der Bewusstseinskontrolle und darum, wie man „Probanden" leicht unter Zwang setzen, sie unter Drogen setzen, hypnotisieren, traumatisieren oder anderweitig unter Kontrolle bringen und zu willfährigen Manövrierern machen kann, die wirklich glauben, dass sie „gute Dinge" für ihr „Land" oder ihre „Familie" tun.

Ich sollte das wissen. Ich war selbst Opfer dieser brutalen Erfahrungen und habe sie später in meinem Leben auch an anderen ausprobiert.

Es gibt eine Unmenge an Dokumentationen und Beweisen sowohl aus Regierungsarchiven als auch aus dem Internet, dass diese Sache wirklich passiert. Diese MK-ULTRA-, BLUEBIRD-, ARTICHOKE-, MONARCH- und andere Projekte, die mit Ihren Dollars finanziert wurden, wurden und werden insgeheim dazu benutzt, unschuldige Kinder und später Erwachsene zu missbrauchen und zu quälen. Die Tatsache, dass es trotz der monumentalen Menge an Papier, die in den Schredder der Regierung wandert, eine verfügbare Dokumentation gibt, zeigt die schiere Masse an Dokumenten und Notizen, die aufbewahrt wurden und nicht vollständig aus den öffentlichen Archiven entfernt werden konnten.

Aus dem Projekt PAPERCLIP ist bekannt, dass Nazi-Ärzte (Sie wissen schon, die, die während des Zweiten Weltkriegs in Deutschland Experimente an Menschen durchführten) in die USA geholt wurden.

Während sie scheinbar demonstrativ da waren, um den USA bei der Entwicklung ihrer Technologie zu helfen, teilten viele von ihnen auch ihr Wissen über die menschliche Neurophysiologie und wurden angeworben, um zukünftige Experimente zu beaufsichtigen.

Genug davon, in der dritten Person zu sprechen. Ich möchte meine eigenen persönlichen Erinnerungen teilen.

Als ich acht Jahre alt war, nahmen mich Dr. Timothy Brogan von der George Washington University, mein Hauptausbilder und meine Mutter abends mit nach Langley. Ich erinnere mich an dunkle Bäume auf den Feldern hinter langen Gebäuden und dass wir immer in dasselbe Gebäude gingen.

Unten gab es Klassenzimmer, die der Ausbildung dienten. Ich saß mit anderen Kindern in einer Gruppe und sah mir Filme an, in denen es darum ging, wie man jemanden tötet (wir mussten diese Filme analysieren und wurden vom „Lehrer" darüber befragt, was das „Subjekt" oder „Ziel", das getötet wurde, falsch gemacht hatte und wie der Mord organisiert wurde. Wir analysierten und besprachen alles, einschließlich der Windrichtung, der Art der verwendeten Waffe, des verwendeten Zielfernrohrs etc.

Schießübungen: Es gab einen Schießstand und wir verbrachten Stunden mit Schießübungen. Wir lernten, wie man eine Pistole auseinander nimmt und sie in höchstens zehn Sekunden wieder zusammensetzt. Unsere Zeit wurde gemessen.

Übungsfilme: Uns wurden Filme zu jedem erdenklichen Thema vorgeführt, z. B. Filme über „Hier sind eure Führer" mit einem runden Tisch, an dem die US-Illuminati-Führer aufstanden, wenn ein Führer den Raum betrat.

Die Filme waren sexuell explizit, es gab Gewaltfilme und Filme, in denen es um Loyalität ging. Wir übten das Verwischen von Orientierungspunkten (mit jemandem, der uns folgte) und die Art und Weise, wie man jemandem folgt, ohne entdeckt zu werden. In einem Raum befand sich ein Isolationstank. Er wurde nicht bei Gruppenübungen verwendet, sondern für spezielle Trainingseinheiten. Ansonsten war der Raum mit Siegeln verschlossen, wenn er nicht in Gebrauch war. Sprachtraining: Verschiedene Leute kamen herein und brachten uns verschiedene Sprachen bei, sowohl mit der Klasse als auch im Einzelunterricht. Manchmal setzte sich meine Mutter hin und plauderte mit ihrem Freund Sidney Gottlieb oder mit Dr. G. Steiner, einem Arzt, der in diesem Projekt mit Kindern arbeitete. Ich weiß nicht, wer die anderen Kinder waren oder woher sie kamen. Ihre Familien begleiteten sie und holten sie später wieder ab, normalerweise die Mutter oder der Vater oder ein Freund der Familie. Die Übungen endeten um 4.30 Uhr morgens.

Das Tulane Medical Center (wo das „Institut" residiert) galt als eine der fortschrittlichsten Forschungseinrichtungen der USA, die sich mit Techniken der Bewusstseinskontrolle und der Erforschung des Paranormalen, der NTE und der unendlich wiederholten Verwendung von aufgezeichneten Botschaften befasste. Sie glaubten, dass der Zustand an der Grenze zum Tod dabei helfen würde, eine Botschaft oder einen Glauben auf den tiefsten Ebenen des Unterbewusstseins zu verankern, und dass die Erfahrung der „Wiedergeburt" (die auf einer sehr tiefen Ebene ein neues Alter erzeugte) ein sehr, sehr loyales „Subjekt" hervorbringen würde. Das war der Fall. Das Subjekt war verängstigt und es wurde ihm gesagt, dass es, wenn es jemals nicht gehorchen würde, in diesen Zustand „an der Schwelle des Todes" zurückgebracht würde, also gab es nicht viele, die sich unter diesen Umständen „illoyal" verhielten.

Die Ausrüstung, die mit unseren Steuergeldern für diese unter dem Deckmantel der Regierung arbeitenden Organisationen angeschafft wurde, war sehr ausgeklügelt: Virtual-Reality-Ausrüstung und die Verwendung der ausgefeiltesten neurolinguistischen Techniken. Und den Menschen wurde beigebracht, wie sie diese Techniken am effektivsten einsetzen konnten.

In dem Jahr, in dem ich 23 Jahre alt wurde, war ich Chefausbilderin in San Diego. Nachts setzte ich die Experimente an anderen fort, unter der Aufsicht von Jonathan Meier und am Ende von Oberst Aquinos, der Regionalleiter unserer Gruppe war.

Und natürlich luden wir an jedem späten Abend unsere extrem verschlüsselten Daten auf die Datenbanken in Langley herunter. Im CIA-Datenzentrum mussten wir sechs Ebenen von Sicherheitspasswörtern durchlaufen, bevor wir Zugang zu dem Ort erhielten, an dem die Daten heruntergeladen werden konnten. Sie wollten überall die Ergebnisse der laufenden Experimente wissen und es gab strenge Protokolle, um über jede ungewöhnliche Reaktion, Anomalie oder neue Medikamentenkombination, die sich als besonders wirksam erwiesen hatte, zu berichten.

Ich glaube, dass die Mehrheit der amerikanischen Öffentlichkeit keine Ahnung hat, wie ihr Geld für bestimmte Regierungsorganisationen verwendet wird. Ich denke auch, dass die meisten, die dies lesen, nicht glauben werden, dass die CIA und ein angesehenes medizinisches Zentrum derartige Experimente am Geist und an der Psyche von Kindern und Erwachsenen durchführen könnten (es wurde an beiden praktiziert). Aber es ist die Wahrheit und es tut mir leid, denn es macht mich wütend, dass die Steuern, die ich für meine Arbeit erhebe, dazu dienen, Misshandlungen zu subventionieren. Mein einziger Wunsch ist es, dass dies eines Tages aufgedeckt und ans Licht gebracht wird und dass die Öffentlichkeit genau untersuchen kann, was geschehen ist und immer noch geschieht, und dass dem ein Ende gesetzt wird.

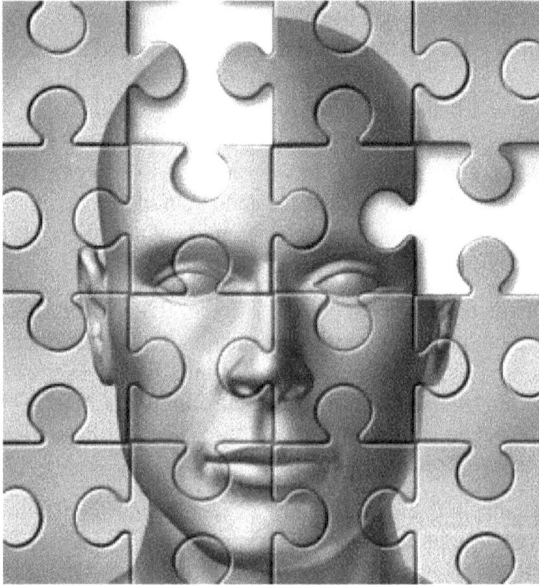

OSTERN IN DER SEKTE

E s gibt bestimmte Zeiten im Jahr, die für diejenigen, die okkulte Rituale überlebt haben, besonders schwierig sind. Das sind die „Feiertage", die mit Ritualen korrespondieren, die von okkulten Gruppen gefeiert werden. Obwohl die wahren Rituale und Praktiken je nach Gruppe etwas variieren können, gibt es zwischen ihnen gewisse Ähnlichkeiten.

Ostern ist eine solche Zeit. In der Gruppe, in der ich aufgewachsen bin, war es mir tagsüber erlaubt, ein normales Leben zu führen. Ostern war eine Feier des Frühlings, der längeren Tage und der ersten Blumen, die das Ende des Winters signalisierten. Ich liebte es, am Palmsonntag mit Buchsbaumzweigen zu spielen und rund um die Kirche nach Ostereiern zu suchen. Und natürlich erschien ein kleines Osterkörbchen mit einem Hasen oder einem Lamm aus Schokolade.

In der Nacht wurde der heilige Tag jedoch auf ganz andere Weise gefeiert. Ein Großteil der Woche davor wurde für seine Vorbereitung verwendet (in der Osterwoche war schulfrei, als ich ein Kind war, in den Jahren vor der „Frühjahrspause", die später allgemein üblich wurde. Die meisten Schulen waren in dieser Woche eine Woche lang oder sogar zehn Tage lang geschlossen). Die Ereignisse in dieser Zeit waren ziemlich schmerzhaft und umfassten Brutalität, sexuellen Missbrauch und andere Rituale rund um die Fruchtbarkeitsriten, die am Ende der Woche in der Parodie einer Kreuzigung gipfelten. Oft wurde ein Kind ausgewählt, um die Kreuzigung zu erleiden, eine finstere Karikatur der christlichen Feier, und die Erwachsenen erklärten, dass dieses Ritual eine Opfergabe sei, um die christliche Tradition zu entwürdigen und ihre Bedeutungslosigkeit zu zeigen. Ich weiß mit Sicherheit, dass junge Jungen für dieses Ritual ausgewählt wurden, und es war schrecklich anzusehen. Manchmal wurde eine Zeremonie durchgeführt, die eine „Auferstehung" parodierte, aber der Auferstandene war nicht Jesus, sondern ein dämonisches Wesen, das in die Person eindringen würde, die in einen todesähnlichen Zustand gebracht wurde.

Die spirituellen Wurzeln dieser Zeremonien wurden geschaffen, um den Übergang des Dämons in die Teilnehmer zu ermöglichen und ihnen als Teilnehmer ein „Siegel" aufzudrücken. Manchmal ging ein goldener Kelch unter den Teilnehmern um, die aus einem Kelch tranken, der mit dem Blut eines Kindes gefüllt war.

In der Therapie finde ich immer mehr heraus, dass ich als Kind an diesen schwarzen okkulten Zeremonien teilgenommen habe, wie sie hier beschrieben werden. Diese Zeremonien ermöglichten den Eintritt eines Dämons, und eines der am schwierigsten zu demontierenden Elemente in der von der Gruppe vorgenommenen Programmierung war der Einfluss, den diese Erinnerungen und die darauf folgende spirituelle Zerstörung auf mich hatten. Ein Teil meines Heilungsprozesses beinhaltet die Befreiung von dem, was ich erlitten habe, und die entsetzliche negative Spiritualität meiner Kindheit durch einen Glauben an Liebe, Mitgefühl und Vergebung zu ersetzen, die Gegenpole zu den brutalen und zermürbenden Zeremonien, die ich durchlebt habe. Eine der wichtigsten Aufgaben von Überlebenden, wenn sie sich an solche Ereignisse erinnern (und Jahrestage lassen die Erinnerungen oft wieder hochkommen), ist es, die Wunden zu heilen und sich selbst zu vergeben, dass man daran teilgenommen hat, und ein Glaubenssystem aufzubauen, das das Negative ersetzen kann. Für mich ist dieser Glaube das Christentum und mein Wunsch ist es, dass auch andere diesen Trost in dieser schwierigen Zeit des Jahres finden.

Zu erkennen, dass die Gruppe sehr oft bestimmte Dinge als endgültig erscheinen lässt, kann ebenfalls eine große Hilfe sein. „Du bist für das ganze Leben verdammt", sagen sie den Kindern, oder „Du hast es akzeptiert und jetzt bist du für immer einer von uns". Das ist absurd. Kein Vertrag bindet für immer, vor allem nicht der durch Zwang geschaffene, und sobald die Person die Wahl hat, kann sie sich dazu entschließen, die unter Zwang geschlossenen spirituellen Verträge der Kindheit zu brechen. Die Gruppe während dieser Zeiten der Feste und Rituale versucht, Hilflosigkeit und das Gefühl „jetzt kann ich nie frei sein" zu vermitteln, aber diese Botschaft ist absolut falsch und spielt mit der Angst des kleinen Kindes. Als Erwachsener hingegen hat der Überlebende die Wahl und kann sich dafür entscheiden, diese Konventionen zu brechen und sich zu befreien.

Es ist ein Kampf und ich möchte nicht, dass er leicht erscheint. Es ist nicht leicht und ich kämpfe immer noch damit, aber es lohnt sich, sich aus der Umklammerung zu befreien, die diese Zeremonien und dämonischen Verwicklungen im Leben des Überlebenden haben.

VERLEUGNUNG UND DISSOZIATION

„ … Wenn Verleugnung nicht mehr notwendig ist, ist auch Dissoziation nicht mehr notwendig."

Früher lediglich als lästiges Anhängsel in der Diagnose der Dissoziativen Identitätsstörung betrachtet, wird Verleugnung heute als der „Klebstoff" erkannt, der die Dissoziation zusammenhält.

Tatsache ist, dass DIDs ohne die Notwendigkeit der Verleugnung nicht existieren würden. Mit anderen Worten: Wenn die Verleugnung nicht mehr notwendig ist, ist auch die Dissoziation nicht mehr notwendig. Die IDD beginnt, wenn schwere und wiederholte Kindheitstraumata, die unerträgliche Konflikte in der jungen Psyche mit extremen Belastungen verursachen, durch eine Spaltung in getrennte Identitäten gelöst werden. Dies befähigt die Person, das unerträgliche Ereignis zu verdrängen, damit andere Teile von ihr so leben können, als ob nichts geschehen wäre.

Zu sogenannten unerträglichen Konflikten kommt es immer dann, wenn scheinbar lebenswichtige Überzeugungen bedroht sind.

Diese Überzeugungen können das Überleben, die Sicherheit, die Funktionalität, die Identität, die Moral, religiöse Tendenzen oder jedes andere Thema betreffen, das als unmöglich zu überwinden gilt. Beispielsweise glauben die meisten kleinen Kinder aufgrund ihrer extremen Verletzlichkeit, dass sie ohne einen beschützenden Elternteil oder Helfer nicht überleben können. Wenn Papa infolgedessen seine Kinder gewalttätig verletzt, entsteht ein unerträglicher Konflikt mit dem Glauben des Kindes an die Notwendigkeit des Überlebens. Das Kind löst den Konflikt, indem es eine dissoziative Spaltung in seinem Geist erzeugt, wodurch es von dem Ereignis „nichts mitbekommt" und somit weiterhin glauben kann, dass es einen beschützenden Angehörigen und damit eine Möglichkeit zum Überleben hat.

Die gleiche Art von unerträglichem Konflikt entsteht, wenn die Person vor dem absoluten Bedürfnis steht, zu funktionieren, aber dennoch von den Auswirkungen des Traumas zu sehr erschüttert ist, um es zu schaffen, oder wenn eine Person, die hohen moralischen Standards verpflichtet ist, gezwungen wird, an „undenkbaren" Aktivitäten teilzunehmen. Wiederum gibt eine Dissoziation der Person die Möglichkeit, vom Bewusstsein des Traumas getrennt zu sein, und befähigt sie daher, so entscheidende Dinge zu tun wie normal zu funktionieren oder ihre moralische Identität aufrechtzuerhalten.

Folterer können aufgrund ihrer Kenntnis der Dissoziationsmechanismen absichtlich solche Konflikte bei ihren Opfern erzeugen, wann immer ihr Programm eine weitere Spaltung oder absolute Geheimhaltung erfordert. Dies gelingt ihnen leicht, indem sie ihr Opfer einem Trauma aussetzen, das es nicht zu überleben glaubt, oder indem sie unerträgliche Gefühle wie lebensbedrohliche Angst, erniedrigende Scham oder unerträgliche Schuldgefühle heraufbeschwören oder es zwingen, an Aktivitäten teilzunehmen, die sehr stark mit seinen moralischen oder religiösen Überzeugungen in Konflikt stehen.

Jede dieser Situationen führt zu einem starken Bedürfnis, das Ereignis zu leugnen, was unweigerlich die vom Peiniger gewünschte dissoziative Wand erzeugt. Normalerweise sorgen sie dafür, dass der Betroffene so tief in diese Mauer eindringt, dass er sie nie wieder loswerden kann, was bedeuten würde, dass er sonst mit der Realität oder unerträglichen Emotionen konfrontiert würde. Wenn das entscheidende Element, das die Verleugnung bei der Entstehung und Aufrechterhaltung einer Dissoziation spielt, erkannt wird, ist eine tiefgreifende Änderung der therapeutischen Sichtweise möglich. Es ist nicht mehr notwendig, den traumatischen Erinnerungen die erlebten Erfahrungen voranzustellen. Für eine echte Heilung muss stattdessen diese Notwendigkeit von Dissoziationsbarrieren angegangen werden, die zwischen der Last des Traumas und den aufrechterhaltenden Elementen der Verleugnung errichtet werden. Dies erfordert die Identifizierung und Lösung unerträglicher Konflikte, deren Existenz zwingend zu sein scheint. Das kann ein sehr gefährliches Verfahren sein, aber es wird die Therapie auf die wirklichen Probleme fokussieren, die die Dissoziation aufrechterhalten.

Der Überlebende kann die Verleugnung in aufeinanderfolgenden Schritten aufgeben. Zu Beginn kann häufig die Idee einer multiplen Persönlichkeit geleugnet werden. Wenn die Realität einer Spaltung schließlich akzeptiert wird, kann die Realität des gesamten Traumas oder eines Teils davon trotzdem geleugnet werden. Es kann sein, dass eine Misshandlung des Verfolgers akzeptiert wird, eine andere aber nicht, oder dass Erinnerungen an sexuellen Missbrauch endlich akzeptiert werden, nicht aber solche, die Satanismus beinhalten.

Die Realität des Traumas kann schließlich in ihrer Gesamtheit akzeptiert werden, aber die Tatsache, dass man sie besitzt, kann Widerstand erzeugen. Mit anderen Worten: Die primitive Identität in der Position der Verleugnung wird akzeptieren, dass all diese schrecklichen Dinge passiert sind, aber sie wird weiterhin von ihnen getrennt bleiben wollen. Erst wenn diese Schlüsselidentität sich persönlich mit den Ereignissen und ihren Auswirkungen identifiziert, können die dissoziativen Barrieren fallen.

Da dies eine große Veränderung bedeutet, mehr für die Basisverleugnung als für die Dissoziationselemente, wird die therapeutische Ausrichtung stärker als zuvor auf diese Identitäten einwirken. Ihre Toleranzschwelle muss auf die eine oder andere Weise auf ein tieferes psychologisches Niveau angehoben werden. Was früher als absolut inakzeptabel angesehen wurde, muss nun als „aneignungsfähig" angesehen werden.

Diese Perspektive zu ändern, bedeutet, viele falsche Überzeugungen zu identifizieren, sich mit ihnen auseinanderzusetzen und sie zu berichtigen. Das bedeutet auch, dass man mit schrecklichen Emotionen und tiefgreifenden Identitätsproblemen konfrontiert wird. Die Wahrheit wird dem Überlebenden nur durch eine enorme Motivation, innere Stärke und Mut offenbart. Wenn Sie an Gott glauben, sollten Sie jedoch wissen, dass er versprochen hat, Gnade und Kraft zu gewähren, um alle Dinge zu vollbringen.

Artikel erschien ursprünglich in „Restoration Matters", Herbst 2001, Vol.7, # 1, online unter www.rcm-usa.org. Diane W. Hawkins, M.A., Nachdruck mit Genehmigung der Autorin.

BEREITS ERSCHIENEN

OMNIA VERITAS LTD PRÄSENTIERT:

DIE ROTHSCHILD-DYNASTIE

von John Coleman

Historische Ereignisse werden oft durch eine "verborgene Hand" verursacht...

OMNIA VERITAS LTD PRÄSENTIERT:

FREIMAUREREI

von A bis Z

John Coleman

Im 21. Jahrhundert ist die Freimaurerei weniger ein Geheimbund als eine "Gesellschaft der Geheimnisse" geworden.

Dieses Buch erklärt, was Freimaurerei ist

OMNIA VERITAS LTD PRÄSENTIERT:

JENSEITS der VERSCHWÖRUNG

DIE UNSICHTBARE WELTREGIERUNG ENTLARVEN

von John Coleman

Alle großen historischen Ereignisse werden im Geheimen von Männern geplant, die sich mit absoluter Diskretion umgeben

Hochorganisierte Gruppen haben immer einen Vorteil gegenüber den Bürgern

www.ingramcontent.com/pod-product-compliance
Lightning Source LLC
Chambersburg PA
CBHW070736270326
41927CB00010B/2017